Memento calories

Un guide essentiel pour une alimentation saine

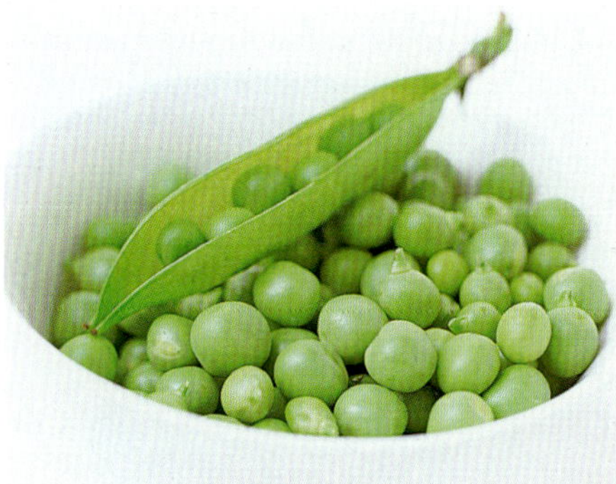

• MARABOUT •

Memento Calories **a été rédigé par :**
Key Halsey, Carolyne Lette et Jody Vassalo.

L'édition française, traduite et adaptée de l'anglais par par Géraldine Lamblin,
a été augmentée par Rachel Frély.

Photographies : Ben Deamley
Photographies des pages 37, 38 : Yves Bagros, SOPEXA
Remerciements au docteur Catherine de Goursac, nutritionniste, pour ses recettes et ses conseils.

Marabout (Hachette-Livre) 43 quai de Grenelle, 75905, Paris cedex 15

Publié pour le première fois en Grande-Bretagne, en 1999, sous le titre :
The fat fibre and carbohydrate counter.

Les valeurs nutritionnelles données pour chaque aliment sont approximatives et peuvent varier en fonction de la saison ou des conditions de conservation. Les informations nutritionnelles des aliments de grande consommation sont fournies par les fabricants eux-mêmes.

Les personnes fragiles ou exposées aux risques de contamination alimentaire (les personnes âgées, les femmes enceintes, les jeunes enfants et tous ceux qui souffrent d'une déficience de leur système immunitaire) devraient consulter leur médecin avant de consommer des œufs crus.

ISBN 2501033348-5
codif 40.2998-9
Dépôt légal : n° 9794 / Février 2001

TABLE DES MATIÈRES

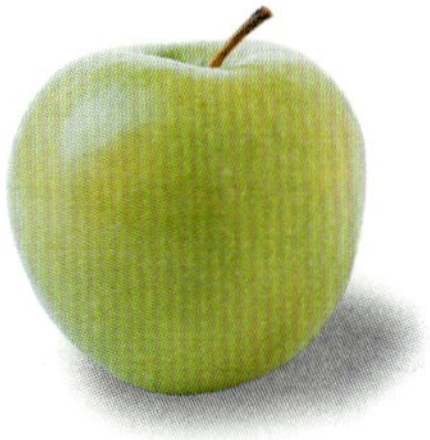

COMMENT UTILISER CE GUIDE

Memento calories contient toutes les informations nécessaires pour suivre un régime alimentaire sain. Servez-vous des quelques pages à suivre pour identifier vos propres besoins alimentaires, pour comprendre le rôle de la nourriture sur la santé et pour déterminer quel est l'apport calorique de votre régime alimentaire. Les listes de vitamines et de sels minéraux ainsi que les pages de terminologie alimentaire et celles portant sur l'étiquetage vous apportent tous les instruments nécessaires pour déterminer quel type de nourriture vous devez choisir pour adopter une alimentation saine.

La liste de composition des aliments comporte des valeurs de teneur en fibres, glucides et d'apport énergétique pour la plupart des aliments couramment disponibles dans le commerce. Le chiffre à côté de chaque type d'aliment correspond aux portions de conditionnement habituel. Si, pour un aliment, il n'existe pas de conditionnement standard, on se réfère à une quantité de 100 g. L'indication N dans la colonne des fibres indique que la teneur en fibres n'a pas été calculée, + indique qu'une teneur en fibres a été détectée sans avoir été calculée avec précision et Tr signifie que les fibres n'ont été trouvées qu'à l'état de traces (en quantités inférieures à 0,1 g).

Les pages à droite de la liste insistent sur le rôle tenu par certains aliments et donnent des informations utiles sur les différentes variétés d'un même aliment, sur des recettes alternatives ainsi que des conseils pour intégrer les aliments dans un régime équilibré. Tout cela pour démontrer que le goût ne doit pas forcément être sacrifié au nom de la santé.

L'ALIMENTATION AUJOURD'HUI

L'alimentation est faite de produits et de saveurs de plus en plus variés. Miracle de l'industrie agro-alimentaire, on mange plus, de tout et en toute saison. Mais mange-t-on mieux ?

Il s'avère, par exemple, que les Français ont une alimentation carencée principalement en vitamines E et B, en zinc, magnésium (70 % des personnes) et en fer (90 % des femmes adultes)...

Nous pouvons nous vanter d'avoir une alimentation plus variée qu'il y a un siècle mais pas forcément plus équilibrée : moins de pain (160 g par personne et par jour contre 900 g en 1900) et de pommes de terre, plus de viande (consommation doublée en 50 ans)... D'une façon générale, notre alimentation est moins énergétique et les calories sont de qualité moindre, bien que nous ayons recours de plus en plus aux "alicaments", produits censés avoir apporté un plus à notre santé.

Au XXIe siècle, il est temps de comprendre comment fonctionne notre organisme, de savoir analyser ce que nous absorbons – parfois à tort ou de façon obligée – quotidiennement et de fournir les efforts nécessaires pour trouver enfin une alimentation adaptée qui nous donnera une vie plus saine et plus équilibrée.

D'autant que l'environnement est de plus en plus pollué par divers facteurs : tabac, stress, alcool, mauvaises graisses, substances chimiques, résidus médicamenteux..., ce qui entraîne la nécessité de changer nos habitudes alimentaires et en particulier d'augmenter nos apports en vitamines et en oligo-éléments pour mieux nous défendre.

Les Français délaissent :
- Le pain : 160 g par personne et par jour contre 900 g en 1900.
4 % des Français n'en consomment jamais.
- Le sucre : on en consomme moins de10 kg par personne et par an, contre 15 kg en 1973.
- Les légumes secs : leur vente a diminué depuis dix ans.

Les Français aiment :
- L'eau minérale : nous sommes de gros consommateurs d'eau : 93 litres par personne et par an.
- Les céréales : leur consommation a été multipliée par 8 en 10 ans : près de 80 000 tonnes par an.
- La pizza : on en avale plus de 300 000 tonnes par an.
- Les pâtes : 90 % des ménages les mettent au moins une fois par semaine à leur table.
La moyenne annuelle est de 7 kg par personne.
- La pomme de terre : appréciée par 95 % des Français, elle est le légume le plus consommé : 71 kg par an et par habitant.

L'alimentation est un apport de macronutriments – glucides, lipides et protides – et de micronutriments – vitamines et oligo-éléments

assimilés durant la digestion par l'intermédiaire de la muqueuse intestinale et d'enzymes digestives spécifiques.
Pour rester en bonne santé, notre organisme a besoin avant tout d'un apport régulier d'aliments variés.

Protides : 10-15 % de notre ration énergétique. 1 g de protide = 4 Kcal
Lipides : 30-35 % des calories. 1 g de lipide = 9 Kcal
Glucides : 50-55 % des calories. 1 g de glucide = 4 Kcal
(1 Kcal = 4,18 Kjoules)

VOS BESOINS EN LIPIDES ET EN GLUCIDES

Chacun a des besoins différents en lipides et en glucides. Le nombre de calories que vous devez consommer chaque jour dépend d'un grand nombre de facteurs, dont votre âge, votre sexe, votre poids et votre activité.

En suivant ces instructions en quatre étapes, vous pourrez déterminer la quantité de calories à consommer chaque jour pour garder un régime alimentaire sain et équilibré. Les résultats ne sont que des approximations, car des personnes du même âge et du même sexe, ayant un poids et un niveau d'activité physique identiques auront des besoins énergétiques différents.

ÉTAPE N° 1

Vos besoins caloriques quotidiens dépendent à la fois de votre âge et de votre poids. Afin d'obtenir vos besoins caloriques estimés, remplacez le facteur "poids" par votre poids en kilogrammes dans l'équation correspondant à votre âge (voir à droite).

ÉTAPE N°2

Selon votre niveau d'activité, que ce soit au travail ou pendant vos loisirs, votre corps réclamera un apport calorique plus ou moins important.

ÉTAPE n° 1 - HOMMES

18-29 ans [(0,063 x poids) + 2,896] x 239

30-60 ans [(0,048 x poids) + 3,653] x 239

plus de 60 ans [(0,049 x poids) + 2,459] x 239

ÉTAPE n° 1 - FEMMES

18-29 ans [(0,062 x poids) + 2,036] x 239

30-60 ans [(0,034 x poids) + 3,538] x 239

plus de 60 ans [(0,038 x poids) +2,755] x 239

Multipliez vos besoins énergétiques obtenus à l'issue de l'étape n° 1 par les niveaux d'activité ci-dessous. Par exemple, si vous êtes une femme employée de bureau qui pratique un sport quasi quotidiennement, votre niveau d'activité professionnel sera "léger", alors que votre niveau d'activité en temps de loisirs sera "modéré". Donc votre niveau d'activité global sera caractérisé par le facteur 1,5 (ces données sont approximatives).

Activité de loisirs	Activité professionnelle					
	légère		modérée		modérée/lourde	
	homme	femme	homme	femme	homme	femme
inactif	1,4	1,4	1,6	1,5	1,7	1,5
modérément actif	1,5	1,5	1,7	1,6	1,8	1,6
très actif	1,6	1,6	1,8	1,7	1,9	1,7

ÉTAPE N° 3

Si vous essayez de perdre ou de gagner du poids, vous devrez diminuer ou accroître le nombre de calories que vous consommez chaque jour. La meilleure manière d'y parvenir est de soustraire 500 calories à vos besoins énergétiques quotidiens estimés. Si vous souhaitez augmenter votre poids, ajoutez 500 calories. Vous avez maintenant calculé vos besoins énergétiques moyens quotidiens.

Le fait qu'il suffise de diminuer de 500 calories seulement les besoins énergétiques quotidiens vous surprendra peut-être. Pourtant, c'est la meilleure façon d'établir un programme alimentaire, car elle vous permettra de perdre 500 g par semaine. Si vous perdez du poids de manière lente et régulière, vous avez de plus grandes chances de maintenir ensuite votre poids que si vous maigrissez très brusquement. Les régimes violents ne constituent pas une réponse.

ÉTAPE N° 4

Vous pouvez désormais calculer la quantité de lipides et de glucides à absorber chaque jour pour être en bonne santé.

Dans votre alimentation journalière, la proportion de calories provenant de corps gras ne doit pas excéder 35 %. Afin d'obtenir le chiffre correspondant à la quantité de lipides à consommer, remplacez, dans cette équation, vos besoins énergétiques en calories.

$$\frac{\text{(Calories/jour x 0,35)}}{9} = \text{grammes de lipides/jour}$$

50 % au moins des calories que vous consommez chaque jour doivent provenir de glucides. Afin d'obtenir le chiffre correspondant à la quantité de glucides à ingérer, remplacez, dans cette équation, vos besoins énergétiques en calories.

$$\frac{\text{(Calories/jour x 0,35)}}{3{,}75} = \text{grammes de glucides/jour}$$

EXEMPLE

Jeanne a 36 ans, elle pèse 72 kg et mesure 163 cm. Son niveau d'activité professionnelle est "léger" et elle poursuit une activité modérée pendant ses loisirs. Elle essaie de perdre du poids (voir le tableau indexant la masse corporelle à la page 11). Ses besoins estimés sont :

ÉTAPE n° 1 - Besoins énergétiques estimés en calories

[(0,034 x 72) + 3,538] x 239 = 1430 calories/jour

ÉTAPE n° 2 - Besoins énergétiques en fonction du niveau d'activité

1430 x 1,5 = 2146 calories/jour

ÉTAPE n° 3 - Besoins énergétiques recommandés pour perdre du poids

2146 - 500 = 1646 calories/jour

ÉTAPE n° 4 - Quantités journalières de lipides et de glucides recommandées

grammes de lipides par jour : (1646 x 0,35)/9 = 64 g/jour

grammes de glucides par jour : (1646 x 0,5)/3,75 = 219 g/jour

TROUVER LE BON ÉQUILIBRE

Une alimentation très diversifiée avec un apport énergétique équilibré est la clef de voûte d'un régime sain. En associant une activité physique régulière à un bon régime alimentaire, non seulement vous resterez en forme, mais vous réduirez aussi les risques de développement de maladies cardio-vasculaires, de cancer, de constipation ou d'ostéoporose.

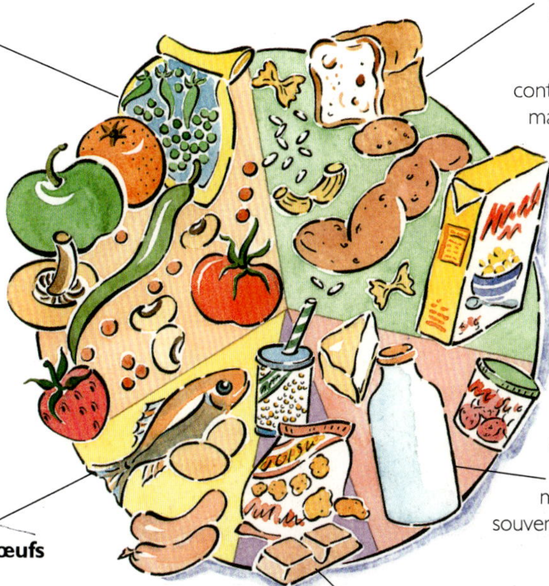
Fruits et légumes
Riches en nutriments, ces aliments devraient représenter une part importante de votre alimentation.
Pain, autres céréales et pommes de terre
Ils devraient constituer l'essentiel de votre alimentation, car ils contiennent peu de lipides mais beaucoup de fibres.
Lait et produits laitiers
Consommez-les avec modération, car ils sont souvent riches en corps gras.
Viande, poisson et œufs
Des aliments qui sont une bonne source de protéines, mais il vaut mieux les consommer avec modération.
Aliments contenant des lipides et/ou du sucre
Restreignez-en votre consommation, car ces aliments peuvent entraîner obésité et caries dentaires.

Le schéma ci-dessus, la "roue de l'alimentation" représente l'équilibre recommandé entre les aliments d'un régime alimentaire, car elle indique les quantités à consommer pour chaque type de nourriture.

LES CLÉS DE L'ÉQUILIBRE

Il n'existe pas d'aliments "malsains", seulement de mauvais régimes alimentaires. Par conséquent, manger sainement n'entraîne pas nécessairement la suppression de tous vos aliments préférés. Avoir un régime alimentaire équilibré signifie manger certains types d'aliments en plus grande quantité que d'autres. Par exemple, au moins la moitié de l'ensemble des calories que nous ingérons devrait provenir de glucides tels que le pain, les pommes de terre, les pâtes et le riz. Les corps gras ne devraient pas représenter plus de 35 % de l'ensemble de l'apport calorique. En termes pratiques, il peut être difficile de déterminer ce que cela signifie mais à l'aide de cet ouvrage, une alimentation saine et le maintien d'un poids idéal deviendront pour vous une seconde nature.

Comme il fonctionne et se dépense sans arrêt, le corps a besoin d'être alimenté régulièrement. Ainsi, il est nécessaire de prendre 3 à 4 repas par jour (ce qui évite le grignotage) : un petit déjeuner, un déjeuner, un dîner et éventuellement un goûter. La consommation de fruits et de légumes concourt à l'équilibre alimentaire et contribue à la prévention de certaines maladies.

Privilégier les graisses végétales et les poissons dits gras (riches en acides gras insaturés), mais limiter les modes de cuisson comme la friture ; alterner viande, œufs et poissons ; modérer la consommation d'alcool (même si un verre de vin est conseillé) et augmenter l'absorption d'eau seraient les règles de base d'une alimentation équilibrée.
Un programme alimentaire efficace doit satisfaire les besoins énergétiques en acides aminés, acides gras, minéraux et vitamines.

Pain, céréales et pommes de terre
Au moins 50 % des calories que nous ingérons devraient provenir des féculents de ce groupe. Parce qu'ils sont volumineux, qu'ils ont une faible teneur en lipides et souvent une forte teneur en fibres, ces aliments nous rassasient sans apporter trop de calories. C'est leur accompagnement (du beurre sur du pain, par exemple) qui constitue l'apport lipidique et calorique. Ce groupe d'aliments inclut également les céréales du petit déjeuner, les flocons d'avoine, les pâtes, les nouilles, les fèves et les lentilles. Ils apportent des glucides (féculents), du calcium et du fer ainsi que des vitamines B. Choisissez de faire de ces aliments la part essentielle de la plupart de vos repas.

Fruits et légumes
Consommez-en le plus possible, au moins cinq fois par jour (un verre de jus de fruit pouvant compter comme une portion). Choisissez parmi un large éventail de fruits et de légumes frais, en conserve ou surgelés. Contrairement à ce que l'on est généralement tenté de croire, les fruits et légumes surgelés sont parfois aussi nourrissants que les produits frais (si ce n'est plus), car ils sont généralement surgelés immédiatement après la récolte, diminuant ainsi la déperdition de nutriments. Ils sont riches en vitamines antioxydantes, en particulier en vitamines C et en carotène (vitamine A), ainsi qu'en folates, fibres et certains glucides. De plus, ils ont une faible teneur en lipides et en calories.

Lait et produits laitiers
Utilisez-les avec modération et, lorsque c'est possible, choisissez des variantes allégées. Ce groupe inclut le lait, le fromage, le yaourt et le fromage frais, mais non le beurre, les œufs et la crème. Le lait et les produits laitiers apportent du calcium, des protéines, des vitamines B12, A et D. Même si le lait demi-écrémé ou écrémé a une moindre teneur en vitamines A et D (solubles dans la graisse), son apport en calcium est le même que celui du lait entier.

Viande, poisson et produits de substitution
Consommez-les en quantités modérées et choisissez des produits allégés lorsque c'est possible. Ce groupe inclut les œufs, les noix et noisettes, les protéines végétales texturées, le tofu, les fèves et lentilles. Essayez de manger du poisson au moins deux fois par semaine, l'un des deux poissons devant être un poisson gras. Ces aliments apportent du fer, des protéines, des vitamines B, du zinc et du magnésium.

Aliments riches en lipides et/ou sucres
Modérez-en la consommation et, lorsque c'est possible, choisissez des produits allégés. Ce groupe comprend le beurre, les pâtes à tartiner, les huiles, les sauces de salade et les sucreries telles que les biscuits, les gâteaux, le chocolat, les crèmes glacées, les bonbons, les chips et les boissons sucrées. Vous devez limiter votre consommation de produits sucrés, car bien souvent ils engendrent des caries dentaires.

LES REPAS

Petit déjeuner
Une habitude qui se perd : bâclé entre un réveil rapide – voire difficile – et un départ précipité pour se rendre à son travail ou à l'école, toute la famille l'expédie en vitesse. Actuellement, un Français sur cinq ne prend pas de petit déjeuner. Et pourtant, essentiel à l'équilibre alimentaire, il devrait apporter à notre organisme près d'un quart de sa ration énergétique quotidienne. Alors, n'hésitez plus, faites preuve d'imagination et osez sortir des sentiers battus. Redécouvrez le temps du petit déjeuner...
Si vous avez tendance à oublier ou à négliger ce premier repas de la journée par manque de temps ou d'habitude, ne vous étonnez pas d'avoir un coup de pompe sur le coup de 11 heures ! En effet, une quinzaine d'heures se sont écoulées entre le dîner de la veille et le déjeuner : entre les deux, l'organisme doit puiser sur ses réserves.
Par ailleurs, ne pas manger le matin par crainte de grossir est une erreur. On a constaté que la valeur énergétique du petit déjeuner varie inversement avec le poids corporel. Le petit déjeuner (sans qu'il soit trop calorique) est, au contraire, capital

pour les personnes qui surveillent leur poids ou qui font un véritable régime. En effet, cela leur évite les petites fringales, celles qui incitent à grignoter n'importe quoi toute la matinée.

Les "indispensables" pour un bon équilibre

La plupart de nos petits déjeuners traditionnels sont trop riches en graisses et sucres et pauvres en protéines. Nous devons absolument, pour nous-mêmes et nos enfants, ne pas négliger ce déjeuner du matin. Pour cela prenons exemple sur les Anglais, Scandinaves, Allemands... qui prennent mieux que nous le temps d'un copieux petit déjeuner. Pour être équilibré et complet, il devrait comporter :

• un produit laitier pour son apport en calcium, en sels minéraux et en vitamines A, B2 et D. Les produits laitiers fournissent également des glucides et des lipides et contiennent des protéines de même valeur nutritionnelle que celles de la viande, du poisson ou des œufs.

Optez pour le lait demi-écrémé, aussi riche en calcium et en protéines que le lait entier. Il a aussi l'avantage d'être plus léger et de réduire ainsi considérablement l'apport de matières grasses au petit déjeuner. Mais vous n'êtes pas obligé de prendre du lait mélangé à du chocolat en poudre ou à du café. Si vous n'aimez pas ou digérez mal le lait, optez pour un yaourt, un petit-suisse ou un morceau de fromage.

Quant au lait écrémé, il est idéal car peu calorique (32 calories aux 100 g) et ne comporte que des traces de matières grasses.

• une boisson chaude ou froide (thé, café, chocolat, infusion, un verre d'eau) pour réhydrater et réveiller l'organisme.

• du pain ou des céréales : leurs sucres complexes sont assimilés lentement dans l'organisme, ce qui limite les fameux "coups de barre" dus à de brusques chutes de glycémie.

Il faut savoir que les céréales, grâce à l'amande de leur graine, sont surtout une source de glucides, donc de calories. Mais elles sont aussi riches en fibres alimentaires, protéines végétales, vitamines du groupe B et en minéraux. C'est pour cela qu'elles permettent des petits déjeuners équilibrés, nutritifs et énergétiques ; ce qui est précieux, en particulier pour les enfants.

Ces derniers trouveront leur bonheur grâce au choix immense proposé dans le commerce : flocons (surtout d'avoine ou de maïs), grains soufflés (souvent riz ou blé décortiqué), graines éclatées (riz) souvent enrobées de sucre ou de chocolat, müeslis (mélange de céréales diverses additionnées de fruits secs et de miel), etc.

Ne négligez pas pour autant le pain (complet, au son, seigle, aux noix, aux raisins, au sésame, aux céréales) ou biscottes diverses. Par sa teneur élevée en amidon et par son faible apport en graisses, le pain ne fait pas plus grossir que les céréales. Manger du pain au petit déjeuner nous apporte fibres, sels minéraux, protéines (7 à 9 g pour 100 g) et vitamines (B, E, PP). En revanche, sa teneur en lipides est faible (0,8 g/100 g pour le pain blanc, 1,2 g pour le pain complet, 1 g pour le pain de seigle).

Quant aux croissants, brioches ou autres viennoiseries, consommez-les avec modération : ce sont des graisses inutiles pour la ligne !

• un fruit ou un jus de fruits frais riche en vitamines (notamment C) et en sels minéraux. Si vous êtes un adepte du jus d'orange, un conseil : pressez-le vous-même car les jus de fruits que l'on trouve dans le commerce sont trop acides et peu vitaminés. Pour ceux qui ont le temps, prenez-le à jeun, une bonne demi-heure avant le petit déjeuner. La vitamine C contenue dans l'orange aura pour effet de stimuler le réveil et de vous ouvrir l'appétit !

Pensez aussi au kiwi (choisissez le kiwi français). C'est le fruit qui présente la plus forte densité en éléments nutritifs. Riche en minéraux, particulièrement en potassium et en magnésium, le kiwi est excellent pour le moral et l'équilibre. Vitamines E et B, provitamine A rentrent aussi dans sa composition. De plus, c'est l'un des fruits les plus riches en vitamine C.

Un seul kiwi de 100 g par jour suffit à satisfaire vos besoins quotidiens en vitamine C. Il en renferme près de deux fois plus que les agrumes.

Déjeuner et dîner

Le secret de l'équilibre réside dans la variété et dans la qualité des produits.

Lors d'un déjeuner ou d'un dîner, l'idéal serait d'avoir une crudité, une part de viande, de poisson ou 2 œufs, des légumes cuits en alternance avec des féculents, un produit laitier (fromage...), du pain, un fruit, de l'eau (boire au moins 1 litre 1/2 par jour), pas plus d'un à deux verres de vin par repas.

Attention !

Les matières grasses fournissent les lipides et, selon leur origine, des vitamines A et E. Il ne faut pas en abuser.

Evitez de mélanger les préparations grasses au cours de la même journée surtout si elles sont de natures différentes. Alternez les huiles (préférez l'huile d'olive aux mille vertus) et limitez le beurre en cuisson.

Danger du beurre cuit :
La cuisson rend le beurre indigeste et détruit une partie de sa vitamine A. A une température élevée, le beurre s'oxyde (notamment si l'on le chauffe dans une poêle) et libère des substances agressives pour l'estomac et l'intestin.

Les sucres sont des substances directement assimilables mais dont il faut éviter les excès. Ils sont déjà présents dans les fruits et les légumes. Réservez-les aux fins de repas, et en petites quantités.

Besoins adaptés à chaque individu

Selon l'âge et le sexe les apports peuvent varier de manière considérable. Il est actuellement reconnu huit stades :

- les enfants de moins de 13 ans
- les adolescents
- les adolescentes
- les adultes hommes
- les adultes femmes
- les femmes enceintes
- les femmes qui allaitent
- les personnes âgées.

Le femme enceinte

C'est ainsi qu'une femme enceinte aura une demande supérieure en vitamines B6 et B9, en fer, magnésium et calcium ; un enfant aura des besoins plus spécifiques en vitamines du groupe B et D, en calcium et fer, alors qu'un fumeur aura un besoin accru en vitamines C, E et A et un alcoolique en vitamines B1, B2, B6 et B9, en magnésium et zinc.

Deux catégories de personnes sont plus sensibles que les autres. Il s'agit des personnes qui suivent un régime amaigrissant et les femmes enceintes.

Dans un régime, il y a généralement baisse des apports énergétiques entraînant une baisse des apports en vitamines et oligo-éléments, c'est pourquoi lors de cure d'amaigrissement on prescrit de plus en plus des préparations polyvitaminées susceptibles d'éviter ces carences.

Dans le cas d'une grossesse, les besoins nutritionnels augmentent et plusieurs minéraux et vitamines doivent être apportés de manière significative. Une supplémentation en calcium, fer, vitamines B9 et B6 peut être envisagé pour faire face aux déficits durant le développement du fœtus. Seul le médecin vous indiquera vos besoins spécifiques.

Les personnes âgées

Quant aux personnes âgées, leur organisme fragilisé favorise souvent des déficiences, d'autant que les pertes d'appétit liées à l'âge sont courantes. Il est nécessaire de surveiller leur alimentation qui doit être enrichie en calcium, zinc, en vitamines D, B1, B6 et B9 et en antioxydants (vitamines C, A...) qui ralentissent le vieillissement.

Les personnes âgées ont un besoin accru en eau, en sodium et potassium. Ces besoins sont variables selon l'âge, le poids et l'activité de la personne âgée : de 2150 Kcal à seulement 1600 Kcal.

Pour les protéines, une partie importante (15 % de la ration) doit être proposée sous forme de protéines animales, permettant en même temps d'apporter du calcium. Les besoins en macronutriments sont identiques à ceux d'un jeune adulte, tout comme les besoins en phosphore, magnésium. Les besoins en calcium sont supérieurs tandis que les principaux oligo-éléments deviennent le fer, zinc, cuivre, chrome et sélénium.

Les sportifs

Chez les sportifs, il est important de bien se nourrir, notamment grâce à la consommation de pâtes la veille d'une compétition.

Il faut boire avant l'effort (pour avoir un bon niveau d'hydratation), pendant l'effort (à intervalles réguliers) et après l'effort (pour éliminer les déchets produits par le surcroît d'activité musculaire et revenir à un fonctionnement cardiaque normal).

Il faut toujours boire frais mais non glacé.

Les ados

Les adolescents adoptent généralement un mode de vie qui facilite une alimentation déséquilibrée (fast-foods, grignotage...) alors que leurs besoins spécifiques sont importants en calcium, fer (12 à 18 mg par jour), magnésium et vitamine B1, B2, B6 et B9. Alors que leur rapide évolution en poids et en taille nécessite un surcroît de protéines.

L'adolescence représente une période clé pour le capital osseux. A 20 ans, la masse osseuse atteint son stade de densité optimale, si toutefois les apports alimentaires en calcium ont été suffisants.

Principales sources en fer

Coquillages, boudin, foie, abats, œufs (surtout le jaune), cacao, légumes secs, fruits secs et oléagineux, viandes et poissons.

CALCULER SON POIDS IDÉAL

Les experts de la santé utilisent l'indice de la masse corporelle (BMI) pour évaluer le poids des personnes. Vous pouvez calculer votre propre indice à l'aide de l'équation suivante ou simplement en repérant votre poids dans la grille ci-dessous :
poids (kg)/taille^2 (m) = BMI
(Exemple pour une personne de 72 kg, mesurant 1,63 m : 72 kg/1,63^{2}m = 27 BMI)

Critère BMI

inférieur à 18	poids trop faible
de 18 à 20	poids normal, mais ne perdez plus de poids
de 20 à 25	poids normal
de 25 à 30	surpoids
de 30 à 40	gros
plus de 40	très gros

Tableau indexant les masses corporelles

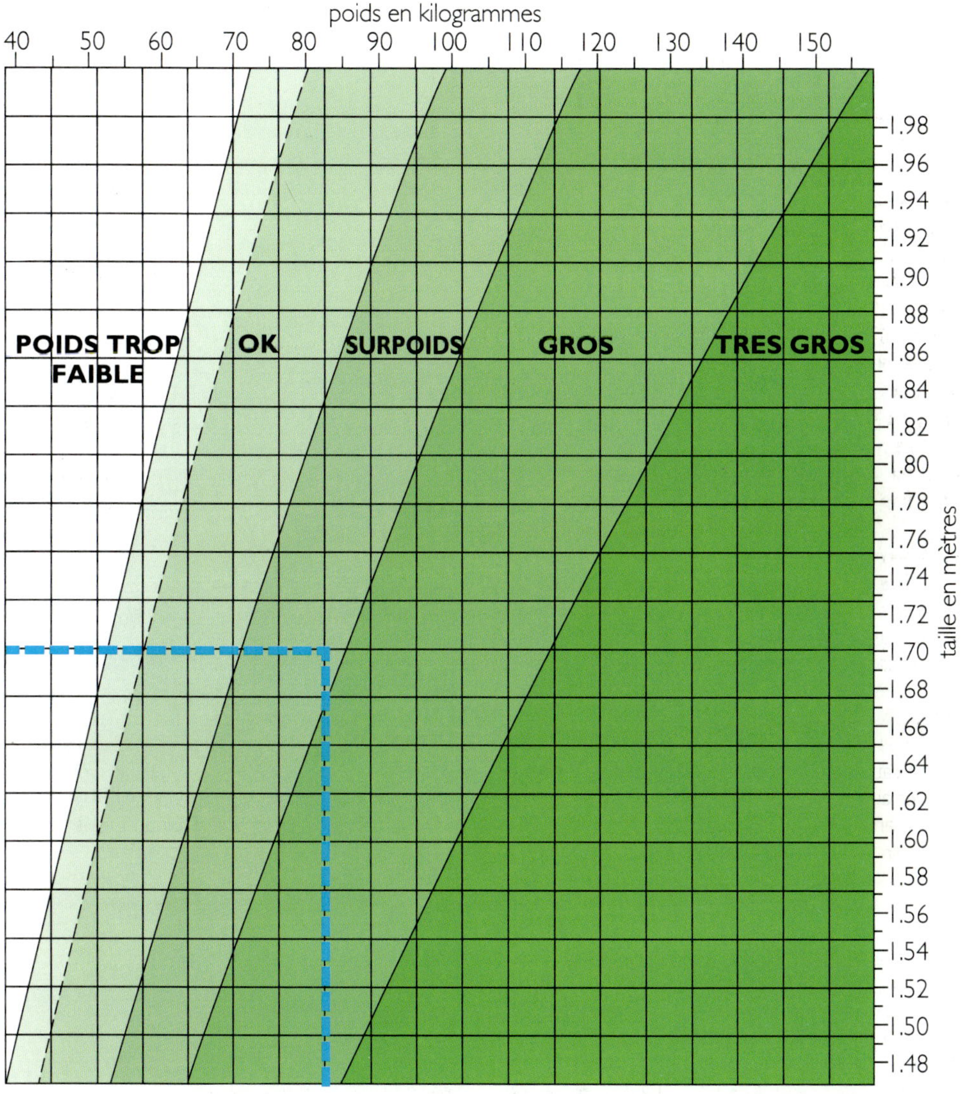

LE POINT SUR QUELQUES ALIMENTS DE BASE

Le pain	Le beurre et la margarine	Le chocolat
Les œufs	Les yaourts	La soupe
Les viandes blanches	L'huile d'olive	Le sel
Les poissons	Les jus d'oranges	Le sucre
Le lait	Les fruits secs	L'eau

LE PAIN

La grande vertu du pain, c'est d'être resté ce simple mélange de farine, d'eau, de levure et de sel que le tour de main et le savoir-faire de l'artisan boulanger transforment, depuis des siècles dans le même ordre et avec les mêmes gestes. Pour les amateurs de pain, le pain industriel n'a rien à voir et ne devrait être utilisé qu'en dépannage.

Les principales sortes de pain

- La baguette mesure environ 70 cm de long pour 6 cm d'épaisseur. Elle pèse entre 200 et 250 g.
- Le bâtard, de forme bâtarde comme son nom l'indique, mesure environ 30 cm de long.
- La ficelle, longue et fine, pèse le poids d'une demi-baguette.
- Notons aussi le pain de ménage (de forme ronde), la couronne, le pain rond, le pain boulot (allongé et épais), le pain polka (de forme oblongue, aux incisions tracées en quadrillage) et les pains moulés (qui cuisent dans un moule et en gardent la forme jusqu'à mi-hauteur).
- Le pain de mie est cuit dans un moule et son taux de mie élevé le rend facile à tartiner.
- Le pain biscotte est souvent cuit dans un moule à découvert. Il est enrichi de sucre et de matières grasses.
- Il existe aussi le pain de seigle, le pain au son, le pain aux 3, 6, 9 ou 12 céréales etc.

La valse des farines

- Pour le pain bis, la farine est extraite à 85 %
- Pour le pain complet, elle est extraite à 92-96 %.
- Le pain de gruau est préparé avec une farine de gruau.
- Le pain au levain est fabriqué avec du levain à la place de la levure.
- Le pain de campagne se fait avec de la farine blanche ou une farine bise ou encore avec un mélange des deux auquel on peut ajouter ou non de la farine de seigle.
- Le pain viennois ou la baguette viennoise se fait à partir de farine de gruau mélangé à un extrait de malt, farine de blé germé, à du sucre et à de la poudre de lait.
- Le pain noir est fait d'un mélange de farines de sarrasin, de seigle et de froment.

Les apports du pain

Le pain est énergétique : 255 calories pour 100 g de pain blanc, 230 calories pour 100 g de pain complet.

Il contient de l'amidon (un sucre lent) : 55 g pour 100 g de pain blanc, 50 g pour 100 g de pain complet. L'amidon est assimilé par l'organisme très progressivement, d'où l'avantage du pain : permettre de libérer l'énergie au fur et à mesure des besoins de l'organisme auquel il évite les fameux coups de pompe.

Le pain est aussi riche en protéines végétales : 7 g pour 100 g de pain blanc, 9 g/100 g pour le pain de seigle.

Les lipides sont faiblement présents dans le pain.

Enfin, la présence de fibres dans le pain favorise le transit intestinal et apaise la sensation de faim pour ceux qui suivent un régime.

300 g de pain par jour apporte 650 calories (1/3 de la ration quotidienne), 125 g de glucides, 20 g de protides d'origine végétale, 2,3 g de lipides, des vitamines (B1, B2, B6, PP et E), des sels minéraux (calcium, phosphore, potassium, magnésium).

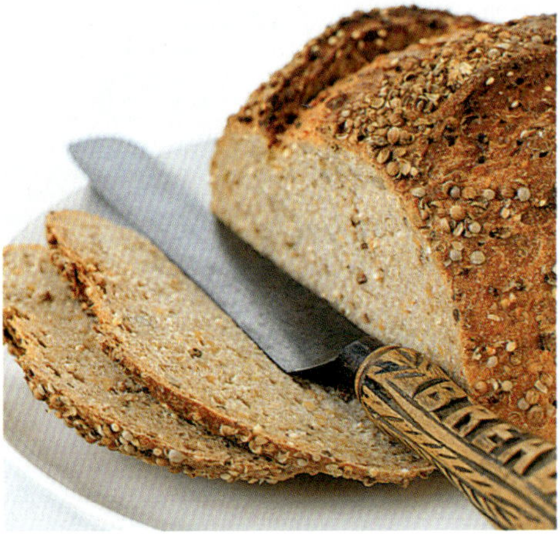

LES ŒUFS

Ils ont l'avantage d'être économiques et d'offrir de nombreuses possibilités d'emploi, du fait du pouvoir moussant du blanc et de celui émulsifiant du jaune. La France est le premier producteur européen d'œufs, mais aussi l'un des plus gros consommateurs : 260 œufs par an et par personne.

On les accuse d'être mauvais pour le foie et le cholestérol ! Or, pour les nutritionnistes, c'est un aliment nourrissant, digeste selon la cuisson et contenant des protéines parfaitement équilibrées. Riche en vitamines (A, B, D et E), minéraux (phosphore, soufre et fer) et oligo-éléments, il est pauvre en sucre et assez peu énergétique (moins de 90 calories pour un œuf de 60g).

Il manque à l'œuf des fibres, des glucides, du calcium et de la vitamine C, mais il reste l'un des aliments les mieux équilibrés en protéines. Il en contient moins que la viande ou le poisson, mais les siennes sont beaucoup mieux fixées par l'organisme grâce à sa richesse en sels minéraux (comme le fer :15% de l'apport journalier recommandé; le phosphore sous forme organique : 25% de la dose quotidienne pour un jeune enfant, 17% pour un adulte) et en vitamines. Ces dernières représentent de 10% à 30% des besoins quotidiens d'un adulte. Les vitamines sont, pour la plupart d'entre elles, plus abondantes dans le jaune que dans le blanc. C'est le cas des vitamines liposolubles (A, D, E et K) et hydrosolubles (celles du groupe B, en particulier B2, B5, B8, B9 et B12).

De tous les aliments courants l'œuf est avec le foie et le beurre, la meilleure source de vitamine A (un œuf couvre 50% du besoin journalier d'un jeune enfant, 20% de celui d'un adulte), à condition toutefois que la ration consommée par les poules soit elle-même riche de cette vitamine.

C'est aussi quasiment la seule source alimentaire de vitamine D (importante pour les enfants et les femmes).

L'œuf est plus digeste quand le blanc est coagulé et le jaune crémeux.

Quand elles sont crues, les protéines du blanc ne se digèrent qu'à 50 %. La cuisson augmente la digestibilité des protéines du blanc à 92 %. Le jaune d'œuf cru est très digeste.

Bien choisir ses œufs

Si vous n'avez pas la chance d'aller acheter vos œufs à la ferme ou sur les marchés ou bien encore dans des boutiques de diététique, ne vous fiez surtout pas à certaines appellations comme "œuf coque", "de ferme" ou "du jour". Elles n'ont aucune valeur légale.

La couleur de la coquille dépend uniquement de la race de la poule. Elle n'influe en rien sur le goût et n'a absolument aucune incidence sur la qualité nutritionnelle. En revanche, elle doit être intacte, naturellement propre et d'aspect "mat". Une coquille brillante peut traduire de nombreuses manipulations. Le plus important est de contrôler la date de ponte (imprimée sur la boîte) et de lire surtout les étiquettes. Pour les déchiffrer, sachez qu'il existe trois catégories. Seule la catégorie A nous intéresse en tant que consommateurs.

- Catégorie A

Ces œufs proviennent d'élevages agréés. Ils peuvent porter diverses mentions selon la fraîcheur et le lieu de production :

* "Frais". Quand ils arrivent dans le commerce, ils ont entre huit jours et trois semaines. Consommez-les jusqu'à 28 jours après la ponte, de préférence en omelette, brouillés, durs ou pour confectionner vos gâteaux.

* Oeuf "daté du jour de ponte", œuf de "poule élevée en plein air" ou "extra-frais" : ils ont droit à cette appellation dans les 7 jours suivant l'emballage ou les 9 jours suivant la ponte.

Vous pouvez les manger à la coque, mollet, au plat, en sauce émulsionnée ou montés en neige.

- Catégorie B

Ces œufs servent à la fabrication industrielle d'ovoproduits.

Les ovoproduits disponibles sur le marché sont l'œuf entier, le blanc, le jaune liquide, concentré, séché, congelé.

Ils servent aux pâtissiers, aux cuisiniers de la restauration et aux industriels de l'agro-alimentaire.

40 casseries traitent 3,2 milliards d'œufs et ont produit, en 1996, 170 000 ovoproduits.

- Catégorie C

Ils sont déclassés et destinés à l'industrie de l'alimentation humaine. Ce sont, par exemple, les œufs dont la coquille est fêlée ou souillée, mais pas cassée. Ils sont destinés à être pasteurisés.

Enfin, les œufs qui n'entrent dans aucune des catégories A, B et C sont détruits. Ce sont les œufs cassés, présentant des défauts de coquille, de membrane ou s'ils sont moisis.

Les œufs sont calibrés en 4 tailles :
- les très gros (pour des œufs de 73 g au minimum)
- les gros (de 63 à 73 g)
- les moyens (de 53 à 63 g)
- les petits (inférieurs à 53 g).

Le plus gros œuf de France, pondu par une poule d'Estaires dans le Pas-de-Calais, en 1994, pesait 202 g. Le plus petit, pondu par une poule naine dans le Loiret, en 1990, pesait 1,21 g.
Préférez les œufs "extra-frais" de poules élevées en plein air et au grain ou des œufs ayant le label AB (issus de l'agriculture biologique). Car de nos jours les œufs proviennent de véritables usines de ponte. Les poules élevées en "batterie" ne voient jamais le jour, la production est augmentée par une accélération artificielle des rythmes jour-nuit. Elles sont gavées de bouillies riches en farines de poissons, tourteaux divers, antibiotiques, antioxydants. Ces œufs peuvent être la cause de diverses intoxications alimentaires ou d'allergies diverses, asthme et migraines.
Depuis l'arrêté du 2 novembre 1989, les centres de conditionnement agréés sont obligés d'indiquer l'origine des œufs qu'ils conditionnent, afin de permettre aux services vétérinaires de vérifier à tous les stades de leur commercialisation leur conformité aux normes sanitaires.

Composition d'un œuf de 60 g

	œuf entier	blanc	jaune
Protéines (g)	6,4-7	3,3-4	2,7-3,2
Lipides (g)	6,1-6,9	-	6,0-6,8
Glucides (g)	0,15-0,20	0,12-0,16	0,03-0,05
Calories (cal)	88-95	14-18	74-80

Quelques conseils
- Pour vous assurer qu'un œuf est bien frais, plongez-le dans un récipient rempli d'eau salée. S'il coule, vous pouvez le manger sans crainte. S'il flotte, réservez-le à une préparation ou consommez-le qu'après l'avoir cuit longtemps. C'est en le cassant qu'il encore plus facile de reconnaître sa fraîcheur : plus le jaune s'étale, moins il est frais. Il n'est pas avarié pour autant. Mais n'hésitez surtout pas à le jeter s'il vous paraît suspect.
- La présence d'un germe signifie simplement que l'œuf a été fécondé. Vous pouvez le consommer, il a juste l'inconvénient de se conserver moins longtemps.
- Pour une meilleure conservation, placez vos œufs dans la zone la moins froide de votre réfrigérateur ou dans une boîte en carton à l'abri de la lumière et dans un endroit sec.
- Il est déconseillé de gober les œufs crus. Le jaune d'œuf est très bien digéré à l'état cru, mais pas le blanc qui contient de l'avidine (une antivitamine B).
- Méfiez-vous, dans les restaurants ou cantines, des plats préparés avec des œufs crus ou insuffisamment cuits. Mousses, crèmes, flans, mayonnaise, sauces béarnaises mais aussi crèmes glacées artisanales, œufs à la neige, œufs mollets ou omelettes baveuses... s'ils sont cuisinés dans de mauvaises conditions d'hygiène, ils peuvent provoquer de sévères intoxications (par les salmonelles) auxquelles sont particulièrement exposées les personnes âgées, les enfants et les personnes malades.
- Une coquille d'œuf est poreuse. Attention aux conditions de conservation car un œuf peut fixer les odeurs des substances dont il est proche.

LES VIANDES BLANCHES

On a soutenu, ces dernières décennies, qu'il fallait manger peu de viandes, en raison de leur grande teneur en graisses. Actuellement, les nutritionnistes conseillent les viandes blanches. Peu caloriques, elles renferment des protéines essentielles, des acides aminés, du fer héminique (la forme la mieux assimilée par notre organisme) et des vitamines (surtout du groupe B).

Veau, volailles, lapin
Les consommateurs ont tendance à bouder le veau (4 kg par personne et par an), pourtant riche en vitamines (B12, PP, E), en sels minéraux et en oligo-éléments (fer, zinc). Choisissez bien vos morceaux, les côtes sont six fois plus grasses que la noix de veau. L'épaule rôtie ou les pieds de veau sont plus caloriques qu'une escalope ou le jarret.
En raison des problèmes de la "vache folle", la consommation de volailles a augmenté (22 kg par personne et par an). Le canard contient du fer (3 mg/100 g). La dinde et la pintade sont les championnes toutes catégories de l'alimentation minceur. En effet, elles sont les moins énergétiques (115 à 130 kcal/100 g) et les plus maigres (1,6 à 2,5 g de lipides/100 g). La dinde a longtemps été synonyme de repas de fêtes. Vous pouvez en consommer régulièrement car sa richesse en protéines de qualité (22 %) et en acides aminés indispensables, son important apport en fer, potassium, magnésium et vitamines (du groupe B) en fait une viande digeste,

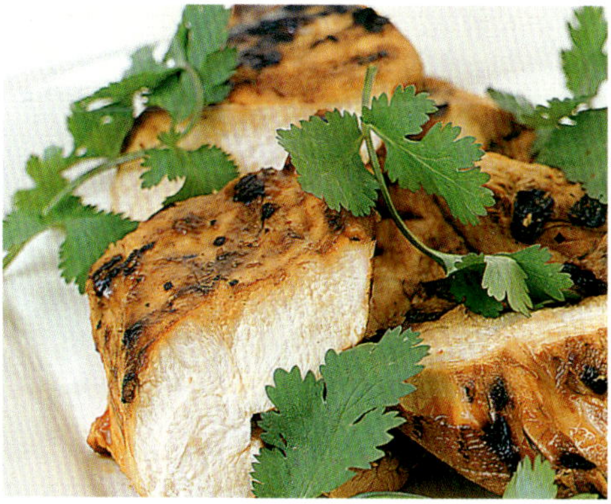

excellente pour les enfants, les femmes enceintes et les personnes qui font un régime hypocalorique. La viande de dinde contient aussi des antioxydants qui favorisent la prévention de l'athérosclérose : vitamines E et C, sélénium.

Garnie d'une farce aux légumes (champignons et épinards par exemple), elle conservera son faible apport calorique.

Quant à la pintade (avec 23 g de protéines/100 g), elle contient, comme la dinde, une bonne proportion d'acides gras poly-insaturés (idéal pour la prévention des maladies cardio-vasculaires).

Le blanc de pigeon, lui, est moins gras que le blanc de poulet ou de dinde. Il renferme seulement 2 % de lipides. Mais, avec la peau, il devient 2 à 3 fois plus gras. Il est aussi riche en fer : deux blancs couvrent nos besoins quotidiens en fer (10 à 18 mg).

L'aile ou la cuisse ?

Si vous surveillez votre poids, sachez que la viande de l'aile, du pilon ou de la cuisse renferme davantage de matières grasses et de calories que le blanc pris au-dessus de la carcasse. Si vous désirez garder le jus (source de vitamine B), dégraissez-le avant de servir.

Conseils d'achat

Soyez très vigilant sur la fraîcheur. N'achetez pas de volailles qui dégagent une légère odeur, qui collent au doigt ou qui ont une couleur un peu irisée. La viande de veau doit être blanc rosé avec des reflets nacrés chez les veaux nourris au lait.

Enfin, le lapin souvent délaissé (2,6 kg par an et par habitant) est classé, dans le commerce, avec les volailles. Ses atouts : pauvre en graisses (3,6 à 9 g de lipides/100 g) et en calories (120 à 160 calories/100 g). Son foie apporte autant de fer qu'une viande rouge (5 mg/100 g).

100 g de viande de lapin couvrent 25 à 35 % de l'apport journalier conseillé en protéines. La chair du lapin apporte aussi beaucoup de potassium (plus de 350 mg/100 g), de phosphore (220 mg/100 g) ainsi que du magnésium (25 mg/100 g).

Sa chair étant fade, ajoutez-y des épices et des herbes (estragon, ciboulette, thym...) ou cuisinez-le en civet avec du vin.

Lapin : quel morceau choisir ?

La chair doit être ferme et rosée et le foie bien rouge, avec un léger gras autour des rognons.

Entier au four ou en morceaux à la cocotte

- L'épaule aime la sauteuse qui sait préserver sa tendresse (35 minutes de cuisson).
- Le râble (entier ou tranché) est rapide à préparer en rôti (une demi-heure en cocotte), au barbecue ou sur le grill (15 minutes de cuisson).

LES POISSONS

Les Français boudent le poisson. C'est pourtant un aliment aux multiples qualités diététiques, très digeste et, contrairement à ce que l'on pense, nourrissant car il renferme des protéines d'excellente valeur nutritionnelle, contenant tous les acides aminés indispensables à l'organisme. De plus, les graisses du poisson renferment une quantité non négligeable d'acides gras insaturés, ce qui réduirait, entre autres, les risques de maladies cardio-vasculaires. Riche également en vitamines (A, B12, D et E) et en minéraux (phosphore, iode, potassium...), les nutritionnistes recommandent d'en consommer, de préférence cuit, deux à trois fois par semaine. Alors n'hésitez plus et faites plus souvent un tour chez votre poissonnier.

Les maigres
moins de 5% de lipides : cabillaud,
environ 80 calories pour 100 g : raie, sole, turbot...
Les demi-gras
5 à 10% de lipides : rouget, lotte, sardine...
Les gras
plus de 10% de lipides : saumon, thon
140 calories pour 100g : hareng, maquereau...

Les principales espèces

- **Le cabillaud** : l'allié des régimes minceur avec 2% de lipides et 68 calories aux 100 g. Il est riche en iode, fer, calcium et phosphore. Au rayon "congelés", c'est l'une des espèces les plus utilisées pour les bâtonnets et carrés de poissons panés.

Sa chair ne doit pas s'aplatir, ni se détacher, ni coller au toucher. Une coloration rose ou blanc nacré indique une pêche récente; les filets ne doivent pas rougir. Une poche intérieure remplie d'air près de l'arête centrale est un signe d'extrême fraîcheur. C'est un poisson fragile que vous pouvez acheter toute l'année. Il se conserve vidé, lavé et bien séché, au réfrigérateur pendant 48 heures. Mais perdant rapidement de sa saveur, il est conseillé de le consommer le jour même de son achat.

Enfin, sachez que les "moruettes" sont de petits cabillauds d'environ 1 kilo et que la morue n'est que du cabillaud séché et salé. La conservation de la morue paraît simple à priori. Néanmoins, les textes législatifs autorisent le blanchiment des filets de morue au moyen d'anhydride sulfureux et d'acide de sodium et de potassium. Ces produits irritent le tube digestif et peuvent être le point de départ d'avitaminose (ensemble de phénomènes pathologiques dus à une carence en vitamine, ici en l'occurrence la vitamine B1) et provoquer des réactions allergiques chez des personnes prédisposées. A consommer donc avec modération !

- **Le colin** : sa fraîcheur se reconnaît à sa rigidité et au bombé de l'œil. N'en consommez pas s'il est recouvert d'un enduit muqueux, jaunâtre, visqueux et malodorant; si sa chair jaunit et si la peau n'adhère plus. C'est un poisson simple et rapide à cuisiner. Il a l'avantage d'être relativement bon marché et apprécié des enfants. Sa chair est très maigre, donc facile à digérer.

- **La daurade** : on en compte près de 90 variétés dont les plus connues sont la rose, la grise et la royale. Les colorations les plus prononcées confirment la fraîcheur, ainsi que la fermeté de la paroi abdominale et son œil brillant.

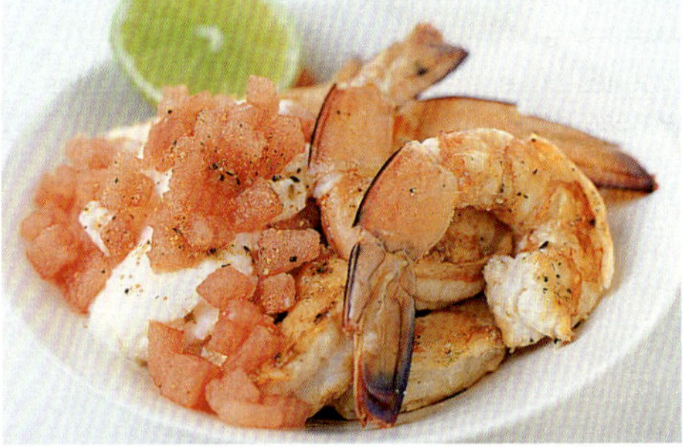

Méfiez-vous de certains truquages comme celui qui consiste à développer le brillant et l'éclat de l'œil en supprimant la cornée.

- **L'éperlan** : c'est un poisson d'hiver. Frais, il a une odeur voisine de celle du concombre et doit être rigide sans coller aux doigts.

- **Le hareng** : *"S'il y a du brouillard, il y a du hareng"*, disent les pêcheurs. C'est pour cela que l'on en trouve plus dans la mer du Nord et la Manche. S'il n'est pas frais, l'œil perd sa forme bombée et se creuse progressivement; les ouïes deviennent rouges puis brun-jaunâtre; le corps se ramollit et perd de son éclat; les écailles tombent progressivement.

- **La lotte** : seule la queue est consommable. Une blancheur striée de filaments jaunes doit vous inquiéter. Sa fraîcheur se reconnaît à l'état nacré de la chair et de l'arête dorsale. Choisissez un morceau ni flasque, ni mou, bien charnu. Lorsqu'elle est trop maigre, sa chair s'affaisse et sa cuisson la rend caoutchouteuse.

- **Le loup ou le bar** : pour garder une chair ferme, il doit avoir été pêché à la ligne et mort en se débattant. Sa rigidité est un signe d'extrême fraîcheur. Quand on le tient par la tête à l'horizontale, il doit rester droit. Achetez ceux à l'œil brillant, à l'abdomen dur et aux écailles luisantes. Il n'est plus consommable lorsque les opercules qui cachent ses ouïes rougissent.

- **Le maquereau** : on en trouve de mai à octobre; la meilleure période allant de d'août à septembre. Il perd de sa fraîcheur s'il n'a plus ses reflets irisés caractéristiques, si l'œil se ternit ou si des traces de sang apparaissent. Attention, certains le passent dans un bain de sel et de glace pour lui rendre sa rigidité.

- **Le merlan** : c'est un poisson côtier que l'on pêche dans l'Atlantique, la Méditerranée et la Manche. Achetez-le de préférence non vidé. Evitez ceux au ventre alourdi, à l'œil creux, à la peau décolorée.

- **La raie** : vérifiez leur provenance, les meilleures raies bouclées viennent de Dieppe et de Cherbourg. On en pêche surtout l'hiver. La face ventrale doit être bien blanche, le mucus abondant. La très faible odeur ammoniacale qu'elle peut dégager est normale.

- **Le rascasse** : les meilleurs proviennent de la Méditerranée. Préférez-les rigides, avec l'œil brillant et une couleur rouge vif.

Ne pas les écailler, ni les laver, les vider seulement car l'eau a tendance à en ramollir la chair.

- **Le rouget** : comme la rascasse, sa belle couleur et la brillance de ses écailles disparaissent avec la fraîcheur. Ses chairs se ramollissent rapidement.

- **La sardine** : mêmes caractéristiques de perte de

fraîcheur que le hareng. C'est une excellente source d'acides gras de type oméga-3 : 4 g pour 100 g de poisson frais ou en boîte. Une portion de 250 g suffit à couvrir les besoins pour une semaine.

- **Le saumon** : vedette incontestée des repas de fête, vous le trouverez sous différentes formes : frais (175 calories/100 g), congelé, en conserve (200 calories) ou fumé (100 calories). Si vous l'achetez frais, prenez-le non vidé, rigide et l'œil vif.
- **La sole :** elle n'est pas fraîche si elle a perdu sa couleur blanc-rosé, devient jaunâtre et si sa peau se décolle facilement.
- **Le thon** : veillez à ce que la chair soit ferme et adhère bien à l'arête. S'il n'est pas frais, il est très nocif. Le thon blanc, le plus cher, est le plus souvent réservé aux conserveries.
- **La truite** : la plupart sont issues d'élevage. Riche et savoureuse, elle peut être accompagnée de mille et une façons ou se fumer.
- **Le turbot** : (140 calories/100g) se pêche toute l'année, mais l'hiver est la meilleure saison. Il a l'inconvénient de donner plus de 60% de déchets. Sa fraîcheur se mesure à sa rigidité, à son élasticité sous la pression du doigt et à la blancheur de son abdomen.

Bon pour la santé

Les graisses des poissons renferment une forte proportion d'acides gras de type oméga-3.

C'est le cas notamment de la sardine (qui en contient 4g/100 g), de la truite (3,8g), du hareng (3,1g), du maquereau (2,9 g), du saumon (2,3g), de la morue (son foie en contient 2,2 g). Ces graisses poly-insaturées ont la propriété de faire baisser les taux de triglycérides et de "mauvais" cholestérol LDL (lipoprotéines de basse densité) et d'avoir un effet fluidifiant sur le sang. Elles ont la réputation de contribuer à la prévention des maladies cardio-vasculaires comme l'infarctus du myocarde.

Les dangers du poisson cru

Si vous êtes amateur de poisson cru mariné, de sushi ou de sashimi, soyez extrêmement vigilant en ce qui concerne la fraîcheur. Vous courez le risque d'ingérer des parasites, en particulier l'anisakis, un ver intestinal qui se développe dans la paroi abdominale de certains poissons comme les harengs, maquereaux, saumons, etc.

D'où le risque d'anisakiase qui se traduit, quelques heures après le repas, par de violentes douleurs abdominales et divers troubles digestifs : nausées, vomissements, diarrhées pouvant aller jusqu'à des complications plus graves comme une ulcération de l'estomac. Une intervention est presque toujours nécessaire pour enlever le parasite. Faire mariner du poisson cru dans du jus de citron, le fumer à froid ou le saler ne tuera aucun parasite ou autre micro-organisme.

Deux solutions pour les tuer : cuire votre poisson 10 minutes à une température supérieure à 60°C ou le congeler à -20°C pendant 72 heures, en retirant toujours la partie abdominale.

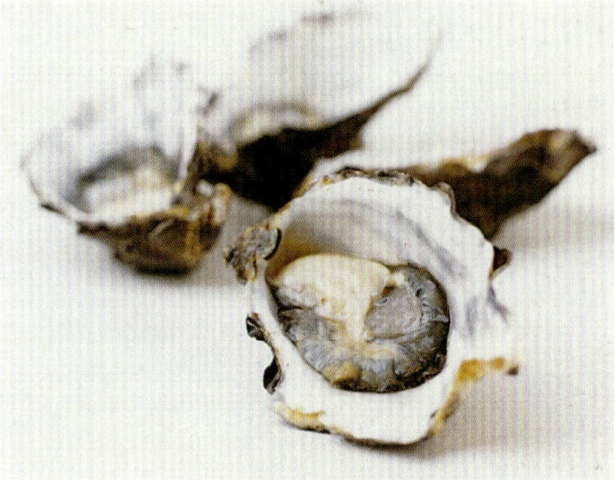

Attention aussi aux toxines responsables de nombreuses intoxications. Redoublez de prudence, car elles ne sont détectables ni au goût, ni à l'odeur, ni même à la couleur. Citons entre autre l'ASP *(amnesic shellfish poisoning)* qui est provoqué par l'acide domoïque accumulé par les moules, les anchois... L'ingestion de cette toxine est responsable de perturbations intestinales et neurologiques telles que l'amnésie.

Les substances toxiques présentes dans le poisson ont tendance à s'accumuler dans les tissus gras. Retirez la peau et la couche de graisse dont elle est tapissée, ainsi que les parties les plus foncées. Sachez que les poissons de haute mer sont moins susceptibles d'être contaminés que les poissons vivant au voisinage des côtes ou en eau douce.

Comment bien utiliser le poisson congelé ?

Le poisson congelé du commerce se garde environ 4 à 6 mois.

Pour une congélation maison, il doit avoir été pêché au moins 24 heures auparavant.

Conseil

Lavez votre poisson sous l'eau froide, puis ôtez les écailles et les entrailles. Retirez la tête, les nageoires et la queue. Egouttez-le et séchez-le.

Puis, il suffit de le plonger dans un récipient rempli d'eau glacée et attendre qu'une couche de glace se forme à la surface avant de le remettre au congélateur, après l'avoir enveloppé dans un emballage spécial congélation.

Comment conserver du poisson ?

Le poisson frais se conserve difficilement. Si vous n'avez pas l'intention de le cuire tout de suite, placez-le vite (sans son emballage plastique) au réfrigérateur à une température de 0°. Si nécessaire, mettez-le dans une poche de glace. Sinon, l'idéal est de le conserver dans un récipient en plastique fermé. Car le couvrir avec une feuille d'aluminium ou un film transparent, n'empêchera pas les mauvaises odeurs de se dissiper dans votre réfrigérateur ! De plus, il se conservera moins bien.
Vous devez impérativement le consommer dans les 48 heures.
Quand il est proposé à la vente, le poisson peut avoir déjà plusieurs jours, sauf si vous l'achetez directement à l'arrivée des bateaux. Les poissons gras ont tendance à moins bien se conserver que les poissons plus maigres tels que la daurade, le merlan ou la sole.
Si vous optez pour des filets, cuisinez-les au plus vite. Fragiles, ils ne supportent pas d'être conservés. Leur chair doit être rosée, légèrement transparente. En s'altérant, ils blanchissent et s'effritent.

Comment cuire le poisson ?

Il faut bien le cuire (mais pas trop) de manière à tuer les micro-organismes dangereux. De façon générale, une cuisson au four ou à la vapeur, en papillote ou au grill permet de plutôt bien préserver les qualités nutritionnelles du poisson.
Pour éviter les kilos superflus, préférez un poisson en papillote qu'une raie au beurre noir ou un poisson frit (avec des acides gras saturés dans le bain de friture, ennemis de nos artères) !

LE LAIT

Ecrémé, entier, enrichi, parfumé, le lait a tout pour nous séduire.
Un litre de lait contient un peu plus de 1 g de calcium, ce qui correspond à la quantité quotidienne de calcium nécessaire à la croissance et à la solidité osseuse.
Un litre de lait contient 32 g de protéines.
C'est aussi l'un des rares aliments à proposer des taux variables de matières grasses. Le lait entier en contient 35 g par litre, le lait demi-écrémé 17 g et moins de 3 g pour le lait écrémé.
Le lait de vache contient des vitamines A, B1, B2, B6 et PP. Il renferme aussi du phosphore, du zinc et du fer.

Un verre de lait entier (250 ml) correspond à :
220 g d'eau
12 g de glucides
9 g de lipides
8 g de protéines
des éléments minéraux
(dont calcium et phosphore)
des vitamines.

Les laits frais

- Le lait cru (toujours entier) : aucun traitement de conservation autre que la réfrigération à la ferme. On doit le faire bouillir, le conserver au réfrigérateur et le consommer dans les 48 heures.
- Le lait frais pasteurisé : se conserve 7 jours au réfrigérateur en emballage fermé, 2 jours une fois ouvert.

Il existe entier, demi-écrémé ou écrémé.

Les laits de longue conservation

- Le lait stérilisé et le lait stérilisé UHT

Fermés, ils se conservent plusieurs mois à température ambiante. Ouverts, ils se gardent au réfrigérateur, 3 à 4 jours maximum. Ils existent en lait entier, demi-écrémé ou écrémé.

Les laits de conserve

- Les laits concentrés sont partiellement déshydratés. Ils sont sucrés ou non. Fermés, ils se conservent 1 an à température ambiante. Ouverts, il faut les consommer, au réfrigérateur, dans les 3 jours (non sucré) et dans les 7 jours (sucré). Ils sont vendus en boite, en tube ou en berlingot.
- Le lait en poudre : toute l'eau a été éliminé par dessiccation (desséché par un courant d'air chaud). Fermé, il se conserve 1 an dans un lieu sec et frais. Ouvert, sa conservation varie de 10 jours (entier) à 25 jours (écrémé).

Autres catégories de lait

- Les laits infantiles régis par une législation particulière.
- Les laits aromatisés sont stérilisés et constitués de lait additionné de substances naturelles.

Entier ou écrémé ?
100 g de lait entier = 61 calories aux 100 g
100 g de lait demi-écrémé = 44 calories
100 g de lait écrémé = 32 calories

Où va le lait ?
Sur 100 litres de lait collectés en France, 42 litres sont transformés en beurre et laits en poudre, 30 litres en fromages, 10 litres en yaourts, 16 litres sont bus sous forme de lait liquide et 2 litres servent à l'élaboration de divers produits alimentaires et pharmacologiques.

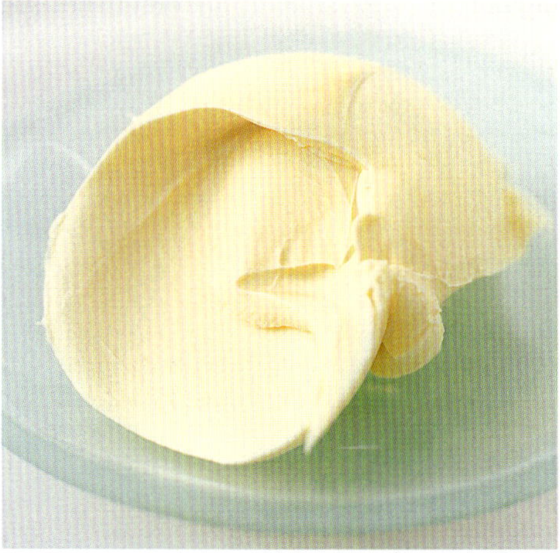

LE BEURRE ET LA MARGARINE

Issu du lait par écrémage et barattage, le beurre n'avait, depuis 1924, droit à cette appellation que pour une composition de 82 % de matières grasses, 2 % de matière sèche non grasse et 16 % maximum d'eau. Depuis 1988, il a le droit de moduler sa teneur en matières grasses.

Les différentes sortes de beurre
- Le beurre cru : issu de crème crue.
- Le beurre extra-fin : issu de crème pasteurisée, fabriqué dans un délai bref après collecte (72 h) ou écrémage (48 h).
- Le beurre fin : issu de crème fraîchement pasteurisée et de 30 % maximum de crème congelée ou surgelée.
- Le beurre concentré : il contient 99,8 % de matières grasses. On l'emploie pour les fabrications alimentaires, industrielles ou artisanales.
- Le beurre cuisinier : avec 96,8 % de matières grasses pour cuisiner et faire de la pâtisserie.
- Le beurre allégé : il doit être exclusivement d'origine laitière et avoir un taux de 41 à 65 % de matières grasses.
- Demi-beurre : il contient 41 % de matières grasses. Evitez-lui la cuisson qui, en le déshydratant, en fait à nouveau un vrai beurre !
- Spécialités laitières à tartiner : entre 20 à 40 % de matières grasses.
- Le beurre demi-sel : avec 5 % de sel.
- Le beurre salé : avec 10 % de sel.

100 g de beurre cru contiennent :
755 calories
1 g de protides
1 g de glucides
83 g de lipides
15 g d'eau

Le beurre se digère mieux cru que cuit, car il se dénature au-dessus de 80 °C (il devient brun et toxique).

La margarine
Beaucoup de consommateurs remplacent le beurre par de la margarine végétale. Cette dernière possède des graisses très insaturées et dépourvues de cholestérol. La margarine est aussi calorique et souvent moins digeste que le beurre Cuite, elle se dénature comme le beurre et ne supporte pas la friture.

Qu'en est-il du cholestérol ?
Saviez-vous que la quantité de cholestérol que nous ingérons n'a qu'un léger effet sur la quantité de cholestérol présente dans le sang ? Si nous consommons du cholestérol en grandes quantités, le corps réagit, il en produit moins ; par conséquent, l'effet global sur le taux de cholestérol sanguin sera réduit. En revanche, l'augmentation de la consommation de graisses saturées et l'obésité sont les causes les plus probables d'une augmentation des taux de cholestérol sanguins.

LES YAOURTS

Depuis quelques années, on attribue aux yaourts toutes sortes d'effets bénéfiques pour la santé : vertus intestinales, propriétés antiallergiques... Certains parlent même d'antibiotique naturel et d'autres affirment que les ferments lactiques du yaourt stimuleraient les défenses immunitaires de l'organisme. Qu'en est-il en réalité ? Comment s'y retrouver dans l'immense choix qui nous est proposé sous différentes appellations ? Quoi qu'il en soit, les Français sont de gros consommateurs de yaourt : 18 kg environ par an et par personne, soit près de 144 petits pots (de 125 g) à l'année !

Un aliment vivant

Selon la réglementation française et selon la définition officielle de l'Organisation mondiale de la santé (1977), le yaourt est un lait coagulé exclusivement par fermentation obtenue par ensemencement de deux ferments lactiques spécifiques : le *streptococcus thermophilus* et le *lactobacillus bulgaricus*.

Chaque gramme de yaourt contient des millions de germes vivants, d'où la nécessité de respecter la date limite de consommation. Comme tous les produits laitiers, le yaourt apporte des protéines de bonne qualité, des glucides et des lipides, ainsi que des vitamines, des sels minéraux et du calcium (un pot de 125 g couvre environ 1/4 des besoins quotidiens d'un adulte).

Contrairement aux idées reçues, le yaourt ne serait pas décalcifiant. Le fait que l'acide lactique rende le calcium soluble facilite au contraire son assimilation et améliorerait la minéralisation osseuse.

L'apport en vitamines est variable. Sachez que quelques gouttes de petit-lait, qu'on peut trouver au-dessus du yaourt, sont riches en vitamines du groupe B. Attention aux yaourts au lait entier (possédant plus de vitamine A) qui sont trop riches en acides gras saturés pour être consommés régulièrement. Préférez les demi-écrémés ou écrémés.

Actif, le bifidus ?

Les bifidobactéries (ou *bifidobacterium longum*) ont été identifiées pour la première fois à la fin du XIXe siècle par l'Institut Pasteur (dans les selles des nourrissons allaités par leur mère). Mais ce sont les Japonais qui, les premiers, ont proposé dans le commerce des produits contenant des bactéries bénéfiques à l'équilibre de la flore intestinale et régulant ainsi le transit. Une invention reprise en France dans les années 80 !

Les bifidobactéries sont des bactéries déjà naturellement présentes en quantité non négligeable dans la flore intestinale de l'homme. Elles constituent en effet la flore prédominante chez les bébés que les mères allaitent. Puis, dès que l'on avance en âge, leur quantité diminue. Ce sont des bactéries essentielles pour l'organisme puisqu'elles participent à l'étape finale de la digestion.

L'intestin est la première barrière immunitaire et antitoxique de l'organisme. Or, une alimentation déséquilibrée, le stress de la vie quotidienne, un déséquilibre intestinal après un traitement aux antibiotiques... peuvent perturber la flore intestinale, entraînant vite des conséquences : constipation, ballonnements, inconfort après les repas, diarrhées, etc. 1/3 des Français ont l'intestin "paresseux", plus particulièrement les femmes et les personnes âgées. Un peu de bifidus actif et une bonne hygiène de vie pourraient déjà les aider à se sentir en meilleure forme.

Le bifidus assure un bon équilibre de la flore intestinale et réduirait le temps de transit total dans le côlon. Il se montre particulièrement intéressant lors d'un traitement antibiotique (pour reconstituer la flore), en cas de diarrhées (pour les limiter) ou de constipation.

Des yaourts bien choisis

L'appellation "yaourt nature" indique que le lait est demi-écrémé contrairement aux yaourts dits "au lait entier" ou aux yaourts maigres (au lait écrémé).

Il existe des yaourts à 0 % de matières grasses : idéal pour limiter les kilos superflus!

Ceux dits "bulgares" sont brassés afin d'avoir leur consistance et leur onctuosité spécifiques.

Ceux "aux fruits" sont additionnés de préparations aux fruits après fermentation contrairement aux yaourts "fruités" ou "aromatisés" qui sont parfumés avec différents arômes.

Il existe aussi des yaourts à boire ou mélangés avec des céréales, etc.

Les yaourts "au bifidus actif" contiennent les deux ferments traditionnels plus le fameux "*bifidobacterium*".

Fabriquer soi-même ses yaourts

L'avantage est d'en connaître la composition exacte. Le yaourt maison ne comporte aucun conservateur, ni épaississant ou arôme artificiel, de plus, sa préparation est facile.

Vous avez besoin de lait et soit d'un yaourt du commerce (qui doit être le plus frais possible afin que les ferments lactiques soient bien vivants), soit d'un ferment spécifique pour yaourt à acheter en pharmacie ou boutique de diététique.

Faites bouillir votre lait et laissez refroidir jusqu'à 50°C pour une yaourtière traditionnelle et 40°C pour une yaourtière électrique (le thermomètre adapté se trouve en pharmacie ou drogueries). Mélangez à 1 litre de lait 3 cuillerées à soupe d'un yaourt acheté dans le commerce ou d'un yaourt maison ou, pour la première fois, ensemencez-le du ferment pour yaourt et versez la préparation dans les pots de votre yaourtière. Branchez l'électrique. Quant à la traditionnelle, il suffit de la placer dans un endroit frais, mais surtout pas au réfrigérateur. Dans les deux cas, vos yaourts se font seuls et sont prêts en 4-5 heures.

Une fois prêts, conservez-les dans un réfrigérateur et consommez-les dans un délai d'une semaine.

Attention, conservez toujours 3 cuillerées à soupe de yaourt (à prélever un peu sur chaque yaourt de votre fabrication) afin de pouvoir en fabriquer de nouveaux. La préparation peut être faite 20 fois avec un même ferment, 5 à 8 fois avec un yaourt du commerce.

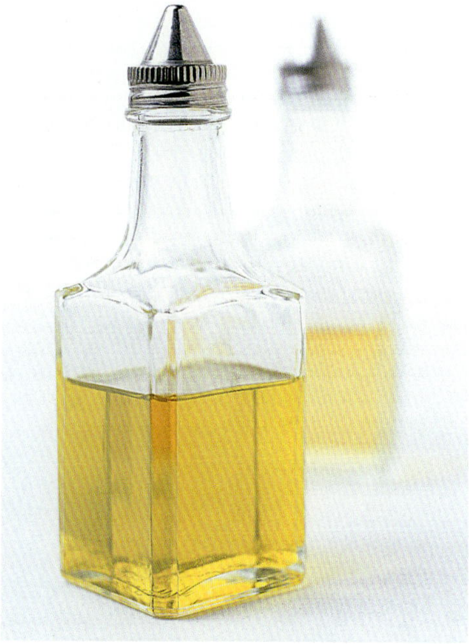

L'HUILE D'OLIVE

Produit d'un arbre mythique, l'huile d'olive existe depuis des millénaires. On l'aime pour son goût fruité caractéristique et ses propriétés thérapeutiques. Mais n'achetez pas n'importe laquelle.

Bien lire les étiquettes

Vérifiez toujours la dénomination de l'huile sur l'étiquette ainsi que sa provenance. Certains marchands peu scrupuleux achètent à bas prix de l'huile espagnole en supermarché pour la revendre trois fois plus cher sur les marchés provençaux.

Une "huile d'olive" est une huile d'une seule variété d'olives, ayant subi un traitement de raffinage et de désodorisation.

Une "huile d'olive vierge" est une huile d'une seule variété d'olives obtenue par des procédés mécaniques et n'ayant subi aucun traitement chimique ni raffinage (aucun emploi de solvant).

Une "huile d'olive vierge extra première pression à froid" est obtenue par simple pression mécanique à température contrôlée (inférieure à 60°C) et filtrée sur papier buvard. Aucun solvant, aucun produit chimique, aucun échauffement excessif n'est rencontré pendant la fabrication.

En revanche, la mention "huile de pression" n'a aucun sens et entretient la confusion avec une huile vierge extra de première pression à froid. En réalité, c'est une huile raffinée.

Méfiez-vous aussi de la dénomination "huile d'olive de première pression à froid". Là, le terme "vierge" n'est pas mentionné. Cela signifie que cette huile non vierge a subi une ou plusieurs étapes de raffinage. Le plus souvent, l'huile a été désodorisée, c'est-à-dire que l'on a injecté de la vapeur sous vide afin d'enlever à l'huile un goût trop prononcé.

Pour être bio, une huile d'olive doit être issue d'olives cultivées sans engrais chimiques ni pesticides de synthèse. Elle est obtenue par des procédés de transformation mécanique (lavage, broyage, filtration...) excluant tout traitement chimique. Vous devez retrouver sur l'étiquetage le label AB (Agriculture biologique) et le nom de l'organisme certificateur.

Enfin, selon la réglementation, ne peut s'appeler "extra" qu'une huile présentant une acidité inférieure à 1 % (reflet de la qualité des olives et des soins qui leur sont apportés).

La récolte des olives (non industrielle)

La qualité de l'huile est en grande partie conditionnée par la maturité des olives et la rapidité de leur traitement.

La cueillette démarre en novembre et se poursuit jusqu'à mi-janvier. On ramasse les olives soit à la main, soit gaulées avec une perche car les machines ont l'inconvénient de ne pas faire le tri entre les olives suffisamment mûres et les trop vertes, les saines et les "piquées" (la mouche de l'olivier faisant des ravages!).

Les olives sont collectées dans des sacs en toile ou des paniers en osier, on les fait tomber sur des grands draps étendus au sol ou sur des filets à mailles serrées.

Sitôt livrée au moulin, la récolte est pesée et enregistrée en présence du "propriétaire récoltant oléiculteur" et du maître moulinier.

Pour extraire l'huile, 3 opérations sont nécessaires : le broyage (qui permet d'obtenir une pâte homogène), le pressurage (qui sert à extraire le liquide de la pâte) et la décantation. L'huile est stockée dans des cuves puis mise en bouteille, généralement au moulin.
Sa richesse en acide oléique lui confère un rôle dans la lutte contre les maladies cardio-vasculaires. Elle réduit les risques de thrombose artérielle. Elle a aussi un effet bénéfique sur les fonctions digestives, notamment en régulant le transit intestinal. De toutes les huiles, c'est la mieux absorbée par l'intestin. Enfin, laissée fréquemment en bouche, elle conserve la blancheur des dents et fortifie les gencives.

LES JUS D'ORANGES

6 milliards de litres sont consommés en Europe. En France, la consommation a doublé en 10 ans : 12 litres par habitant et par an.
Le choix est immense : plus de 50 jus différents avec malheureusement peu de vrais jus d'oranges ! Surtout, quand on sait que la majorité des jus arrivent par bateau du Brésil, Californie, Floride... transportés comme du pétrole, déversés souvent dans de grosses poubelles, passant par de gros tuyaux avant de repartir chez le grossiste où ils seront mis en bouteilles dans certaines conditions.

Trois appellations :

- Le nectar (5 F le litre environ) généralement en boite de carton. Il se fait avec de l'eau sucrée rajoutée au jus d'oranges à base de jus d'oranges concentrés.
- Le jus à base de jus d'oranges concentré (7,50 F le litre environ) souvent dans un conditionnement plastique. Il se fait avec du concentré pulpeux d'oranges et de l'eau du robinet (pour avoir droit à l'appellation, il faut rajouter la même quantité d'eau que celle évaporée sur les lieux de récolte).
- Le pur jus (10 F environ) dans du verre ou du carton (pour les jus pasteurisés). Il arrive à l'usine sous forme de liquide prêt à consommer.

Comment s'y retrouver dans la valse des étiquettes ?

"Pur jus d'oranges", "100 % pur jus", "pur jus", "100 % teneur en fruits" : soyez très vigilant. Souvent la mention "jus à base de jus d'oranges concentré" n'est inscrit qu'en tout petit sur l'emballage et de façon souvent illisible. Du coup, vous croyez acheter du pur jus !

Quant au jus d'orange frais, pasteurisé, il faut impérativement le garder au frais et le consommer rapidement; et sa teneur en vitamine C n'est pas significative.

Conseil

Rien ne vaut de se presser ses oranges (c'est tellement rapide avec un presse-oranges électrique !). Buvez-le dans les 10 minutes car il perdra vite ses vitamines C.

LES FRUITS SECS

Qu'ils soient secs, en coque ou séchés, les fruits secs garnissent nos tables depuis des siècles. Mais leur fort pouvoir calorique aurait tendance à jeter sur eux une certaine suspicion à l'époque où la mode est plutôt à "l'allégé". C'est un tort car leurs atouts nutritionnels sont loin d'être négligeables. Ils sont énergétiques, riches en minéraux et vitamines.

Les fruits séchés sont obtenus par déshydratation de fruits frais lors d'une exposition prolongée près d'une source naturelle de chaleur (soleil) ou artificielle. De nos jours, les préparations artisanales sont rares. Les fruits séchés font de plus en plus l'objet de traitements industriels. Certains sont blanchis à l'anhydride sulfureux et la majorité sont desséchés soit dans des "évaporateurs" (à une température de 70 à 85°C), soit sous l'action des rayons infrarouges.

Les fruits secs (amandes, cacahuètes, noisettes, pistaches, noix...) sont récoltés naturellement secs à la phase finale de leur maturation sur l'arbre. Ils ne subissent pratiquement aucun traitement et ont l'avantage de se conserver pendant plusieurs années. Ils servent également à la fabrication d'huile : la traditionnelle huile d'arachide (avec les cacahuètes) ou les plus sophistiquées huiles de pépins de raisins, de noisette ou de noix.

Nourrissants mais caloriques

Avec 40 à 60 g de matières grasses pour 100 g (soit l'équivalent de 4 à 6 cuillerées à soupe d'huile), ce qui les rend très caloriques, les fruits secs sont bannis des régimes minceur.
En revanche, ils sont particulièrement intéressants pour constituer des provisions de poche lors de randonnées ou d'activités sportives, où ils offrent l'avantage d'un apport immédiat d'énergie car ils fournissent des glucides rapides, c'est-à-dire du sucre rapidement assimilé par l'organisme.

Energétiques et nourrissants, ils sont vivement recommandés pour les enfants, les adolescents en période d'examen et les convalescents.

Depuis ces dernières années, qu'ils soient secs ou séchés, ils reviennent à la mode avec, au petit déjeuner, le muësli (mélange de céréales et fruits secs à déguster avec du lait froid ou chaud) et les mélanges apéritifs (amandes, pistaches, ananas, bananes, raisins et abricot séchés...). Ils s'incorporent aussi de plus en plus à la cuisine (couscous, pâtisseries, compotes...).

Sans oublier les barres énergétiques et peu encombrantes de raisins, noisettes ou amandes ... (véritable réservoir de protéines, vitamines et minéraux) dont les enfants et les sportifs en sont particulièrement friands.

D'importantes qualités nutritionnelles

Les fruits secs sont riches en minéraux essentiels pour notre santé, notamment en potassium (700 à 1600 mg/100 g) et en magnésium : noix de cajou (267 mg/100 g), amandes (255), noix du Brésil (225), cacahuètes (170), noisettes (140), noix (130); des quantités appréciables quand on sait que les apports quotidiens conseillés en magnésium sont d'environ 350 mg.

Pour ceux qui n'aiment pas les laitages, sachez que ces "fruits de l'hiver" sont une bonne source de calcium : 200 mg/100 g pour les noisettes, 170 pour les figues sèches, 80 pour les abricots secs et noix, 70 pour les cacahuètes et dattes.

Les fruits secs à coque – dénués de vitamine C – contiennent moins de sucres que les fruits séchés, mais ils sont, pour la plupart, riches en acides gras poly-insaturés (utile dans la lutte contre le cholestérol) et possèdent des quantités non négligeables de protéines pouvant aller jusqu'à 25 %.

Dans les fruits séchés, on retrouve les composants du fruit frais, 4 à 5 fois concentrés. Si la déshydratation est bien conduite, ils constituent une excellente source de vitamines A, B, C et PP. Certains, comme la figue sèche ou le pruneau, en raison de leur teneur élevée en fibres, servent à lutter contre la constipation.

Quelques exemples

- **La cacahuète** est le fruit d'une herbe, l'arachide. Les graines d'arachide contiennent de 40 à 50 % de lipides (constitués d'acides gras saturés et monoinsaturés), des vitamines (B1, B2...), du potassium, du calcium ainsi que 25 % de protides. Très nutritives, les cacahuètes sont couramment consommées crues, grillées, natures ou salées.

- **La pistache**, source de protides et de corps gras, est très nourrissante. Sa graine renferme de 36 % à 60 % d'huile et de 19 à 24% de protéines. Sachez que la majorité des glaces à la pistache n'en contiennent pas. En fait, un colorant et un arôme artificiel autorisés les remplacent.

- **La noix** contient des protéines d'origine végétale (15 g/100 g) et des teneurs très élevées en matières grasses, en vitamines E et B1, en phosphore (400 mg/100 g). C'est un aliment très nutritif et fortement calorique. Elle a l'inconvénient, surtout lorsqu'elle est sèche, d'être peu digeste.

- **La noisette,** plus digeste que la noix, est particulièrement riche en lipides (60 %), mais elle est très calorique (656 calories/100 g). Elle est aussi riche en magnésium, phosphore, vitamines B1 et E.

- **L'amande** est très pauvre en glucides et protides, ce qui la recommande notamment dans le régime des diabétiques. Avec 634 calories/100 g, elle a un très fort pouvoir nutritif comparable à celui de la noix et de la noisette. C'est un fruit riche en phosphore (470 mg/100 g), en magnésium (255 mg) et en vitamine B1 et E.

- **La datte,** outre ses constituants énergétiques, apporte du potassium (650 mg/100 g), du magnésium (70 mg) et des vitamines. C'est un fruit très nourrissant qui se ride au fur et à mesure qu'il sèche et que sa teneur en sucre s'accroît.

- **La figue sèche** est très riche en glucides (62 g/100 g) d'où sa valeur calorique élevée. Elle permet une bonne digestion (grâce à ses fibres) et elle est reminéralisante (grâce à ses apports en calcium et en magnésium.

- **La banane** séchée est un fruit très calorique en raison de sa richesse en glucides. C'est une excellente source de sels minéraux (potassium, magnésium : 105 mg/100 g).

- **Le raisin sec** est pauvre en protéines. Alors que le raisin frais est gorgé d'eau et de sucre (de 12 à 15 g/100 g), le même fruit, une fois sec, ne contient qu'environ 25 % d'eau et jusqu'à 76 g de sucres.

Les variétés les plus courantes sont les raisins de Malaga (à la saveur musquée), de Corinthe (plus sucrés), de Smyrne et Sultanina (produits dans le sud de la France).

Les "quatre mendiants"

Ce mélange traditionnel de fruits secs se compose d'amandes, de figues sèches, de noisettes et de raisins secs.

Ces fruits rappellent par leur couleur les robes des quatre principaux ordres mendiants : dominicains (blanc), franciscains (gris), carmes (brun) et augustins (violet foncé).

LE CHOCOLAT

Beaucoup d'idées fausses circulent sur le chocolat. Dégusté avec modération, il se révèle un tonifiant exceptionnel et l'une des meilleures façons de lutter contre la déprime. Autant de bonnes raisons pour craquer.

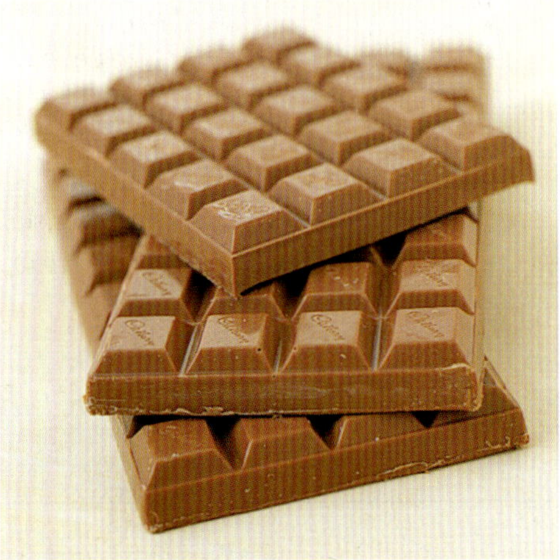

L'intérêt nutritionnel

Le chocolat a une grande valeur nutritionnelle, notamment à cause de sa richesse en magnésium (100 g de chocolat noir apportent près du tiers de la dose journalière recommandée), de phosphore, de calcium, de sodium, de potassium (surtout dans le cacao en poudre). Une barre de chocolat fournit 68 mg de potassium (idéal pour le sportif au cours d'un effort musculaire) et 0,5 mg de fer : Pensez-y pour les enfants plus friands de chocolat que de viande !

Le chocolat est pauvre en fibre

La présence des tanins stimule la contractibilité des fibres musculaires de la paroi intestinale, favorisant ainsi les mouvements péristaltiques. En fait, ce sont plus les déséquilibres alimentaires et l'abus de sucreries, dont le chocolat, qui peuvent gêner le transit intestinal. On trouve, dans les boutiques de diététique, des chocolats dits "de régime" bien tolérés par les foies et les intestins fragiles.

Le chocolat ne fait pas grossir s'il est pris sans excès Toutefois, c'est un aliment sucré, gras et calorique (plus de 500 calories/100 g). 100 g de chocolat noir apportent l'équivalent de 3 cuillerées à soupe d'huile et de 12 morceaux de sucre.

Le chocolat au lait est plus calorique que le chocolat noir à plus de 70 % de cacao.

Méfiez-vous du chocolat blanc, plus riche en beurre de cacao, donc plus gras que celui au lait ; et aux ingrédients additifs comme les noisettes, les amandes, la nougatine (qui augmentent le nombre de calories).

Le chocolat est un mélange de pâte de cacao, de beurre de cacao et de sucre. Allant de 30 à 45 % ou même jusqu'à 70 % dans les grands chocolats noirs de dégustation; le taux de cacao est un bon indicateur de la qualité gustative d'un chocolat. Le chocolat au lait, avec environ 15 % de lait, doit légalement contenir au moins 30 % de cacao et 50 % de sucre. On peut y ajouter des amandes, noisettes, riz soufflé. Quant au chocolat blanc, il est composé de beurre de cacao (au moins 20 %), sucre, lait et vanille.

LA SOUPE

La soupe est un plat traditionnel, ancré dans les habitudes alimentaires des Français. Il n'est pas absolument certain que la soupe fasse grandir (même si elle n'est pas négligeable pendant la croissance d'un enfant grâce à l'apport de ses nombreux nutriments), mais elle aide à rester mince et en matière d'équilibre alimentaire, on n'a jamais rien inventé de mieux !

Les plus :

- On a remarqué que les consommateurs réguliers de soupe mangent plus au petit déjeuner et moins le soir avec un apport lipidique moindre.
- Alors qu'il est recommandé de manger environ 30 g de fibres/ jour, on remarque qu'une assiette de soupe correspond à 10 % de cet apport.
- Boire 1,5 litre d'eau par jour n'est pas toujours facile. Sachez que deux assiettes de potage correspond à 500 ml de liquide.

L'abondance des légumes d'hiver permet de composer des recettes de soupes variées : poireaux, potimarron, carottes, pommes de terre, choux, céleri... Certaines soupes (issues de l'agriculture biologique) préparées en bocal de verre (comme celles de La Vie Claire) sont comme des "soupes maison". On pourrait s'y tromper ! De plus, elles conservent mieux les vitamines et sels minéraux que certaines soupes déshydratées en brick.

Selon une enquête Knorr :
35,5 % des hommes et 37,8 % des femmes sont des consommateurs réguliers de soupe (2 à 4 fois dans la semaine). 91 % des soupes sont consommées au dîner, 9 % seulement au déjeuner. Les types des soupes les plus habituellement consommées sont la soupe aux légumes variés (68 %), les bouillons (11,5 %), la soupe à la tomate (5,4 %), la soupe de poissons (4%). Au déjeuner, la soupe de légumes est la plus fréquemment choisie (56,6 %) devant les bouillons (23 %).

Potage, soupe ou consommé ?
Le potage est préparé avec des légumes cuits à l'eau (exemple : potage aux 5 légumes).
La soupe est un mélange de légumes cuits additionnés d'un féculent (pain ou pommes de terre). On peut l'enrichir de fromage, lard, poisson.
Le consommé est un bouillon additionné de crème ou de fécule (exemple : crème d'asperges, velouté de champignons...)

LE SEL

Le sel est un aliment indispensable au bon équilibre de l'organisme à condition de bien respecter les doses.
La consommation moyenne se situe autour de 8 g par jour. Elle varie d'un individu à un autre, selon le climat et les habitudes alimentaires.
Le sel de mer récolté dans les marais salants est très pauvre en iode. Depuis 1952, l'Organisation mondiale de la santé a recommandé de l'enrichir en iodure de sodium. Car le sel iodé facilite la prévention et la correction des troubles liés à un mauvais fonctionnement de la thyroïde.
1 g de sel apporte 400 mg de sodium.

Presque tous les aliments contiennent du sel. Au hit-parade des plus fortes concentrations : les charcuteries (de 2500 à 9000 mg/100 g), les poissons fumés (de 1400 à 4800 mg), les fromages à pâte dure (1800 mg) et les sauces prêtes à l'emploi (1500 mg)... Sans oublier la plupart des eaux gazeuses (de 1500 à 1700 mg/l) ou le camembert (740 mg/100 g).
L'un des aliments les plus pauvres en sel est l'ananas (0,3 mg/100g).

Quel sel choisir ?
Le sel fin ou "sel de table" est souvent additionné de fluor et d'iode, mais aussi de carbonate de magnésium pour neutraliser l'humidité et éviter ainsi qu'il ne colle.
Le gros sel blanc, raffiné par différents traitements, a perdu une bonne partie de ses oligo-éléments. Il est souvent enrichi en iode et en fluor.
Le sel fin gris est préparé avec du sel marin non raffiné. Contenant naturellement de nombreux oligo-éléments issus de l'eau de mer, il contribue à la couverture des besoins de l'organisme en sels minéraux. Il existe aussi aromatisé aux herbes et plantes aromatiques (poireau, oignon, persil, thym, romarin, marjolaine, basilic, algue)
Le gros sel gris doit sa couleur aux résidus de sable et d'argile. Récolté à la main, ce sel brut, non raffiné est riche en calcium, magnésium, potassium...
La fleur de sel (beaucoup plus cher) est très prisé pour sa pureté et sa finesse. Récolté à fleur d'eau, il conserve toutes ses qualités nutritives. Il existe aussi parfumé aux herbes.
A l'époque de la gabelle, la fleur de sel de Camargue était le privilège des propriétaires salins. Seuls ces derniers et les maîtres sauniers, exemptés de taxe sur le sel, s'octroyaient l'usage de cette fleur de Camargue, à la texture et saveur si particulières.
Aujourd'hui encore les sauniers de Camargue continuent à perpétuer la tradition.

LE SUCRE

Le sucre fait partie de la famille des glucides.
Le sucre blanc doit contenir au moins 99,7 % de saccharose pur. C'est pourquoi, qu'il soit extrait de la canne ou de la betterave, sa valeur alimentaire est identique.

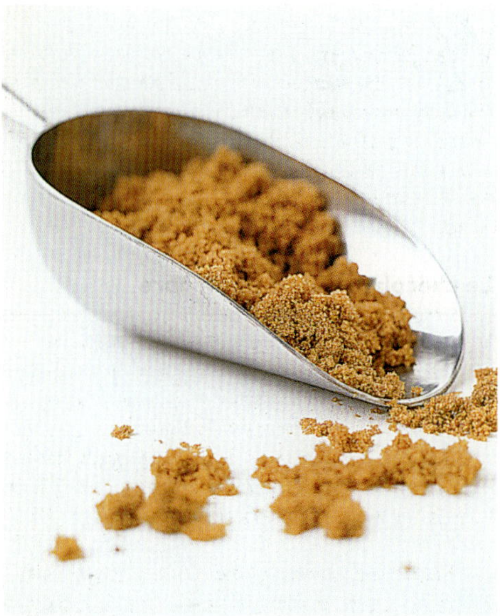

Le sucre roux doit sa couleurs à certaines impuretés. Les traces de vitamines qu'il contient sont insignifiantes.

La consommation moyenne actuelle de sucre (toute forme confondue) est de 33,5 kg par habitant et par an.

Les différentes catégories de sucre :

- Le sucre en poudre ou sucre semoule : est obtenu par tamisage ou broyage du sucre cristallisé blanc.

Avantage : il se dissout plus vite que le sucre cristallisé mais moins vite que le sucre glace.

Emploi : pour fabriquer du caramel ou un sucre vanillé "maison" (gousses de vanille à glisser dans un bocal de sucre en poudre), ou encore sucrer une pâte à gâteau ou une crème.

- La cassonade : sucre cristallisé brut, roux, il est extrait directement du jus de canne à sucre et recueilli dans des turbines après concentration sous vide et cristallisation des sirops.

Non raffiné, il doit sa couleur et son goût particuliers aux sels minéraux et matières organiques qu'il contient.

Emploi : pour caraméliser une crème brûlée, parfumer une pâte à crêpes ou à gaufres, ou préparer crumbles et brownies.

- Le sucre cristallisé blanc : sucre blanc (donc de betterave raffiné) recueilli dans les turbines après concentration sous vide et cristallisation des sirops.

Emploi : pour faire macérer des fruits et cuire des confitures ou des compotes, pour enrober des gâteaux roulés ou des pâtes de fruits, pour donner du croquant aux pâtes à sablés, ou encore pour saupoudrer une tarte en fin de cuisson.

- Le sucre glace : est une poudre blanche obtenue par broyage très fin de sucre cristallisé blanc et additionnée d'amidon (environ 3 %) pour éviter sa prise en bloc.

Emploi : idéal pour sucrer des blancs en neige, pour fabriquer des meringues, pour le glaçage rapide des pâtisseries.

- La vergeoise : sucre à consistance moelleuse, provenant d'un sirop de betterave ou de canne, coloré et parfumé par les composants naturels de sa matière première (ceux d'un premier sirop recuit pour la vergeoise blonde, ceux d'un second sirop pour la vergeoise brune).

Emploi : dans la cuisson des spéculoos (spécialité belge) et des tartes au sucre, ou pour sucrer les laitages. On peut aussi l'employer pour dorer une tarte ou une crème brûlée.

- Le sucre pour confitures (gélifiant) : sucre blanc additionné de pectine naturelle de fruits (0,4 à 1 %), d'acide citrique alimentaire (0,6 à 0,9 %) et quelquefois d'acide tartrique,

Emploi : destiné à faciliter la prise des confitures ou des sorbets.

- Le sucre candi : cristaux blancs ou bruns obtenus par cristallisation lente sur un fil de lin ou de coton d'un sirop de sucre concentré et chaud.

Emploi : à sucer comme un bonbon en gourmandise pour accompagner un thé par exemple, ou pour sucrer une boisson chaude.

- Le sucre moulé en morceaux : cristaux de sucre blanc ou roux encore chauds et humides, provenant des turbines, compressés automatiquement dans des moules et agglomérés entre eux par séchage. Ce sont les dés n°3 et n°4 que vous trouverez dans le commerce.

Emploi : pour sucrer les boissons chaudes. 4 à 5 morceaux avec un peu d'eau fabrique un très bon caramel.

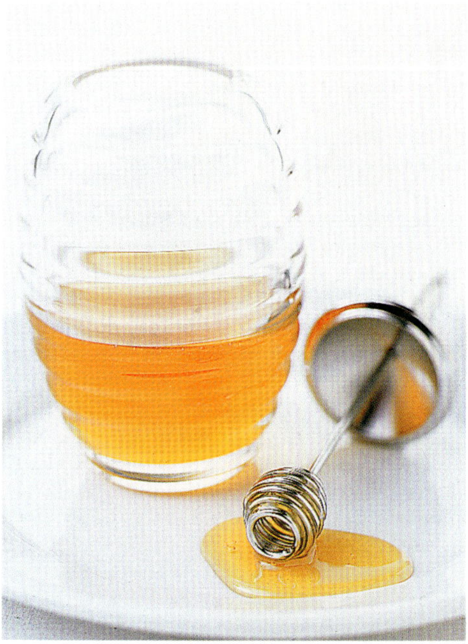

- **Le sucre en cubes** : il se présente en cubes de formes irrégulières obtenus après moulage en lingots du sucre cristallisé blanc ou roux puis cassage.
Emploi : pour sucrer les boissons chaudes. Il présente l'inconvénient de fondre plus lentement que les sucres moulés en morceau.

- **Le sucre liquide** : solution de sucre de betterave ou de canne, incolore ou ambrée.
Emploi : pour la confection de certaines préparations.
Le sucre et les produits sucrés doivent représenter 10 à 15 % de la ration énergétique quotidienne, soit environ 10 sucres par jour.

Calculez votre consommation quotidienne grâce aux équivalences.

1 sucre	1 bonbon, 2 petits-beurre
2 sucres	1 cuillère à café de confiture ou 4 carrés de chocolat
3 sucres	2 boules de glace
4 sucres	1 part de flan ou 100 g de crème anglaise
5 sucres	1 croissant, 1 pain au chocolat
6 sucres	1 poire Belle-Hélène
7 sucres	1 Mars ou une mousse au chocolat

LES EAUX

Les eaux destinées à la consommation ne sont pas toutes identiques.

• **L'eau du robinet (ou eaux de distribution)** : sa potabilité est associée au respect de 63 paramètres retenus par le Conseil supérieur d'hygiène publique. Elle subit une série de traitements (la teneur réglementaire en nitrates doit être égale ou inférieure à 50 mg/l). La fréquence des prélèvements est fixée par arrêté préfectoral en fonction de la nature des eaux, des types de traitement et de l'importance de la population servie. Enfin, sachez que la loi sur l'eau du 3 janvier 1992 exige que les résultats des analyses de l'eau du réseau public soient affichés en mairie.

• **L'eau de table ou "eau rendue potable par traitement"** : elle est traitée et désinfectée avant d'être mise en bouteille (après autorisation du préfet). Sa composition peut varier et peut ne pas être précisée.

• **L'eau de source** : eau d'origine souterraine, microbiologiquement saine et protégée contre les risques de pollution, elle est mise en bouteilles à la source directement, sans subir aucun traitement préalable ni adjonction autres que ceux autorisés (comme la séparation des éléments comme le fer ou le soufre ou bien l'incorporation de gaz carbonique...).
La mise en bouteilles se fait sur autorisation préfectorale après avis du Conseil départemental d'hygiéne.
Enfin, à la différence d'une eau minérale, elle n'est pas dans l'obligation d'avoir une composition minérale constante et caractéristique, ni de la préciser sur l'étiquette; et surtout la législation européenne lui interdit de faire référence à d'éventuelles qualités thérapeutiques .

• **L'eau minérale naturelle** a obtenu un statut légal en 1605 avec un édit du roi Henri IV. D'après la réglementation française, elle doit être de nature à apporter à l'organisme des propriétés favorables à la santé; sa nature étant caractérisée par une pureté originelle et par une composition constante.
La mise en bouteilles se fait sur autorisation du ministère de la Santé, sur avis également du Laboratoire national de la santé.

Les Français consomment 80 % d'eaux plates et 20 % d'eaux gazeuses.

Savoir déchiffrer une étiquette

L'étiquetage des bouteilles d'eau minérale, sous le contrôle de la législation européenne, est strictement réglementé.
Il est formellement interdit de mentionner qu'une eau aurait la propriété de prévenir, traiter ou de guérir quelconque affection.
En revanche, il est obligatoire de citer le nom de la source de production ou des différentes sources d'origine ainsi que le lieu d'exploitation, la minéralisation totale (appelé "extrait sec") et le pH qui permet de savoir si une eau est acide ou basique.
La contenance, la raison sociale et l'adresse de l'exploitant sont également obligatoires ainsi que la date limite d'utilisation et les conditions de conservation.
Doit aussi figurer une mention sur sa composition, soit en marquant "composition conforme aux résultats de l'analyse officiellement reconnue" avec sa date, soit en énumérant les éléments caractéristiques déterminés par une analyse officiellement reconnue.

L'eau dans les aliments : plus un aliment est gras, moins il contient d'eau

95 % d'eau	dans la salade verte
91 % d'eau	dans une tomate
89 % d'eau	dans une carotte
75 % d'eau	dans la viande
75 % d'eau	dans le poisson et les coquillages
35 % d'eau	dans le pain
0 % d'eau	dans le sucre
0 % d'eau	dans l'huile

Classification des eaux minérales
Très faiblement minéralisée : teneur en sels minéraux inférieure ou égale à 50 mg/l.
Oligo-minérale ou faiblement minéralisée : inférieure ou égale à 500 mg/l.
Riche en sels minéraux : supérieure à 1500 mg/l.
Bicarbonatée : teneur en bicarbonates supérieure à 600 mg/l.
Sulfatée : teneur en sulfates supérieure à 200 mg/l.
Fluorée : teneur en fluor supérieure à 1 mg/l.
Calcique : teneur en calcium supérieure à 150 mg/l.
Chlorurée : teneur en chlorures supérieure à 200 mg/l.
Sodique : teneur en sodium supérieure à 200 mg/l.
Magnésienne : teneur en magnésium supérieure à 50 mg/l.
Ferrugineuse : teneur en fer bivalent supérieure à 1 mg/l.
Acidulée : teneur en gaz carbonique libre supérieure à 250 mg/l.
Convient pour un régime pauvre en sel : teneur en sodium inférieure à 20 mg/l.
Convient pour les nourrissons : non effervescente, teneur en nitrates inférieure ou égale à 15 mg/l et en nitrites inférieure ou égale à 0,05 mg/l.

CONDITIONNEMENT ET CONSERVATION

Actuellement l'approvisionnement des populations nécessite la mise en place d'une chaîne de distribution à grande échelle. De ce fait, il y a obligation, entre le producteur et le consommateur de stocker les aliments frais, en particulier des légumes et fruits. Or, le stockage entraîne la perte de vitamines de façon significative dès les premières heures.
D'autres traitements industriels de conservation comme la congélation, la déshydratation, l'ionisation entraînent également des pertes, celles-ci étant surtout la conséquence de la préparation des aliments avant le procédé lui-même : lavage des aliments, cuisson…
Ces procédés à grande échelle ne donnent aucun droit à l'erreur. Une fois commise, celle-ci peut être à l'origine d'intoxications à grande échelle : cas des farines animales, d'une eau de source en 1999, de l'affaire Perrier/Benzène en 1990....

Le blanchiment
Une étape préalable aux traitements de conservation : appertisation, surgélation, séchage. Il est appliqué à des légumes très frais et a pour effet d'inactiver les enzymes responsables des altérations des qualités nutritionnelles et organoleptiques (couleur, saveur, arôme).
La méthode la plus ancienne est une immersion du produit dans l'eau à 85-100 °C pendant quelques minutes.
L'opération de blanchiment dilue un peu les minéraux et entraîne des pertes plus ou moins importantes de vitamines hydrosolubles (les mêmes pertes qui résultent du stockage et du transport d'un produit frais).

Les traitements pour la conservation du lait
Les différents traitements du lait (stérilisation, pasteurisation, upérisation) provoquent une destruction partielle des vitamines. L'upérisation ou stérilisation Ultra-haute-température (UHT) est préférable à la stérilisation classique pour leur conservation.
En effet, les vitamines du lait supportent mieux les températures élevées pendant un temps court (UHT : 145 °C pendant quelques secondes) que les températures plus basses pendant un temps plus long (stérilisation à 115-118 °C pendant 15 à 20 minutes).

La lyophilisation
Une technique qui allie le froid (surgélation de l'aliment) et l'extraction de l'eau sous forme de vapeur par un chauffage sous vide. Le produit est

emballé pour être protégé de la vapeur d'eau et des chocs mécaniques. L'aliment ainsi déshydraté se conserve sous vide. Cette méthode concerne certains potages, champignons, cafés... Par exemple, la teneur en eau des légumes frais tombe de 90-95 % à 1 %.

La déshydratation

Elle consiste à retirer l'eau soit par dessiccation en courants d'air chaud pour des produits solides (purée en flocons, légumes ou fruits coupés...), soit par pulvérisation dans un courant d'air chaud pour les aliments liquides (lait en poudre...).

L'inconvénient est que la saveur est souvent dénaturée et les teneurs vitaminiques sont amoindries.

Cette méthode s'applique surtout à de petits produits ou découpés.

L'ionisation

Son but est d'assainir l'aliment et d'améliorer sa conservation. C'est par exemple, le meilleur moyen d'éviter la germination des pommes de terre ou de traiter les épices sans en diminuer leur goût spécifique. Ce traitement physique consiste à soumettre les denrées alimentaires à l'action de rayons gamma ou X ou bien de faisceaux d'électrons accélérés.

Des produits irradiés ! Rien de tel pour alarmer le consommateur. Pourtant, ne nous affolons pas ! Les moyens de contrôle du respect des bonnes pratiques industrielles et de la prévention des fraudes se sont développés. Pour déceler les abus, les laboratoires de services de la répression des fraudes se sont équipés de matériel de pointe afin de mieux contrôler les denrées traitées par irradiation.

Et, pour l'Organisation mondiale pour la santé (OMS), l'ionisation *"n'entraîne, dans les aliments, aucune modification nocive pour le consommateur"*. Encore faut-il employer des matières premières de bonne qualité, de les protéger par un emballage adéquat, de respecter les règles d'hygiène et de manipuler correctement les produits traités lors de leur distribution !

La liste des denrées alimentaires qui peuvent être irradiées (avec mention obligatoire sur l'étiquette), est strictement réglementée : ail, oignon, échalote, viande de volaille , gomme arabique, légumes déshydratés, flocons et germes de céréales, épices et aromates, fruits secs et légumes secs, farine de riz, cuisses de grenouilles, fraises, herbes aromatiques surgelés, blanc d'œuf liquide, crevettes, caséines, fruits secs, camembert au lait cru.

L'appertisation

En 1795, un Français, Nicolas Appert, découvre un procédé révolutionnaire de conservation des aliments. Procédé qui, maintenant, porte son nom : appertisation.

Il s'agit d'une conservation de longue durée des aliments, obtenue par un procédé associant un traitement thermique (pour détruire ou inhiber totalement les micro-organismes, toxines ou enzymes) et un emballage étanche (pour préserver les denrées de toute contamination ultérieure). La conservation moyenne (à température ambiante) est de 3 ans.

Fruits, légumes, potages, pâtés, poissons, sauces, plats cuisinés, crèmes dessert, purées de fruits, confitures, compotes, petits pots pour bébés, produits de régime... Le choix d'aliments courants en version appertisée ne manque pas.

Attention, une semi-conserve n'est pas une conserve appertisée. C'est un produit périssable qui n'a subi qu'une pasteurisation. Gardez-la toujours au froid et ne dépassez pas la date limite de consommation.

Nous consommons en moyenne 50 kg de conserves appertisées par personne et par an. Une belle pyramide de boîtes, mais aussi de bocaux, de barquettes, de briques et de briquettes qui contiennent l'immense variété des produits appertisés !

Les nutritionnistes constatent une bonne stabilité des vitamines liposolubles (A, D et E) mais une perte d'environ 30 % pour la vitamine C et de 20 à 40 % pour la vitamine B1.

L'appertisation conserverait aussi bien les nutriments contenus dans les aliments qu'une cuisson bien menée.

La teneur en protéines, lipides, glucides et fibres est peu modifiée. La digestibilité des protéines et de certains glucides serait même améliorée.

92 % des Français achètent des légumes appertisés
81 % achètent du thon appertisé
55 % achètent des plats cuisinés appertisés
38 % achètent des raviolis appertisés.

La pasteurisation

Procédé de conservation de denrées alimentaires comme les boissons fermentescibles (lait, bière...) par échauffement sans ébullition (80°C environ), suivi d'un refroidissement brusque.

La pasteurisation ne modifie que très peu la composition nutritionnelle et la saveur du produit. Contrairement à la stérilisation, elle n'assure pas la destruction totale de tous les micro-organismes, la durée de conservation est donc relativement courte (7 jours par exemple pour le lait après son conditionnement).
Les produits pasteurisés doivent être placés au froid et consommés très rapidement.

La stérilisation

Cette méthode de conservation des aliments permet de détruire les micro-organismes et les spores (éléments reproducteurs de certains végétaux). La stérilisation fait appel à la chaleur ou à l'irradiation (ionisation).
Que les produits aient été traités par stérilisation classique ou par la stérilisation haute température, ils se conservent plus longtemps. Ils doivent être consommés rapidement dès qu'ils ont été entamés.
La stérilisation, notamment la stérilisation Ultra-haute-température (UHT) préserve les qualités nutritionnelles du lait par exemple.

BIEN CONSERVER LE FRAIS AU FRAIS

- Un produit réfrigéré : se conserve au-dessus de 0°C, généralement entre 2 et 8°C. Les aliments doivent étre consommés rapidement, car ils sont fragiles.
- Un produit congelé (effectué à - 25 à - 35°C) : se conserve assez longtemps à -18°C. Encore faut-il que la chaîne du froid (entreposage, transport et mise en vente) n'ait pas été rompue !
- Un produit surgelé (traitement rapide à -35/ -40 °C avant d'amener le cœur de l'aliment à -18 °C) : le stocker à - 18 °C.

Conseils

N'achetez jamais des produits couverts de gros glaçons, témoins d'une rupture de la chaîne du froid.
Ne jamais recongeler un aliment décongelé.
En-dehors des aliments du commerce déjà préemballés, rangez tous les autres aliments dans des sacs prévus à cet effet, après les avoir hermétiquement fermés. Ne congelez pas dans des sacs ayant déjà servis. Congelez toujours des aliments de première fraîcheur.

93 % des ménages français achètent des surgelés, 19 fois par an en moyenne (SECODIP).

Règles d'achat des produits frais, congelés ou surgelés

1 Vérifiez la température de la vitrine : elle ne doit pas être inférieure à - 18°C.
2 Les paquets ne doivent pas avoir été ouverts ni déchirés.
3 Vérifiez la date limite de consommation.
4 Utilisez une glacière ou un sac isotherme pour ramener vos produits chez vous.

Comptez les étoiles de votre congélateur

*	-6°C	conservation : 7 jours
**	-12°C	conservation : 2 semaines
***	-18°C	conservation : plusieurs mois
****	-18 à - 30°C	congélation : plusieurs mois

Le plus courant (3 étoiles) permet de conserver les aliments déjà congelés pendant la durée – normale – de leur existence selon leur nature.
Mais attention, seul un congélateur 4 étoiles permet de congeler soi-même des aliments frais et vos préparations maison.

Comment ranger vos aliments dans votre réfrigérateur ?

- Congélateur : surgelés, glaces et sorbets.
- Zone froide pour stocker : viande hachée, abats, charcuteries, préparation à base d'œufs et de lait, pâtisseries à la crème, viandes cuites, poissons cuits, conserves ouvertes et transvasées dans un récipient fermé, yaourts, pâtés, rillettes, etc.
Attention, la zone la plus froide ne se situe pas toujours au même endroit selon les appareils : lisez bien le mode d'emploi.
- Deuxième compartiment à partir du haut : légumes cuits en récipient fermé, fruits cuits, potages en récipient étanche, sauces, entremets en récipient couvert, pâtisserie fraîche…
- Bac en bas du réfrigérateur : stockage des fromages (ou dans une boîte hermétique à l'étage au-dessus) ainsi que les fruits et légumes. Consommez ces derniers très vite, car ils perdent chaque jour un peu plus de leurs micro-nutriments.
- Compartiments sur le côté : œufs, bouteilles diverses, beurre…
- Ne conservez pas les restes de soupe, légumes, desserts lactés…
- Une fois épluchés, tranchés, râpés, les fruits et légumes perdent de leurs vitamines. Consommez-les rapidement.
- Gardez à l'abri de la lumière et de la chaleur les huiles, eaux minérales et vins.

- Ne consommez pas le contenu d'une boîte bombée de conserve (quand l'un des deux fonds ou même les deux ont prix une forme convexe et ne peuvent reprendre leur position normale sous la pression des doigts) ou floche (si un seul des deux fonds est connexe et reprend facilement sa position sous la pression des doigts).
- Une fois ouvert, le contenu d'une conserve doit être transvasé dans un récipient et mis au réfrigérateur. Il doit être consommé dans les 48 heures, sinon risque d'intoxication !

Quelques principes d'hygiène

- Retirer les emballages du commerce (carton autour des yaourts...).
- Ne jamais réutiliser les boîtes dans lesquelles vous conservez les aliments sans les avoir lavés.
- Nettoyer régulièrement votre réfrigérateur avec de l'eau de Javel diluée ou du Puryfitoux (en boutique de diététique).

Comment conserver les légumes ?

Dans le bac de votre réfrigérateur ou dans une cave si vous en avez une, car ils n'aiment ni la chaleur ni la lumière .

Ne les lavez pas avant de les stocker, car une bonne partie de leurs qualités nutritionnelles partent sous l'eau du robinet.

Ne coupez pas la partie verte des poireaux ou les fanes de carottes, ils se conserveront plus longtemps !

Pourquoi conserver les pommes de terre dans un local frais et aéré ?

Les températures élevées favorisent l'apparition de germes.

Les températures trop basses donnent un goût sucré aux tubercules.

Dès 0°C, les pommes de terre gèlent.

Ne consommez pas de pommes de terre vertes ou germées

La pomme de terre produit différents alcaloïdes (substances azotées d'origine végétale) dont deux sont toxiques : la solanine et la chacocine. Ne jamais consommer les germes (ils en contiennent 100 fois plus que la chair) et n'abusez pas de la peau. Stockez-les au sec et à l'obscurité (sinon elles verdissent et prennent un goût amer). Rejetez toute pomme de terre un peu verte.

Comment conserver les viandes ?

L'idéal est de les conserver dans une boîte hermétique, en bas de votre réfrigérateur.

Ne pas les garder plus de 3 à 4 jours, 48 heures pour les steaks hachés.

INFLUENCE DU MODE DE CUISSON

De l'achat d'un produit auquel on attache de plus en plus d'importance à sa consommation, il existe une étape loin d'être négligeable : la cuisson. Ses différents modes influencent la valeur nutritive finale des aliments.

- **À l'étouffée** : l'aliment cuit lentement avec très peu d'eau dans un récipient fermé. Cette cuisson, relativement longue, préserve une grande partie des nutriments.
- **À l'autocuiseur** : perd une partie des vitamines et minéraux à cause de la température trop élevée.
- **Cuisson braisée** : l'aliment est saisi dans la matière grasse avant d'être cuit à l'étouffée.
- **Grill** : une croûte se forme à l'intérieur de laquelle les principes nutritifs et la saveur sont emprisonnés.
- **Cuisson en papillote** : séquestre les odeurs et conserve aussi bien le goût que les qualités nutritionnelles.
- **Cuisson à la vapeur** : respecte mieux les minéraux et les vitamines (la perte n'est que de 10 à 20 %).

Les viandes rôties, cuites au four ou à la vapeur, poêlées ou grillées ont une déperdition en nutriments inférieure à celle des viandes braisées ou cuites à l'étouffée (sauf avec le jus de cuisson). Une viande, rôtie ou grillée, perd un quart de son eau et de ses vitamines. Ce type de cuisson dégraisse surtout en surface mais peu en profondeur. L'excès de cuisson de contact dénature ces graisses et libère un jus foncé riche en substances indigestes qu'il ne faut pas saucer. Si vous désirez garder le jus (riche en vitamine B) pour une sauce ou un bouillon, pensez à le dégraisser.

Cuisson à la vapeur

Les avantages sont multiples : qualités nutritionnelles et saveur bien conservées, gain de temps considérable (les betteraves cuisent, par exemple, en 1 heure au lieu de 3 heures au four). Cette méthode rapide, où l'aliment est placé au-dessus d'eau bouillante, permet de cuire plusieurs aliments à la fois. On place les plus fragiles dans le récipient (ou panier) à trous du haut et ceux qui "dégorgent" le plus de substances indésirées (eau de légumes, jus de poisson, graisses de viande ou de volaille) dans le dernier, le plus près de l'eau.

Vérifiez que l'eau ne touche pas le fond du récipient percé. Ménagez un espace suffisant entre la surface de l'eau et les aliments afin que la vapeur puisse se dégager en quantité suffisante.

Enfin, protégez les produits fragiles ou nécessitant l'ajout de beurre fondu, crème... (risquant de couler à travers les trous) par une papillote d'origine végétale (feuille de chou, de laitue).

Comment cuire les légumes ?

La cuisson des légumes modifie leur valeur nutritionnelle. Les cuire à l'eau les rend plus digestes, en attendrissant les fibres (surtout celles du céleri, des petits pois). Mais elle fait migrer dans le bouillon les sels minéraux, ainsi que les vitamines hydrosolubles (B1, C, carotène) dans une proportion qui va de 35 à 80 % si le légume cuit longtemps dans beaucoup d'eau.

Conseil

Cuisez les légumes entiers ou en gros morceaux (plus ils sont coupés fins, plus les pertes sont importantes). Mettez un fond d'eau dans votre casserole munie d'un couvercle, retirez-les quand ils sont encore croquants et servez-les immédiatement.

Autre truc

Epluchées et cuites à l'eau, les pommes de terre perdent de 30 à 40 % de vitamines à la cuisson. Elles en perdront moins de 10 % si vous les faites cuire avec la peau.

Pour ceux qui tiennent aux matières grasses : faites revenir les légumes dans une poêle avec une pointe de beurre ou d'huile, à feu doux, durant quelques minutes. Arrêtez et réchauffez lorsque vous passerez à table.

Cuisson : un temps pour tout

Il est parfois difficile d'évaluer précisément le temps de cuisson d'une viande ou d'un poisson. Pour y parvenir, piquez la pointe d'un thermomètre au cœur de l'aliment, dans sa partie la plus épaisse, loin de la graisse et des os. Pour une volaille, utilisez une sonde. Insérez cette dernière dans la partie grasse de l'intérieur de la cuisse. Si elle indique une température entre 80 et 85° C, c'est qu'elle est cuite. Si vous n'avez pas de sonde, piquez avec une fourchette dans la même partie. Vous devez obtenir un jus clair et l'articulation doit se détacher facilement.

Du bon usage du barbecue

Avec le retour des beaux jours, les barbecues recommencent à fonctionner. Ils ne sont pas dangereux si certaines précautions sont prises. Il suffit de contrôler la cuisson pour éviter de carboniser la viande. Ainsi, les flammes du barbecue ne doivent pas entrer en contact direct avec les aliments. Si cela se produit, ne mangez pas les morceaux brûlés. Une fois cette précaution prise, laissez-vous séduire par ces grillades savoureuses et leurs accompagnements sans matière grasse !

LABELS ET ÉTIQUETTES

Labels, appellations, médailles et autres logos fleurissent sur les étiquettes et les emballages des produits alimentaires. Ils dopent les ventes de 20 %.

Pour savoir à quel label se fier, sachez reconnaître les signes officiels, reconnus comme gages de qualité, des mentions plus ou moins farfelues, insistant souvent sur le goût et non pas sur la qualité.

Les labels officiels

- Le label AB pour les produits biologiques

Il garantit au consommateur que le produit est composé, pour plus de 95 %, d'ingrédients issus du mode de production biologique (sans pesticides, herbicides, insecticides...). Le nom de l'organisme certificateur (Ecocert, Qualité France ou Ascert) doit être obligatoirement mentionné, ainsi que pour les produits bio à plus de 70 %. Ces derniers ont le droit à la mention "X % *des ingrédients d'origine agricole ont été obtenus selon les règles de la production biologique*".

• Le label Rouge : le plus de la qualité

Crée en 1960, c'est le seul signe officiel qui a pour but de garantir une qualité supérieure à la moyenne. Cette qualité "gustative" est le résultat d'exigences sévères et contrôlées à tous les stades de production, d'élaboration et de commercialisation du produit.

420 labels Rouges (1 seul a été retiré depuis l'origine) sont estampillés surtout sur les volailles, mais aussi sur les charcuteries, viandes, fromages, produits de la mer...

Depuis 1994, la Commission nationale des labels et certifications (une vingtaine de membres) s'assure de la rigueur des cahiers des charges et vérifie l'indépendance et le sérieux des organismes de contrôle.

• L'Appellation d'origine contrôlée

L'AOC a été officialisée en 1935 dans le domaine des vins et des eaux-de-vie. Dans les années 60, ce fut au tour des produits laitiers. Depuis 1990, tous les produits agricoles et alimentaires bruts ou transformés peuvent en bénéficier. Chaque AOC est définie par un décret qui détermine l'aire géographique et les conditions de production. AOC identifie un produit typique et spécifique lié à l'origine. Elle garantit un savoir-faire, l'originalité d'un produit, l'expression d'un terroir.

Quelques exemples d'AOC : le crottin de Chavignol, le beurre des Charentes, les olives noires de Nyons, la crème d'Isigny, le Monbazillac, etc. Attention, vérifiez les étiquettes. Le camembert de Normandie, par exemple, bénéficie d'une AOC. Ce n'est pas le cas de ceux ayant la mention "camembert fabriqué en Normandie".

• La certification de conformité

Mis en place en 1990, c'est l'un des plus jeunes signes officiels de qualité. Il permet *"d'attester la conformité d'un produit à un certain nombre de caractéristiques préalablement fixées dans un cahier des charges"*. C'est la garantie d'une qualité régulière et distincte d'un produit. Exemples : le jambon cuit supérieur sans polyphosphate, certaines salades prêtes à l'emploi...

• La dénomination Montagne

Elle garantit que l'article provient d'une aire géographique située au-dessus de 800 m, et/ou qu'il a été produit dans le respect des techniques de fabrication spécifiques aux régions de montagne.

Les autres labels et médailles

• Les Saveurs de l'année : un label crée en 1999. 530 candidats pour un peu plus de 100 gagnants l'an dernier se sont vu récompensés pour différents produits (terrine de poisson, biscuit chocolaté, boisson, fromages, plats cuisinés).

Des tests "à l'aveugle" sont effectués sur les produits alimentaires par un panel de consommateurs jugeant le goût des produits, mais en aucun cas leur qualité. Ils notent leurs résultats sur une échelle de 1 à 10 (d'immangeable à excellent). Mais le goût n'est pas synonyme de qualité ! Soyez donc vigilant.

• Les médaillés du Salon de l'agriculture (qui a lieu chaque année fin février/début mars à Paris) : sous l'égide du ministère de l'Agriculture, le Concours général agricole annuel a pour objectif de distinguer les meilleurs produits du terroir. Tous les produits sont testés à l'aveugle (c'est encore le goût qu'on juge, et non pas la qualité des produits !). Avant le choix définitif, les services vétérinaires et ceux des fraudes présélectionnent les produits qui sont, chaque année, en compétition lors du Salon de l'agriculture. Les couronnés (3200 médailles en 1999, soit 1/4 des candidats sélectionnés) peuvent arborer leur médaille pendant 3 ans maximum.

• Attention aussi à certains produits 100 % terroir ou "fermier", cela ne veut rien dire. Par exemple, certains poulets ou porcs se disent "fermier" mais ils sont élevés dans des conditions d'élevage qui sont loin d'être celles de la ferme traditionnelle !

Questions d'étiquette

L'étiquette est à la fois une fiche d'identité et un certificat de qualité (ce qui n'est malheureusement pas toujours le cas).

Vous devez trouver sur chaque aliment au minimum :

- **la dénomination de vente du produit**, bref son nom (exemple: ananas au sirop léger, thon au naturel, petits pois extra-fins à l'étuvée)

- **le mode d'emploi** (exemple : chauffer dans le jus) et les précautions d'emploi.
- **la liste des ingrédients** (tous ne sont pas mentionnés !) avec parfois leur pourcentage (pas obligatoire).
- **la date limite de consommation** ("à consommer avant...") ou d'utilisation optimale ("à consommer de préférence avant...").
- **les conditions particulières de stockage** (exemple : l'eau minérale doit être stockée à l'abri du soleil, dans un endroit propre, sec et tempéré).
- **la quantité nette.**
- **le poids** (exemple des petits pois : poids net total, 400 g; poids net égoutté, 280 g)
- **l'indication du lot de fabrication** (en clair ou en code)
- **le nom et l'adresse du fabriquant**, du conditionneur ou du distributeur.
- **le lieu d'origine** ou de provenance
- et de plus en plus **le code barre** (une succession de traits et de chiffres) permettant l'identification rapide du produit par lecture optique pour le distributeur.

À consommer avant le...
À consommer de préférence avant le...

La date limite de consommation (DLC) s'applique aux denrées s'altérant rapidement (laitages, viandes hachées, jambon tranché, etc.). Vérifiez toujours les dates, car un aliment périmé peut devenir dangereux pour la santé.
La date limite d'utilisation optimale (DLUO) conserve généralement des produits qui se conservent longtemps (conserves, épicerie sèche, boissons, etc.). Elle garantit que le goût et la saveur de l'aliment ne risquent pas d'avoir été altérés.
Certains produits ne sont pas soumis à une réglementation stricte – comme les huîtres –, leur étiquetage doit seulement indiquer la date d'expédition.

L'intérêt du consommateur est bien sûr de choisir les produits indiquant les dates les plus lointaines, ceux-ci étant souvent cachés à l'arrière des rayons des magasins et grandes surfaces. Ne prenez pas les premiers produits que vous voyez et surtout vérifiez impérativement les dates.

Quelques exemples de délais

beurre	2 mois
lait frais pasteurisé	1 semaine fermé, 2 à 3 jours ouvert
lait UHT	3 mois fermé, 3 à 4 jours ouvert
œuf	3 semaines à 1 mois ou 7 jours pour être "extra-frais"
yaourts	3 semaines
semi-conserves	6 mois
conserves	2 à 3 ans

Date limite d'utilisation optimale des produits surgelés

Fruits et jus de fruits	24 à 36 mois
Légumes	24 à 30 mois
Herbes aromatiques	12 à 24 mois
Viandes et produits carnés	12 (steaks hachés) à 24 mois
Produits de la mer	8 à 24 mois
Produits de boulangerie	12 à 24 mois
Pâtisseries, viennoiseries	12 à 24 mois

LE BIO

L'utilisation abusive d'engrais, de pesticides et d'herbicides tend à dénaturer les aliments en leur ôtant un certain nombre d'éléments capitaux (sels minéraux, oligo-éléments...) et en les polluant par l'ajout de molécules étrangères ou par le changement chimique de ces aliments.

Tous ces produits sont utilisés, parfois de façon abusive, dans notre système d'agriculture intensive dans le but d'augmenter les rendements et surtout d'améliorer l'esthétique des aliments. Certains produits servent à faire rougir les fruits, d'autres à retarder leur maturation, donc à préserver leur conservation ou mieux améliorer la fructification des plants (ananas)...

Dans le cas du bétail, nous sommes de plus en plus alertés sur la présence de farines animales pour l'alimentation bovine – et cause de l'encéphalopathie spongiforme bovine –, des antibiotiques régulièrement employés pour augmenter le poids du bétail et éviter les épidémies – et créer l'apparition de souches de salmonelles résistantes qui pourraient se transmettre à l'homme –, des hormones stéroïdes et stimulateurs de croissance pour augmenter le volume musculaire des animaux encore autorisés dans certains pays.

Les industries métallurgiques et chimiques produisent des composés polluants dont le plus connu est la Dioxine qui, transportée dans l'atmosphère, peut se retrouver dans les sols et eaux où elle se concentre pour finir en fin de chaîne alimentaire dans notre organisme; tout comme les métaux lourds, issus de la pollution automobile, que nous ingérons quotidiennement, certes pas en dose mortelle mais de façon régulière.

D'où l'intérêt du bio !

Opportunité commerciale pour les uns, choix éthique pour les autres, l'alimentation biologique a le vent en poupe. Bénéfiques pour l'environnement, les produits biologiques le sont aussi pour la santé. Comment reconnaître et choisir les vrais aliments bio ? Un tour d'horizon est nécessaire pour se retrouver dans la valse des étiquettes.

Le marché français des aliments bio progresse de 20 à 25 % par an.

La distribution initialement assurée par la vente directe (marché) et les magasins spécialisés est en profonde évolution. En effet, dans le secteur de la distribution, on a vu apparaître, depuis quelques années, de nouveaux types de magasins bio d'une surface de 200 à 500 m^2. Quant aux grandes et moyennes surfaces, toutes les enseignes se sont aujourd'hui mises à l'heure du "bio" !

Dans le contexte actuel d'excès en tout genre (rivières et nappes phréatiques polluées par les nitrates, problèmes de la "vache folle" ou du poulet aux hormones des années 70...), l'agriculture bio est aujourd'hui très courtisée. Mais il est encore difficile de convaincre les exploitants agricoles d'abandonner les techniques de production intensive pour rejoindre la "poignée" d'agriculteurs (4000 actuellement) conquis par le bio. Après la guerre, le mot d'ordre était de produire plus; aujourd'hui, c'est de produire mieux.

Savoir reconnaître un produit bio

Un produit est dit "naturel" s'il se trouve tel quel dans la nature comme, par exemple, une eau minérale ou du sel marin non raffiné.

Le terme "diététique" met en avant la valeur nutritionnelle des aliments (sans sel, sans gluten, sans sucre, riche en vitamines...). Cela peut être

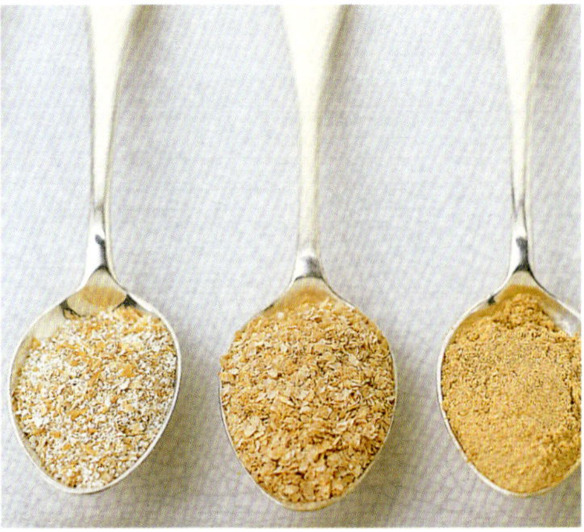

aussi un produit fournissant peu de calories ou pauvre en graisses, pour faciliter un régime.

Un produit biologique, quant à lui, est issu de l'agriculture biologique, c'est-à-dire d'un mode de culture sans pesticides ou herbicides de synthèse, ni engrais chimiques.

Après les fruits, les légumes et les céréales, la bio a fait progressivement son apparition dans les desserts, les fromages, les petits déjeuners instantanés, les huiles, les vins et même dans les aliments pour bébés ou pour chiens et chats.

Au sein de l'Union européenne, la réglementation communautaire s'applique aux produits agricoles végétaux non transformés tels que les céréales, légumes, fruits. Elle concerne aussi les produits composés d'un ou plusieurs ingrédients d'origine végétale comme le pain ou les biscuits.

Les produits animaux (viandes, produits laitiers, œufs ...) sont soumis à un cahier des charges de production. En France actuellement, 12 cahiers de charges ont été homologués.

Pour éviter les fraudes, trois organismes indépendants (Ecocert, Qualité France ou Ascert) se partagent les contrôles de qualité.

Ce sont les seuls habilités par le gouvernement à délivrer la certification "Agriculture Biologique" (AB). Agronomes et techniciens inspectent sur rendez-vous ou par surprise, une ou plusieurs fois par an, les parcelles, les aires de stockage ou l'origine des matières premières utilisées. A tous les stades de la production, des échantillons sont prélevés et analysés.

A vous d'être attentif; vous devez retrouver le logo de l'un de ces trois organismes certificateurs quel que soit le lieu de vente, y compris sur un marché en plein air.

En élevage, finies les bêtes entassées avalant n'importe quoi. La nourriture (à 95 % biologique) et les conditions de vie sont sévèrement réglementées. Les animaux doivent avoir de l'espace et l'accès aux pâturages. Pour les soigner, les éleveurs remplacent les antibiotiques par l'homéopathie et la phytothérapie. Côté cultivateurs, ils jonglent avec les engrais verts et la rotation des cultures. La nature est bien faite : chaque plante puise et restitue des éléments fertilisants tels que l'azote, l'acide phosphorique... Régulièrement, les terres sont bloquées pour planter légumineuses et crucifères qui apporte au sol des matières fertilisantes.

Par ailleurs, l'étiquetage et la publicité des produits issus de l'agriculture biologique sont soumis à des règles spécifiques très précises.

Les produits biologiques en 4 groupes

- Bio à plus de 95 % : la teneur en ingrédients d'origine agricole biologique est supérieure à 95 %.
- Bio à plus de 70 % : la teneur est au moins égale à 70 %. Ces produits ne peuvent utiliser la mention AB. Ils doivent employer la mention "X% des ingrédients d'origine agricole ont été obtenus selon les règles de la production biologique".
- Bio a moins de 70 % : dans ce cas, aucune indication se référant au mode de production biologique n'est autorisée.
- Bio en conversion : cette mention concerne les produits contrôlés dont les matières premières proviennent d'exploitations en conversion vers l'agriculture biologique depuis au moins un an avant la récolte.

Plantes transgéniques

Les OGM (organismes génétiquement modifiés) arrivent à grands pas dans nos assiettes, sans qu'il soit possible d'apprécier leur utilité réelle et leurs éventuels effets négatifs sur la santé et l'environnement. Quels sont les risques à long terme pour l'organisme ? Qu'en est-il du nouvel étiquetage ?

En juin 1998, 14 profanes (sélectionnés par l'IFOP) ont été amenés dans le cadre d'une Conférence de citoyens à débattre sur les OGM. Après avoir entendu chercheurs, agriculteurs, écologistes, associations de consommateurs et juristes, une partie du panel a souhaité un moratoire et demandé le retrait du maïs transgénique (capable de résister aux agressions de la pyrale, une chenille particulièrement coriace qui dévore tiges et épis) qui devait être récolté en automne 98 (sur 2000 hectares). Une autre partie du panel demandait une étude au cas par cas.

Un des problèmes du contrôle des OGM réside dans le coût des tests et, par conséquent, dans leur application. Les industries agro-alimentaires devraient examiner le risque potentiel comme cela se fait dans tout autre secteur industriel.

Une plante est dite transgénique lorsqu'on introduit dans son patrimoine héréditaire un gène déterminant l'apparition de nouvelles propriétés (introduction d'un insecticide dans le maïs pour le protéger de ses prédateurs, tolérance aux herbicides pour le soja et le colza, pourrissement retardé des melons ou des tomates; etc).

Le gène transféré peut provenir d'une bactérie ou d'une autre plante très différente de la plante traitée.

L'avenir des plantes transgéniques

La création de plantes transgéniques a pour objectif, entre autres, d'améliorer les conditions de culture et la qualité des aliments d'origine végétale. Comme, par exemple, d'augmenter la teneur en amidon, pour la pomme de terre (purée, frites absorbant moins d'huile de friture) ou la durée de conservation de fruits (melons) ou légumes (tomates, brocolis), etc.

En France, l'Institut national de recherche agronomique (INRA) développe des recherches pour tenter de réguler la production d'éthylène, substance qui participe à la maturation des fruits. L'introduction d'un gène influençant la formation d'éthylène pourrait permettre d'obtenir une maturation complète qui pourrait éventuellement être stoppée à un certain stade et reprise plus tard. La difficulté consistant à ne pas bloquer irrémédiablement le processus de maturation.

Étiquettes et OGM

Toutes les denrées contenant des OGM doivent porter la mention "produit à partir de X (soja ou maïs) génétiquement modifié".

Pour les plats composés, la mention devra être inscrite après le nom de l'ingrédient, dans la liste des produits. Malheureusement à moins d'1 % d'OGM, la mention n'est pas obligatoire sur les étiquettes.

RECETTES MINCEUR

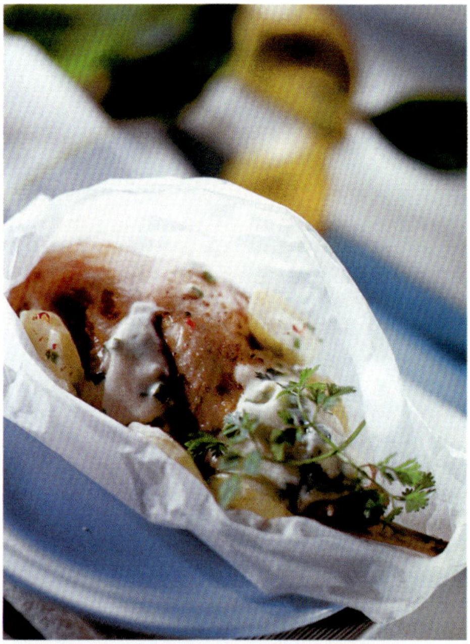

CUISSE DE LAPIN EN PAPILLOTE ET SA CRÈME CITRONNÉE AUX HERBES

Ingrédients (pour 4 personnes) :
4 cuisses de lapin, 1 jus de citron, 200 ml de crème fraîche épaisse avec 20 % ou 0 % de matières grasses, 4 pommes de terre moyennes à chair jaune, estragon, ciboulette, cerfeuil sel, poivre.
Préparation : 20 minutes
Cuisson : 25 minutes
Recette : Préchauffez votre four à 200 °C.
Blanchissez les pommes de terre quelques minutes à l'eau.
Epluchez-les et coupez-les en fines rondelles.
Préparez la sauce : dans un bol, mélangez la crème, le citron et les herbes. Salez et poivrez.
Préparez 6 grands carrés de papier sulfurisé et placez-y les cuisses de lapin et les rondelles de pommes de terre.
Répartissez la sauce dans les papillotes. Fermez bien hermétiquement les papillotes.
Mettez à cuire une vingtaine de minutes, puis ouvrez les papillotes et laissez dorer 5 minutes pour colorer la viande.

SALADE D'ENDIVES À LA MANGUE

Ingrédients (pour 4 personnes) :
6 endives, 1 mangue, 2 pommes , 150 g de mimolette, 1 pamplemousse (ou une petite part de pastèque suivant la période), 1 cuillerée à café de cumin, 2 cuillerées à soupe de vinaigre de Xérès, 6 cuillerées à soupe d'huile d'olive, un brin de ciboulette, sel, poivre.
Préparation : 15 minutes.
Recette : Coupez les endives en lanières. Épluchez les pommes, le pamplemousse et la mangue en quartier ou en dés. Coupez la mimolette en cubes.
Dans un saladier, verser les endives, les pommes, la mangue et le pamplemousse, la mimolette et le cumin.
Dans un bol, préparez la vinaigrette en mélangeant le vinaigre et l'huile. Salez, poivrez et versez sur la salade. Mélangez. Décorez de quelques feuilles d'endives entières.

CRÈME DE POTIMARRON

Ingrédients (pour 4 personnes) :
500 g de potimarron, 1 oignon, 1 litre de lait, sel et poivre, 2 à 3 brins de persil.
Préparation : 10 minutes
Cuisson : 15 à 20 minutes
Recette : pelez le potimarron et coupez-le en dés. Epluchez l'oignon et hachez-le finement. Mettez le potimarron coupé en dés et l'oignon haché dans une cocotte avec le lait et portez sur feu doux à couvert. Laissez cuire une quinzaine de minutes.
Mixez tous les aliments ensemble et remettez sur le feu. Remuez et ajoutez sel et poivre.
Lavez, essorez puis passez à la moulinette les brins de persil. Les verser sur la soupe avant de servir.
L'avis du Dr de Goursac, nutritionniste : *"Très riche en bétacarotène, cette soupe suffit à couvrir les besoins recommandés en cette vitamine. Avec un laitage et du pain complet, vous aurez un dîner léger, sain et parfaitement équilibré."* (220 Kcal/personne)

RADIS AUX FINES HERBES

Ingrédients (pour 4 personnes) :
une grosse botte de radis, 600 g de fromage blanc à 0 % de matières grasses, ciboulette, estragon, sel et poivre (environ 25 Kcal par personne).

Préparation : 5 minutes

Recette : Lavez et équeutez les radis puis coupez-les en rondelles dans un saladier.

Ajoutez le fromage blanc, les herbes finement coupées, le sel et le poivre. Remuez longuement.

Servez frais.

FONDS D'ARTICHAUTS ET FRUITS DE MER

Ingrédients (pour 4 personnes) :
4 fonds d'artichauts, 400 g de fruits de mer divers, sel, poivre, 1 yaourt, ciboulette.

Préparation : 5 minutes

Recette : Installez les 4 fonds d'artichauts sur un plat.

Mettez dedans 100 g de fruits de mer.

Servez avec une sauce à base de yaourt et de ciboulette.

SALADE VERTE AUX FRUITS DE MER

Ingrédients (pour 4 personnes) :
1 salade verte (batavia ou laitue), 400 g de fruits de mer divers (moules, encornets...), 100 g de crevettes, sel, poivre, 1 citron, 2 cuillerées à soupe d'huile d'olive.

Préparation : 5 minutes

Recette : Epluchez et lavez la salade verte.

Mélangez-la avec les fruits de mer et les crevettes.

Arrosez d'un jus de citron.

Accompagnez-la d'une sauce vinaigrette faite avec de l'huile d'olive.

CONCOMBRE AU FROMAGE BLANC OU AU YAOURT

Ingrédients (pour 2 personnes) :
1 beau concombre, 3 cuillerées à soupe de fromage blanc 0 % ou 1 yaourt écrémé, 1 botte de petits oignons blancs, sel, poivre, quelques feuilles de menthe fraîche.

Préparation : 5 minutes

Recette : Épluchez le concombre, le couper en fines tranches dans une passoire, saupoudrer de gros sel de mer.

Laissez reposer 1 heure puis égouttez-le.

Ajoutez le fromage blanc ou le yaourt, les feuilles de menthe, les petits oignons coupés finement, le sel et le poivre.

Mélangez avec les morceaux de concombre égouttés.

Servez frais.

RÂBLE DE LAPIN AUX FIGUES ET AUX POMMES

Ingrédients (pour 4 personnes) :
4 demi-râbles de lapin, 12 figues fraîches, 2 pommes, 2 oignons, 40 g de beurre, 1 cuillerée à soupe de sucre en poudre, 1/2 cuillerée à café de cannelle en poudre, sel, poivre.

Préparation : 20 minutes

Cuisson : 1/2 heure à 3/4 heure environ

Recette : Pelez et émincez les oignons. Epluchez et coupez les pommes en quartiers.

Dans une cocotte, faites fondre le beurre et faites dorer les râbles sur toutes leurs faces.

Saupoudrez de sucre, ajoutez les oignons puis un demi-verre d'eau, salez et poivrez. Couvrez à moitié et laissez cuire 10 minutes sur feu moyen.

Lavez les figues et incisez-les en croix. Saupoudrez de cannelle les figues et les quartiers de pommes et posez-les dans la cocotte.

Fermez la cocotte et remettez à cuire 10 minutes à feu doux. Arrosez du jus de cuisson à mi-cuisson.

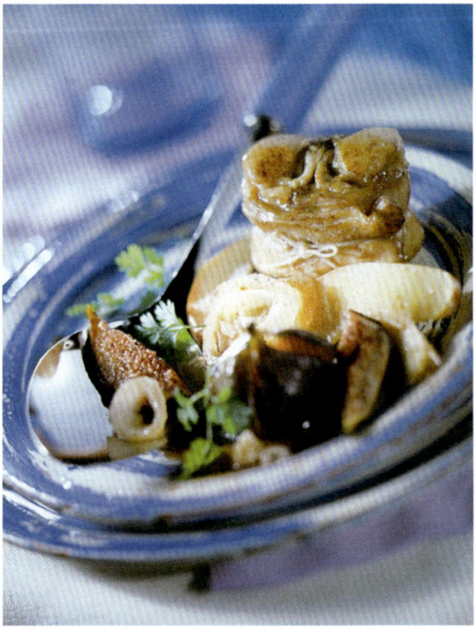

SAUMON EN PAPILLOTE

Ingrédients (pour 4 personnes) :
4 tranches de saumon, 1 tomate, 1 oignon, 1 filet de citron, sel et poivre.
Préparation : 5 minutes
Cuisson : 20-30 minutes
Recette : Mettez un poisson par papillote avec un petit morceau de tomate et un petit morceau d'oignon, un peu de sel et de poivre, sans oublier un jus de citron.
Passez au four bien chaud.

TABOULÉ D'ENDIVES

Ingrédients (pour 4 personnes) :
4 endives, 200 g de semoule de couscous, 150 g de pastèque, 2 citrons, 2 verres 1/2 d'eau tiède, 5 cuillerées à soupe d'huile d'olive, 3 cuillerées à soupe de raisins de Corinthe, 6 petits oignons blancs, 3 cuillerées à soupe de pois chiches, 2 cuillerées à soupe de menthe, sel, poivre ;
Préparation : 10 minutes + 2 heures au réfrigérateur
Recette : Versez la semoule dans un grand saladier. Ajoutez le jus des citrons et les verres d'eau tiède. Remuez.
Couvrez et mettez au réfrigérateur pendant 1 heure environ jusqu'à ce que la semoule soit bien gonflée.
Coupez les endives en lanières et la pastèque en cubes. Coupez finement les oignons blancs.
Ajoutez tous ces ingrédients à la semoule, ainsi que les pois chiches, les raisins de Corinthe, l'huile d'olive et la menthe. Salez et poivrez. Remuez. Décorez avec quelques feuilles d'endives entières.
Couvrez et mettez au réfrigérateur pendant 1 heure à nouveau en remuant régulièrement.
Servez frais.

TERRINE VERTE AU POULET

Ingrédients (pour 4 personnes) :
1,2 kg de petits pois frais, 4 courgettes, 2 échalotes, 1 bouquet de menthe, 250 g de blanc de poulet cuit, 2 litres de bouillon de volaille, 8 feuilles de gélatine, sel, poivre.
Préparation : 40 minutes
Cuisson : 20 minutes
Recette : Ecossez les petits pois, coupez les courgettes en rondelles et faites-les cuire à la vapeur 15 minutes. Pelez et hachez les échalotes.
Hachez les feuilles de menthe.
Faites tremper les feuilles de gélatine dans un peu d'eau tiède.
Faites chauffer le bouillon de volaille.
Ajoutez, hors du feu, les feuilles de gélatine égouttées. Versez un peu de gelée dans une terrine, faites prendre au réfrigérateur.
Coupez le poulet en morceaux. Disposez dans un moule à cake, une couche de courgettes et de petits pois, puis une autre couche de poulet.
Saupoudrez de menthe hachée et d'échalote. Salez et poivrez.
Recouvrez le tout avec le reste du bouillon. Mettez au réfrigérateur, au moins 3 heures.
Au moment de servir, démoulez et coupez en tranches. Servez avec du pain grillé et une mayonnaise allégée aux herbes.

FRICASSÉE DE PETITS LÉGUMES AUX BLANCS DE VOLAILLE

Ingrédients (pour 4 personnes) :
4 artichauts, 400 g de pois gourmands, 400 g de carottes primeur, 2 échalotes, 4 blancs de volaille, 1 tête d'ail, 6 cuillerées à soupe d'huile d'olive, 6 brins de cerfeuil, sel, poivre.
Préparation : 30 minutes
Cuisson : 30 minutes
Recette : Retirez les queues d'artichauts crus, puis les feuilles.
Faites-les tremper dans de l'eau citronnée pour éviter qu'ils ne noircissent. Faites-les cuire 6 minutes dans de l'eau bouillante salée.
Egouttez-les et coupez-les en morceaux.
Pelez et émincez les échalotes.
Nettoyez les carottes sous l'eau froide.
Equeutez les pois gourmands.
Pelez les gousses d'ail, en retirant le germe.
Faites pocher les gousses d'ail dans un peu d'eau froide. Dès que l'eau bout, égouttez l'ail et recommencez l'opération 5 fois. Réservez au chaud.
Dans une sauteuse à fond épais (ou mieux encore, en cuivre), faites chauffer 2 cuillerées à soupe d'huile d'olive, faites-y revenir les échalotes émincées.
Ajoutez les blancs de volaille et faites-les braiser pendant 5 minutes.
Ajoutez les carottes, les fonds d'artichauts, salez et poivrez.
Laissez cuire sur feu très doux pendant 15 minutes.
Ajoutez les pois gourmands et laissez cuire 5 minutes.
Ecrasez les gousses d'ail, salez et poivrez.
Puis, ajoutez l'huile d'olive petit à petit comme pour une mayonnaise.
Déposez sur un plat les blancs de volaille émincés et les légumes.
Versez un peu de crème d'ail.
Enfin, décorez avec quelques brins de cerfeuil.

MAQUEREAUX AU FOUR

Ingrédients (pour 4 personnes) :
4 maquereaux moyens, 2 tomates, 2 citrons, sel et poivre, 1/2 de litre de vin blanc.
Préparation : 5 minutes
Cuisson : 35 minutes
Recette : Installez les 4 maquereaux dans un plat qui va au four.
Ajoutez les deux tomates coupées en deux et les deux citrons coupés en rondelles.
Salez, poivrez. Versez le 1/2 litre de vin blanc.
Faites cuire au four durant 35 minutes.
L'avis du Dr de Goursac, nutritionniste : *"Ne vous inquiétez pas du vin blanc au four. Les degrés d'alcool s'évaporent avec la chaleur."*

CONCOMBRE MIMOSA

Ingrédients (pour 4 personnes) :
1 concombre, 1 citron, 2 œufs durs, 4 feuilles de menthe, 2 yaourts allégés, ail, poivre.
Préparation : 10 minutes
Recette : Coupez le concombre en dés.
Recouvrez-les des deux yaourts, du jus de citron, des feuilles de menthe hachée, d'ail, de poivre et décorez des deux œufs durs grossièrement hachés.

POMMES RÔTIES AUX FRUITS SECS

Ingrédients (pour 4 personnes) :
4 belles pommes (sauf des goldens), 2 cuillerées à soupe de poudre d'amandes, 3 à 4 cuillerées à soupe de miel liquide (d'acacia), 2 cuillerées à soupe de raisins de Corinthe, un sachet de sucre vanillé, 1 verre de pommeau, 25 g de beurre.
Préparation : 10 minutes
Cuisson : 15 minutes

Recette : Mélangez le miel avec les raisins, la poudre d'amande et le sachet de sucre vanillé.
Evidez les pommes, en faisant attention de ne pas les transpercer jusqu'au fond.
Remplissez-les du mélange et posez-les dans un plat allant au four.
Arrosez-les avec le verre de pommeau. Déposez sur le dessus une noix de beurre.
Faites-les cuire à thermostat 6 (180°) pendant un bon quart d'heure en les arrosant souvent avec le liquide.

SAUCES DE SALADE

1 crudité mixte + sauce	130 cal / 100 g
1 crudité mixte sans sauce	30 cal / 100 g
1 cuillerée à soupe d'huile	90 cal / 100 g
1 cuillerée à soupe de vinaigrette	70 cal / 100 g
1 cuillerée à soupe de saladette	28 cal / 100 g
1 cuillerée à soupe de yaourt	10 cal / 100 g
1 cuillerée à soupe de jus de citron	1 cal / 100 g

SANDWICHS

- Un sandwich de 50 g de pain, 20 g de beurre, 50 g de jambon	= 430 calories
- Un sandwich de 50 g de pain, 20 g de beurre, 50 g de gruyère	= 482 calories
- Un sandwich de 50 g de pain, 20 g de beurre, 50 g de thon mayonnaise	= 507 calories
- Un sandwich de 50 g de pain, 20 g de beurre, 50 g de saucisson	= 532 calories
- Un sandwich de 50 g de pain, 20 g de beurre, 50 g de rillettes	= 582 calories
- 100 g de pain, 25 g de beurre, 1 œuf	= 515 calories
- 100 g de pain, 25 g de beurre + viande froide	= 540 calories

GLOSSAIRE

ACIDES GRAS "TRANS" Les acides gras "trans" apparaissent naturellement dans les dérivés du lait (tels que le beurre) et dans la graisse de bœuf et de mouton. Ce type de graisses est également produit durant la fabrication de margarine. Le procédé d'hydrogénation donne lieu dans ce cas à des graisses hydrogénées. Lorsqu'une liste d'ingrédients contient des graisses ou des huiles hydrogénées, cela indique qu'un aliment contient des acides gras "trans". On trouve souvent ces graisses dans les pâtes à tartiner, les biscuits et les gâteaux. Les acides gras "trans" peuvent avoir des effets indésirables sur les taux de cholestérol (tout comme les graisses saturées) et il y a lieu de limiter votre consommation de ce type de lipides.

On a découvert avec inquiétude, il y a quelques années, que bon nombre des pâtes à tartiner utilisées en remplacement du beurre avaient une forte teneur en acides gras "trans". Ce phénomène s'explique par le fait que les acides "trans" étaient produits pendant le processus de durcissement de l'huile intervenant dans la fabrication des margarines et pâtes à tartiner. Cependant, la plupart des margarines poly-insaturées et mono-insaturées ont désormais une teneur en acides "trans" réduite au minimum. Ils sont naturellement présents dans certains aliments tels que le beurre, le lait et la viande. Il est recommandé que leur place dans notre alimentation n'excède pas 2% des calories ingérées.

ACIDES GRAS ESSENTIELS Les molécules de graisse (lipides) sont constituées d'unités appelées acides gras. La plupart des acides gras peuvent être sécrétés par le corps humain. Cependant, l'organisme n'est pas en mesure de synthétiser certains acides gras poly-insaturés qui doivent donc être apportés par le régime alimentaire. On les appelle acides gras essentiels et on pense, en particulier, à l'acide linoléique, à l'acide alpha-linoléique et à leurs dérivés. Même si la majorité des aliments gras contiennent certains acides gras essentiels, les légumes et les huiles de poisson en sont les sources les plus riches.

ACIDES GRAS OMEGA-3 On appelle certains des acides gras poly-insaturés que l'on trouve en particulier dans les huiles de poisson (huile de foie de morue, par exemple). On sait que la consommation de ces acides gras grâce aux poissons gras (hareng, maquereau, truite, saumon, sardine) au moins une fois par semaine peut combattre le risque de formation de caillots sanguins et donc diminuer le risque de crises d'apoplexie. Ces huiles de poisson permettent aussi de combattre l'inflammation, ce qui pourrait être favorable aux patients souffrant d'arthrite.

ADDITIFS ALIMENTAIRES Sachez reconnaître les bons des mauvais. E 102, E 260, E 150... Que représentent tous ces chiffres ? Ce sont des additifs que l'on retrouve dans la plupart des aliments. Ils servent à colorer, émulsionner, conserver, prévenir le rancissement, améliorer la texture ou encore donner plus de goût.

Ils se sont développés avec les méthodes de conservation (stérilisation, congélation, emballage sous vide...).

En France, plus de 200 additifs rentrent dans la fabrication des denrées alimentaires et font l'objet d'une autorisation par arrêté interministériel.

Beaucoup sont inoffensifs mais d'autres peuvent être responsables d'allergies ou même toxiques; ces derniers devraient être supprimés. Il est donc important que vous, consommateur, soyez informés de ce qu'on vous vend et de ce que vous allez consommer.

C'est pourquoi doivent être obligatoirement mentionnés sur l'emballage : la catégorie de l'additif, son nom ou son numéro de code européen –lettre E (Europe) suivie de trois chiffres. Ces additifs peuvent donc être des colorants alimentaires, des exhausteurs de goût, des conservateurs, des antioxygènes ou antioxydants, des agents de texture (voir les définitions).

AGENTS DE TEXTURE Le consommateur désire retrouver l'onctueux, le moelleux de tel ou tel produit, d'où l'emploi d'agents de texture (E 322 à E 495). Distinguons les émulsifiants, qui ajoutés à une denrée, permettent de réaliser ou de maintenir le mélange homogène de deux ou plusieurs éléments non miscibles tels que l'eau et l'huile. Les stabilisants maintiennent l'état physico-chimique d'un aliment, tout en conservant ou intensifiant sa couleur. Les gélifiants permettent de donner de la consistance par la formation d'un gel et les épaississants d'augmenter la viscosité du mélange.

Par ailleurs, sachez qu'on trouve des algues à la base de nombreux produits alimentaires. Par exemple, les algues brunes fournissent les alginates aux propriétés épaississantes et gélifiantes pour les sirops, sauces, crèmes pâtissières...

Depuis la crise de la vache folle, les industriels développent l'emploi de carraghénanes (une catégorie d'algues) pour remplacer la gélatine dans de nombreuses applications.

ALCOOL La teneur en alcool de différents types de boissons peut se mesurer en "unités". Une unité équivaut à environ 8 g, soit 10 ml, d'alcool pur. A titre indicatif, il y a environ une unité d'alcool dans chacune des quantités suivantes :

- 280 ml de bière ou de cidre
- une mesure de 25 ml d'alcool fort
- un petit verre de vin
- une dose de martini ou d'apéritif.

Les personnes d'âge moyen ou les personnes âgées qui boivent régulièrement de l'alcool en petites quantités sont moins sujettes aux maladies cardio-vasculaires que les personnes absolument sobres. Il se pourrait que l'alcool ait des effets protecteurs pour le cœur par deux processus : il influerait directement sur la quantité de cholestérol transportée par le sang et réduirait les risques de coagulation du sang. Cependant, les effets bénéfiques ne s'appliquent qu'aux hommes de plus de 40 ans et aux femmes ménopausées. Ils peuvent être obtenus en buvant 1 à 2 unités par jour. Il n'est absolument pas prouvé qu'il y ait de tels effets bénéfiques chez les personnes plus jeunes, ni aucune retombée positive de boissons spécifiques (vin rouge, par exemple). Les risques encourus par les buveurs excèdent ceux des non buveurs lorsque les hommes consomment plus de 4 unités/jour et les femmes plus de 3 unités/jour. Les directives gouvernementales recommandent que les hommes ne boivent pas plus de 3 à 4 unités par jour et les femmes pas plus de 2 à 3 unités/jour afin de rester en bonne santé. Rappelez-vous que l'alcool arrive en deuxième position derrière les graisses pour ce qui est de la teneur en calories (7 kcal/g) et une consommation d'alcool régulière risque de compromettre les efforts pour maigrir.

ALICAMENTS Situés entre aliment et médicament, les alicaments sont des produits enrichis censés avoir une influence positive sur la santé. Leur efficacité n'est pourtant pas prouvée ! Acheter des produits enrichis pour se donner bonne conscience en espérant compenser une alimentation déséquilibrée est illusoire !

Quelques exemples : lait enrichi en vitamines, yaourts aux saveurs de plantes (tilleul, verveine) pour faciliter le sommeil, yaourt *"qui contribue à renforcer votre organisme"* œufs enrichis en acides gras oméga-3, sucre qui *"aide le corps chaque jour à résister"*, margarine *"pour l'excès de cholestérol"*, etc.

Heureusement la Direction générale de la concurrence de la consommation et de la répression des fraudes (DGCCRF) veille. Par exemple, les yaourts au bifidus actif ne doivent pas être présentés, sur l'emballage ou dans leur publicité, comme stimulant immunitaire.

De nombreuses appellations farfelues ou ayant trop rapport avec la santé sont interdites (50 % sont refusés pour des mentions comme *"pour la régénération cellulaire", "contre l'encrassement des cellules", "pour éliminer les toxines"*, etc.).

De plus, côté santé, il faut être vigilant. Le Conseil supérieur d'hygiène de France a instauré des limites de sécurité pour les vitamines et les sels minéraux.

Par exemple, si vous prenez un petit déjeuner avec 25 cl de lait enrichi en vitamines, avec des biscottes aux germes de blé enrichies en vitamines et en glucides complexes, plus de la margarine enrichie, vous pouvez dépasser la dose maximale quotidienne de vitamines.

Par exemple, une femme enceinte pourrait avoir des malformations fœtales (comme le bec de lièvre) sur le futur bébé en adoptant une alimentation quotidienne survitaminée.

Des calculs urinaires pourraient apparaître chez l'adulte en cas d'alimentation survitaminée.

ALLÉGÉS Un aliment allégé est un aliment que l'on a appauvri en calories en réduisant un ou plusieurs de ses nutriments (en graisse, en alcool, ou en sucre).

Aujourd'hui, tout existe en version allégée, du chewing-gum aux pâtes à tartiner, en passant par la mayonnaise, la margarine, les biscuits ou les laitages (lait demi-écrémé, lait écrémé...). On les utilise pour surveiller son poids, son cholestérol, son diabète ou tout simplement pour bien se porter. Encore faut-il s'y retrouver afin de supprimer les mauvaises graisses au lieu des bonnes !

Quelques exemples d'allégés

Allégement en matières grasses :

- Le beurre allégé apporte la moitié moins de lipides qu'un beurre classique, mais presque toujours des additifs (indispensables pour ce produit riche en eau) et souvent du sel. Côté calories : peu de différence (600 au lieu de 770 sur un beurre classique).
- Les margarines et les sauces allégées ont moins de lipides avec une perte de 30 à 45 % de calories par rapport au produit normal.
- La crème fraîche allégée apporte deux fois moins de matière grasse que la crème normale.

1 cuillerée à soupe de crème allégée
= 15 calories
1 cuillerée à soupe de crème normale
= 30 calories

La crème est dix fois plus riche en matières grasses que le lait mais trois fois moins riche que le beurre.

- Par rapport aux petits-suisses à 60 % de matières grasses, vous en trouverez dans le commerce des allégés à 40%, 30 %, 20 % et même à 10 % de matières grasses.
- Idem pour le fromage, les yaourts et certaines charcuteries que vous trouverez allégés en matières grasses.

Allégement en alcool :

1 bière allégée en alcool (3° environ) = 33 calories au lieu de 110 (pour une bière à 4°).
1 bière light = 83 calories
1 bière sans alcool = 60 calories

Allégement en sucre :

- Une biscotte n'est pas du pain allégé.

1 biscotte de 8 g = 30 calories = 12 g de pain

Vous trouverez dans le commerce des biscottes hyposodées ou à teneur de sodium réduite (pour les régimes sans sel) et des biscottes hypoglucidiques ou à teneur réduite en glucides (dans le cas d'un programme minceur). Dans ces dernières, le taux de glucides doit être inférieur à 50 % (pour avoir l'appellation légale). Vérifiez les étiquettes, certaines marques proposent une teneur supérieur à 50 %.

Les biscottes dites diététiques sont allégées en rien, elles sont souvent enrichies en fibres alimentaires ou en vitamines !

- Les boissons light : le sucre habituel (saccharose, glucose, fructose) a été remplacé par un ou plusieurs édulcorants de synthèse n'apportant pas d'énergie. Elles apportent en moyenne 2 % de glucides aux 100 g.

Mais, elles ont l'inconvénient d'entretenir le goût sucré. Mieux vaut boire de temps en temps une boisson au vrai sucre plutôt que des litres de boisson light de façon régulière.

- Un bonbon allégé contient moins de 70 % de glucides (80 à 95 % pour un bonbon normal).
- Le chocolat light est allégé en sucre mais il a l'inconvénient d'être plus riche en graisse (pour une différence de 100 calories).
- Vous trouverez aussi dans le commerce des confitures allégées, des biscuits et entremets allégés, etc.
- Le sucre allégé a le même pouvoir sucrant qu'un morceau de sucre classique, avec 50 % de calories en moins.

Par exemple, la gamme "Ligne" de Bégin-Say (en morceaux blancs classiques, en poudre, ou encore le dernier-né : en morceaux roux de canne) est composée de 99 % de sucre (blanc ou roux) et de moins de 0,5 % d'édulcorants intenses.

1 morceau de sucre "Ligne"
de Beghin-Say = 10 kcal
1 morceau de sucre classique
de Beghin-Say = 20 kcal.

ANTIOXYGÈNES OU ANTIOXYDANTS Pour éviter l'oxydation des aliments, il est possible de les conditionner et de les stocker sous vide ou sous azote, ou à basses températures. Ces techniques ne permettent pas l'élimination complète de l'oxygène, d'où l'intérêt d'une quinzaine d'antioxygènes codés de E 300 à E 321.

Ils prolongent la durée de conservation des aliments et leur évitent (notamment pour les matières grasses) de prendre un goût rance, et de modifier leur couleur.

L'acide ascorbique (E 300) est autorisé dans la charcuterie, laits concentrés, confitures... Mais, pris de façon exagérée, cet antioxydant peut provoquer des diarrhées ainsi que la formation de calculs rénaux. De plus, il peut attaquer l'émail des dents.

CALORIES Elles sont une unité de mesure de l'énergie (l'énergie contenue dans les aliments et la quantité d'énergie dont a besoin notre corps, par exemple). Kcal est l'abréviation de kilocalories; il s'agit de ce qu'on appelle communément "calories". Kj est l'abréviation de kilojoules, à savoir l'unité métrique permettant de mesurer l'énergie. La plupart des étiquetages alimentaires font état de chiffres en kcal et kj. Il y a environ 4,2 kcal dans 1 kj, ce qui signifie que les valeurs en kj sont toujours plus élevées.

CARIES DENTAIRES Elles résultent de la destruction progressive des dents sous l'effet de l'acide généré par les bactéries à la surface des dents. Les bactéries produisent de l'acide par le biais du métabolisme des sucres alimentaires. Jours après jours, la plaque dentaire maintient l'acide en contact avec la dent comme le ferait un presse-papiers. En cas de consommation trop fréquente d'aliments solides et de boissons sucrées (à forte teneur en sucres non laiteux extrinsèques), les taux d'acide demeurent élevés et les caries dentaires probables.

CHLORURE DE SODIUM Ce terme chimique désigne le sel. La RNI (voir *Valeurs de référence du régime alimentaire*) pour le sel est de 1,6 g par jour, ce qui couvre les besoins en sodium de la plupart des individus. Cela équivaut à environ 4 g de sel par jour. Pourtant, la consommation moyenne de sel est plus proche de 8 g par jour. Ce niveau de consommation risque d'engendrer une tension artérielle élevée chez certaines personnes et, a posteriori, un risque de maladies cardio-vasculaires. Les directives alimentaires actuelles recommandent de diminuer la consommation journalière de sel d'au moins un tiers, soit de la ramener à 6 g par jour, ce qui représente toujours un excès par rapport aux besoins physiologiques. Il s'agit en fait d'un objectif pratique pour le court terme. Néanmoins, en diminuant l'ajout de sel pendant la cuisson et à table, on peut réduire les quantités consommées, sans oublier de supprimer certains aliments préparés. (voir page 25)

CHOLESTÉROL C'est un type de graisse que l'on trouve chez les animaux. Il n'est pas indispensable de consommer des aliments contenant du cholestérol car il est synthétisé par le foie et transporté à travers le corps par les lipoprotéines du sang. Un taux de cholestérol élevé peut causer de l'artériosclérose (durcissement des artères) et représente un risque de maladies cardio-vasculaires. Le cholestérol alimentaire, à savoir celui que l'on trouve dans les aliments d'origine animale, a très peu d'incidence sur les taux de cholestérol sanguin. En revanche, une ingestion élevée de graisses saturées augmente les taux de cholestérol sanguin. La diminution de la consommation de ces graisses dans le cadre d'un régime alimentaire sain peut contribuer à abaisser des taux de cholestérol élevés.

COLORANTS ALIMENTAIRES Ils contribuent à améliorer l'apparence et la couleur de certains aliments (boissons, confiseries, desserts lactés...) et à les rendre plus appétissants. On en recense plus d'une quarantaine classés de E 100 à E 180 ; sur la vingtaine couramment utilisés, une dizaine seulement sont naturels.

Quelle est la différence entre un colorant naturel et un colorant de synthèse ?

Un colorant naturel est une substance colorée présente dans les produits naturels animaux, végétaux ou minéraux et qui peut être obtenue soit par extraction, soit par synthèse chimique. C'est le cas des chlorophylles (E 140, vert), le rouge de betterave (E 162), le charbon végétal médicinal (E 153, noir) ou encore de la riboflavine (E 101, qui colore en jaune le beurre ou les margarines initialement de couleur blanche), etc.

A l'inverse, les colorants synthétiques ou artificiels sont des colorants n'existant pas tels quels dans la nature. Exemple : la tartrazine (E 102), le jaune de quinoléine (E 104), etc.

Soyez très vigilants. Depuis le 1er Janvier 1997, trois colorants d'origine végétale ne sont plus retenus par la DGCCRF : le gardénia, le carthame et le santal.

Attention aussi à la canthaxanthine (E 161g) qui, depuis le 30 juin 1996, n'est autorisé que dans les saucisses de Strasbourg !

CONSERVATEURS Les méthodes traditionnelles de salage et de fumage existent depuis le début de la civilisation. Avec la découverte de l'appertisation et de la conservation par le froid, on a recours à des méthodes physiques (déshydratation, stérilisation, congélation, ionisation...) et à l'ajout des conservateurs pour prolonger la durée de conservation des aliments tout en les protégeant des altérations dues aux micro-organismes responsables d'intoxications alimentaires.

Ils servent à assurer l'innocuité de l'aliment en inhibant le développement des bactéries pathogènes éventuellement présentes (salmonelles, moisissures, etc.).

Mais attention, cela ne signifie pas pour autant qu'un conservateur puisse rendre sain un produit qui ne l'était pas auparavant, ni améliorer sa qualité s'il est de mauvaise qualité !

Plus d'une quarantaine de conservateurs sont en circulation : de E 200 (acide sorbique) à E 297 (acide fumarique). Citons, par exemple, l'acide sorbique (E 200) et ses sels particulièrement adaptés pour les émulsions grasses : beurre, margarine, mayonnaise, etc. Ils les protègent de la formation de moisissures et de rancissement.

Quant à l'acide acétique (E 260), il est autorisé pour la conservation des fruits et légumes en conserve et de certains pains. Il est aussi impliqué en tant qu'agent de décontamination de surface pour les viandes.

CORPS GRAS La consommation de lipides en petites quantités est nécessaire, car ils apportent des vitamines A, D, E et K solubles dans les corps gras ainsi que des acides gras essentiels.

Consommer les lipides en quantités justes

La plupart d'entre nous consomment les graisses en trop grande quantité. Généralement, les lipides représentent 40% de l'ensemble des calories ingérées. Cette quantité doit être ramenée à 35% de l'alimentation globale. Une consommation excessive de graisses est nocive pour deux raisons :

- les lipides contiennent plus de calories par

gramme (9 kcal/g) que les glucides (3,75 kcal/g), que les protéines (4 kcal/g) ou l'alcool (7 kcal/g). Cela signifie que les aliments ayant une forte teneur en lipides tendent à être plus caloriques. Par conséquent, les consommer en grandes quantités est susceptible d'entraîner prise de poids et obésité.

- une trop grande consommation de graisses, en particulier de graisses saturées, accroît le risque de développement de maladies cardio-vasculaires.

Consommer le bon type de graisses

Notre consommation totale de graisses n'affecte pas seule notre santé, le type de graisses entre également en ligne de compte. Les lipides sont constitués d'éléments appelés acides gras et dont il existe trois catégories principales : les acides gras saturés, monoinsaturés et poly-insaturés. La graisse des aliments contient un mélange de ces trois types d'acides gras, mais les différents types d'aliments contiennent chaque type en proportions différentes.

ÉDULCORANTS Les édulcorants de synthèse, appelés substituts du sucre ou "faux sucre" sont très à la mode. Ce sont des substances qui imitent la morphologie moléculaire du sucre ménager (le saccharose) afin de provoquer un "effet sucrant". Etant donné que cet effet sucrant est supérieur à celui du vrai sucre, il est alors facile de réduire la dose quotidienne de "sucrants" consommée.

La saccharine a un pouvoir sucrant 400 fois supérieur à celui du saccharose. Son emploi est limité surtout aux édulcorants de table et aux boissons sans alcool.

La mention *"à consommer avec modération par les femmes enceintes"* doit être inscrite sur les emballages.

L'acésulfame K (de potassium) a un pouvoir sucrant de 100 à 200 fois supérieur. Il est utilisé par l'industrie agro-alimentaire dans certaines confitures, boissons sans alcool, chewing-gums, etc.

L'aspartame, dont le pouvoir sucrant est de 200 fois supérieur, est l'édulcorant le plus consommé. On le retrouve dans certaines boissons sans alcool, yaourts, desserts lactés, produits de confiserie et de chocolaterie, etc.

Édulcorant = 0 calorie ?

Soyez vigilant. Lisez bien les étiquettes figurant sur les emballages.

Si l'aspartame pur équivaut à 0 calorie, ce n'est pas toujours le cas avec des produits allégés en sucres, fabriqués avec plusieurs édulcorants aussi caloriques que le sucre lui-même.

EXHAUSTEURS DE GOÛT Ils représentent les substances qui renforcent le goût et/ou l'odeur d'une denrée, bien que les rares exhausteurs d'odeur, le maltol (E 636) et l'ethylmaltol (E 637), employés pour les chewing-gums, sont à présent classés dans les arômes.

On les classe de E 620 à E 635, les plus réputés étant l'acide glutamique (E 620) et le glutamate monosodique (E 621).

Le **glutamate** rencontre un certain succès (il rentre dans la préparation des plats asiatiques) mais soyez vigilant, car à hautes doses, il peut déclencher des réactions allergiques : nausées, migraines, fatigue, palpitations cardiaques et douleurs musculaires.

FIBRES D'origine végétale, elles ne sont pas digérées par les enzymes du tube digestif. Elles ont un rôle important de régulateur sur le transit intestinal (en augmentant le volume et l'hydratation des selles et en diminuant la pression à l'intérieur du côlon) et de ralentisseur d'absorption des glucides.

Distinguons les fibres solubles et les fibres insolubles. On trouve les premières dans les flocons d'avoine, les légumes secs, les fruits et les légumes. Elles peuvent contribuer à diminuer des taux de cholestérol sanguin élevés si elles sont consommées dans le cadre d'un régime alimentaire sain pauvre en graisses saturées. Les fibres insolubles, quant à elles, sont celles que l'on trouve dans les céréales (le pain, les pâtes, les céréales de petit déjeuner, le riz), en particulier dans les variétés complètes. Elles peuvent prévenir ou réduire les symptômes de la constipation et aussi combattre le risque de troubles intestinaux. Les aliments riches en fibres ont tendance à avoir une faible teneur en lipides et ont aussi l'avantage de vous rassasier en étant relativement peu caloriques.

La **pectine de pomme** (fibre soluble) se révèle intéressante pour modérer l'appétit après le retrait, en France, des **anorexigènes** (médicaments destinés à diminuer l'appétit) !

Ces derniers étaient en général des amphétaminiques administrés par voie orale, qui sont contre-indiqués en cas de maladies cardio-vasculaires, de grossesse, d'allaitement ou en association avec certains antidépresseurs. De plus, leur effet diminuait avec une utilisation prolongée et l'on notait souvent une reprise de poids à l'arrêt du traitement. Ils étaient parfois responsables d'insomnie, d'excitation, de convulsions…

L'alimentation devrait apporter 25 à 35 g de fibres par jour.

Selon les guides sur une alimentation saine, cette consommation devrait être accrue jusqu'à 18 g par jour. Les deux groupes d'aliments "pain, autres céréales et pommes de terre" et "fruits et légumes" représentés sur la roue de l'alimentation de la page 7 constituant des sources optimales de consommation de fibres. Assurez-vous que ces aliments entrent à hauteur de deux tiers dans votre alimentation, afin d'accroître votre consommation de fibres.

FLAVONOÏDES Ce sont des composés qui donnent leur couleur aux fleurs, aux fruits et aux légumes. On pense que certains flavonoïdes agiraient comme des antioxydants contribuant à protéger le corps contre les dommages causés par les radicaux libres (voir également *Vitamines antioxydantes*).

GLUCIDES Mieux connus sous le nom de sucres (ou hydrates de carbone), ce sont les constituants de tous les organismes vivants. Le fait de consommer et de digérer les glucides fait dépenser de l'énergie à notre organisme (environ 15 % de perte d'énergie). Le corps brûle des calories pour rendre les sucres assimilables.

Leur apport est primordial pour la prévention d'un certain nombre de pathologies. Les glucides doivent représenter la majorité des besoins énergétiques de l'être humain (environ la moitié de la ration quotidienne) et plus particulièrement des besoins du cerveau.

Ils sont aussi indispensables aux globules rouges, aux reins et aux muscles.

Ce carburant, stocké dans le foie, est formé de glucides simples ou sucres "rapides" (-oses simples et oligosaccharides) comme le glucose, fructose, lactose, saccharose assimilables rapidement.

Trop abondants dans le sang (on parle d'hyperglycémie), ils induisent alors la sécrétion d'insuline qui permet un stockage dans les cellules sous forme de graisse. Au contraire, l'hypoglycémie se caractérise par une diminution du taux de glucose dans le sang.

Les glucides complexes sont représentés principalement par les amidons et considérés comme sucres "lents" dont l'absorption dans le sang est catalysée par les fibres absorbées. Ils ne sont pas donc disponibles immédiatement.

Sources des glucides : céréales, pâtes, pain, produits laitiers (sauf le fromage), fruits, sucre, certains légumes (carottes, pommes de terre), boissons et autres produits sucrés.

Besoins en glucides :

Individu	Sédentaire	Activité moyenne	Travail de force
Homme	310 g	450 g	470-800 g
Femme	250 g	330 g	470-580 g

GLUTEN Le gluten est une protéine contenue dans de nombreuses céréales, en particulier le blé, l'orge, le seigle, l'épeautre. Sa présence dans l'avoine est plus discutée.

Certains d'entre nous sont allergiques au gluten. L'intolérance digestive au gluten est une maladie – appelée maladie cœliaque – de la muqueuse de l'intestin grêle.

Comment reconnaître une allergie au gluten ?

Diarrhées, ballonnements abdominaux, diminution de l'appétit (d'où perte de poids et ralentissement de la croissance), fatigue sont les principaux signes cliniques.

Chez l'enfant : ces premiers symptômes apparaissent entre 6 mois et 2 ans, car avant, on donne des farines sans gluten aux nourrissons. Mais, ils peuvent être détectés plus tard chez l'enfant scolarisé et parfois même à l'âge adulte.

Chez l'adulte : diarrhées chroniques et carences (calcium, vitamine D) provoquent amaigrissement, fatigue, anémie, douleurs osseuses.

Le traitement : un régime strict sans gluten

La guérison repose sur la suppression totale du gluten dans l'alimentation (une dose même minime entraîne une rechute).

Ce régime contraignant est à poursuivre à vie, avec parfois une possibilité de l'arrêter à la puberté pour le reprendre à l'âge adulte.

Il faut faire des gâteaux maison, remplacer certaines céréales par d'autres. **Sont autorisés** le maïs, le riz, la semoule de riz, la farine de soja, la fécule de pomme de terre, le tapioca, etc.

Il existe des produits sans gluten qu'on trouve dans les boutiques de diététique, certains rayons de supermarchés ou par correspondance par des sociétés spécialisées.

Enfin, sachez que certains aliments sans gluten (s'ils possèdent une vignette spécifique) sont partiellement remboursés par la Sécurité sociale, mais seulement avec diagnostic après biopsie et demande préalable par le médecin à votre caisse d'assurance-maladie.

GRAISSES MONO-INSATURÉES Les graisses mono-insaturées sont celles qui se rencontrent le plus souvent dans les huiles d'olive et de colza. On les trouve aussi dans certaines pâtes à tartiner, noisettes, noix et avocats, dans les laits et produits laitiers et dans la viande. Lorsque, dans un régime alimentaire, des graisses saturées sont remplacées par des mono-insaturées, les niveaux de "mauvais" cholestérol diminuent, ainsi que les risques de développement de maladies cardio-vasculaires.

GRAISSES POLY-INSATURÉES Il existe deux groupes principaux de graisses poly-insaturées appelées n-6 et n-3 selon leur structure. Lorsque dans un régime alimentaire, on remplace les graisses saturées par des poly-insaturées n-6 (que l'on trouve dans les huiles de tournesol, de maïs et de graines de soja, dans les pâtes à tartiner riches en poly-insaturées et dans la viande), cela diminue le taux de "mauvais" cholestérol dans le sang. Cependant, il est aussi probable que le taux de "bon" cholestérol soit lui aussi réduit. Les guides diététiques actuels recommandent de ne pas continuer à augmenter notre consommation de graisses poly-insaturées; nous devons chercher à remplacer les graisses saturées de notre régime alimentaire tant par des mono-insaturées que par des poly-insaturées.

Les poly-insaturées n-3 sont le principal type de graisse que l'on trouve dans les poissons gras tels que le maquereau, la sardine, la truite et le saumon. Ces graisses sont souvent appelées acides gras oméga-3. Les pâtes à tartiner du commerce sont parfois enrichies par ces graisses. Celles-ci n'ont pas de retombées sur les taux de cholestérol sanguin, mais elles réduisent le risque de coagulation du sang et par conséquent le risque de développement de maladies cardio-vasculaires.

GRAISSES SATURÉES On trouve une forte proportion de graisses saturées dans les aliments tels que le lait et les produits laitiers, la viande et les produits à base de viande, les pâtes à tartiner, les graisses à cuire, les biscuits, gâteaux et pâtisseries. Une consommation élevée de graisses saturées est directe-

ment liée à des taux de cholestérol sanguin accrus (et donc à un risque de maladies cardio-vasculaires). Le cholestérol est majoritairement sécrété par le foie et transporté dans le sang par des protéines appelées LDL et HDL. On parle souvent du cholestérol LDL comme du "mauvais" cholestérol car, en cas de tension artérielle élevée, le cholestérol risque de se déposer sur les parois des vaisseaux sanguins, entraînant finalement l'athérosclérose et éventuellement une attaque cardiaque. Le cholestérol HDL, en revanche, est souvent considéré comme du "bon" cholestérol parce qu'il transporte le cholestérol jusqu'au foie où il est éliminé.
La consommation de graisses saturées est passée de 19% de l'énergie alimentaire totale en 1989 à 16% en 1992. Selon les orientations actuelles qui tendent vers une alimentation plus saine, ces graisses saturées ne devraient pas représenter plus de 10% des calories que nous ingérons.

L'OSTÉOPOROSE Parfois appelée maladie de "l'os poreux", elle se traduit par des os fragiles et faibles qui se fracturent facilement. Chez les enfants et les jeunes adultes, lors de la croissance, les os deviennent plus solides à mesure que la quantité de calcium et d'autres minéraux qu'ils contiennent augmente. La croissance se prolonge jusqu'à l'âge de 28-29 ans ou au début de la trentaine lorsque la densité osseuse atteint un pic. A partir de ce moment, les os deviennent plus fins à mesure que nous vieillissons. Bien que cela s'inscrive dans le processus normal de vieillissement, si au moment du pic la densité osseuse n'est pas très élevée, certaines personnes ont une déperdition osseuse plus importante que d'autres jusqu'à souffrir d'ostéoporose.

LIPIDES Les lipides ou graisses, constituants des structures cellulaires, sources d'énergie et de réserve, sont impliquées dans la synthèse des hormones et dans la circulation de certaines vitamines (A, D, E et K). Les lipides sont constitués par des acides gras saturés (ou "mauvais lipides"), mono-insaturés et poly-insaturés ("bons lipides ").
Durant la digestion, il y a décomposition par des enzymes spécifiques lors d'une réaction. On assiste soit à l'emploi immédiat pour apporter à l'organisme l'énergie nécessaire, soit au stockage sous forme de triglycérides dans des zones spécifiques dites de réserve ou adipocytes. En cas de besoins énergétiques, l'organisme dégradera les triglycérides en acides gras qui, évacués par les voies sanguines, apporteront à notre corps et plus particulièrement aux muscles et au cœur l'énergie demandée.
Sources de lipides : produits laitiers, viande, charcuterie, poisson, huile, margarine, lécithine de soja.

Besoins en lipides :

Individu	Sédentaire	Activité moyenne	Travail de force
Homme	90 g	90 g	95-115 g
Femme	75 g	90 g	90 g

MALADIES CARDIAQUES Maladies cardiaques et infarctus sont tous deux visés par l'appellation "maladies cardio-vasculaires". Elles se traduisent par des douleurs intenses dans les bras et/ou la poitrine, par des attaques ou une mort soudaine. Les attaques sont généralement causées par la coagulation de sang dans les vaisseaux qui irriguent le cerveau. Le risque pour que quelqu'un souffre de maladies cardio-vasculaires est déterminé par un certain nombre de facteurs dont l'âge, le sexe, l'histoire familiale, la tension artérielle, le cholestérol sanguin et d'autres taux sanguins, l'obésité, le diabète, la fumée de cigarettes, l'appartenance ethnique, le stress, le groupe socio-économique et le niveau d'activité physique. La plupart de ces facteurs de risque peuvent être maîtrisés par l'intermédiaire d'une alimentation saine se référant à la "roue alimentaire" (voir page X).

SELS MINÉRAUX Ils existent en quantité relativement élevées dans l'organisme. Il s'agit du calcium, du potassium, du magnésium, du sodium et du phosphore...

Calcium : Outre son action essentielle sur les os, le calcium joue un rôle dans la contraction musculaire et la transmission de l'influx nerveux. Pour assurer toutes ses fonctions vitales, l'organisme peut être obligé de puiser dans les réserves des os qui en pâtiront.

L'apport en aliments riches en calcium doit être d'autant plus important que seulement 10 à 30 % seront assimilés. Passé 50 ans, cette capacité d'assimilation diminue encore.

Principales sources : fromages, œufs, produits laitiers, poissons gras, eaux minérales riches en calcium (1 litre de Vittel ou d'Hépar en apporte 581 mg, 1,5 litre de Contrex 486 mg), fruits de mer, fruits secs, céréales complètes, soja, légumes verts à feuilles...

Phosphore : associé au calcium, il constitue la trame des os et des dents. Il participe au bon fonctionnement des reins, aide à la croissance et à l'entretien de l'organisme. En général, les besoins sont largement couverts par l'alimentation car on retrouve du phosphore dans de nombreux aliments.

Principales sources : fromages, légumes secs, thon, sardines, fruits secs oléagineux, fruits de mer, etc.

Magnésium : indispensable à l'organisme, il intervient dans de nombreuses réactions physiologiques (métabolisme* des glucides, des lipides et des protéines, excitabilité neuro-musculaire, activités enzymatiques, coagulation sanguine). Notre régime pauvre en céréales et en légumes secs nous fait souvent subir des carences. En effet, si vous manquez de magnésium, vous serez inévitablement stressé, fatigué, et éventuellement souffrir de manifestations de crampes, de la spasmophilie et de tétanie.

Principales sources : céréales complètes, riz brun, légumes et fruits secs, chocolat, épinards, fruits de mer.

* **Métabolisme** : ensemble des réactions biochimiques se produisant au sein de l'organisme.

Potassium : son rôle principal est d'équilibrer la teneur en eau dans les cellules. Il fait en quelque sorte "contrepoids" au sodium, qui, lui, est à l'extérieur des cellules.

Il est rare de manquer de potassium car on en trouve un peu dans tous les aliments.

Une carence peut survenir à la suite d'un emploi abusif de certains laxatifs, diurétiques, à la suite d'un régime sans sel très strict ou d'un long traitement à base de corticoïdes.

Les symptômes les plus courants sont des crampes, une faiblesse musculaire, cela pouvant aller jusqu'à des troubles du rythme cardiaque et des évanouissements.

Principales sources : poissons fumés, légumes et fruits secs, bananes, cassis, pommes de terre, champignons, chocolat.

Sodium : il est souvent trop abondant dans nos repas par le sel qu'on rajoute ou dans les aliments enrichis industriellement en sodium (comme certains fromages affinés, charcuteries, potages industriels, condiments). La consommation de sel de table ne devrait pas excéder 2 g par jour, soit 800 mg de sodium.

Une alimentation trop salée peut aggraver une tendance latente à l'hypertension artérielle chez les personnes prédisposées.

Principales sources : sel, poissons fumés, olives, charcuterie, crevettes, fromages, conserves, sauces industrielles.

MONO-INSATURÉES On appelle monoinsaturées certaines graisses dont la structure est celle d'atomes de carbone reliés par une seule double liaison. Parmi les aliments à forte proportion de monoinsaturées on compte les huiles d'olive, de colza, de poisson, les noix, le lait, certaines viandes et produits à base de viande. On pense que le fait de remplacer les graisses saturées par des monoinsaturées abaisse les taux de cholestérol sanguin et diminue le risque de maladies cardio-vasculaires.

OLIGO-ÉLÉMENTS Les minéraux et les oligo-éléments jouent un rôle dans la transmission de l'influx nerveux, sont garants d'une ossature et d'une dentition solides, interviennent dans l'action des hormones et des enzymes, participent à l'activité musculaire. Ils sont présents à l'état de trace dans l'organisme. Mais, ils sont indispensables à notre bonne santé. Ce sont le cuivre, le fluor, le fer, le manganèse, l'iode…

PHYTŒSTROGÈNES Ce sont des composés que l'on trouve dans les plantes qui ont une activité œstrogénique (hormone sexuelle féminine) limitée. Les dérivés du soja sont la principale source de phytœstrogènes dans l'alimentation. Certaines études ont suggéré que les régimes alimentaires riches en phytœstrogènes étaient liés à de faibles taux de cancer du sein. Cependant, il n'y a pas jusqu'à présent de preuves pour confirmer cette thèse.

POLY-INSATURÉS C'est un groupe de lipides dont les atomes de carbone sont reliés entre eux par deux ou plusieurs doubles liaisons. On peut les subdiviser en deux groupes appelés, selon leur structure, poly-insaturés n-6 et poly-insaturés n-3. Les polyinsaturées n-6 sont constituées par le type principal de graisses dans les huiles végétales (huile de tournesol, de maïs et de graines de soja) et dans certaines viandes et certains produits à base de viande. Lorsqu'on remplace, dans un régime alimentaire, les graisses saturées par les polyinsaturées, le taux de cholestérol sanguin diminue. Les mono-insaturés n-3 sont parfois appelés acides gras oméga-3 et font l'objet d'une description séparée dans ce lexique.

PROTÉINES Elles sont nécessaires pour fournir la base structurelle de la croissance et de la réparation des tissus. Les protéines sont également une source d'énergie, et si la quantité de protéines consommées excède les besoins de l'organisme, celles-ci sont stockées sous forme de graisses. Les protéines sont des macromolécules constituées d'unités plus petites appelées acides aminés. Lorsqu'on ingère des protéines, celles-ci se décomposent dans les intestins en éléments constitutifs, les acides aminés, qui sont ensuite absorbés. Puis l'organisme synthétise ses propres protéines nouvelles. Les protéines servent également à fabriquer des hormones et autres messagers chimiques.

On trouve 20 sortes d'acides aminés différents dans les protéines animales et végétales mais le corps humain n'a qu'une capacité limitée à convertir un acide aminé en un autre. Certains acides aminés ne peuvent être obtenus à partir d'autres et doivent être fournis par l'alimentation. On les appelle les acides aminés essentiels.

La "qualité" des protéines renvoie au fait que certains aliments (ceux d'origine animale par exemple, comme la viande, le lait, les œufs) contiennent des acides aminés en proportion similaire à ceux que l'on trouve dans l'organisme humain qui les utilise donc efficacement. La "qualité" protéinique des aliments d'origine végétale (céréales et haricots secs, par exemple) est faible lorsqu'ils sont consommés séparément. Lorsqu'ils sont consommés ensemble (comme des fèves sur du toast, par exemple), leur "qualité" protéinique est équivalente à celle d'aliments d'origine animale. Pour la plupart des gens, la qualité des protéines n'est pas un sujet de préoccupation parce que les protéines sont présentes en abondance dans la majorité des aliments que nous consommons.

L'apport en protéines idéal est de 10-15% de la ration énergétique et doit être à la fois d'origine végétale et animale. Un adulte devrait consommer un gramme de protéines par kilogramme de poids corporel.

L'apport en protéines recommandé chez les femmes enceintes est de 70 g par jour.

Sources de protéines : poisson, viande, charcuterie, œuf, produits laitiers, céréales, pain, pâtes, légumineuses, fruits et légumes secs.

Vous trouverez l'équivalent de 20 g de protéines dans 0,5 litre de lait ou 4 yaourts, 2 œufs, 70 g d'emmental, 90 g de camembert, 250 g de fromage blanc, 100 g de viande ou de poisson, 100 g de jambon.

Besoins en protéines :

Individu	Sédentaire	Activité moyenne	Travail de force
Homme	90 g	100 g	110-120 g
Femme	60-70 g	80-95 g	100-110 g

RADICAUX LIBRES Molécules hautement réactives qui se forment pendant les processus métaboliques normaux du corps humain. Ils causent des dommages aux cellules et on pense qu'ils fournissent une base biochimique à certaines pathologies telles que le cancer ou les maladies cardio-vasculaires. On pense que les antioxydants "engloutissent" les radicaux libres, les empêchant ainsi de nuire.

RAFFINÉ Depuis prés d'un siècle, les aliments que nous trouvons dans nos assiettes et qui composent nos menus suivent un chemin de "purification", leur permettant une meilleure conservation ou leur donnant un aspect plus raffiné en rapport avec nos goûts évolués. En purifiant ces aliments on dégrade un certain nombre de vitamines. Ainsi le sucre blanc ne contient ,par rapport au sucre roux, plus de vitamines A, B2, B5... et peu de phosphore et calcium; il en est de même pour les farines, les céréales et les huiles.

SUBSTITUT DE REPAS Un substitut de repas est une préparation à but amaigrissant, destiné à fournir un apport contrôlé en nutriments et en calories pour remplacer la totalité d'un ou plusieurs repas dans la journée. L'objectif recherché est de permettre de réduire la quantité de calories absorbées chaque jour et de limiter les sensations de fringales, bref d'éviter de grignoter toute la journée.
A intégrer dans un programme de régime global, leur consommation doit être ponctuelle et ne doit pas être prolongée au-delà d'une semaine sans l'avis d'un médecin ou d'un nutritionniste.
Le substitut de repas existe sous forme de poudre (à mélanger à de l'eau ou du lait), de boisson, crème, biscuit, barre.

TENSION ARTÉRIELLE Elle résulte de la pression exercée par le sang contre les parois sanguines. Une tension artérielle élevée (hypertension) est un facteur de risque pour les maladies cardio-vasculaires. Lorsque le cœur se contracte (pression systolique) la pression "normale" chez des adultes jeunes en bonne santé est d'environ 120 mm de mercure (Hg). Lorsque le cœur se relâche (pression diastolique), la pression "normale" est de 80 mm Hg (ce qui s'écrit 120/80). Une pression diastolique comprise entre 90 et 105 est considérée comme une faible hypertension, entre 105 et 120, comme une hypertension modérée et au-delà de 120, il s'agit d'hypertension grave. La tension artérielle augmente progressivement avec l'âge, de sorte que la tension artérielle moyenne d'une personne de 65 ans est de 160/90. La diminution de la consommation de sel, la pratique régulière d'une activité sportive, la limitation de la consommation d'alcool et la surveillance du poids peuvent contribuer à abaisser les niveaux de tension artérielle.

VALEURS DE RÉFÉRENCE DU RÉGIME ALIMENTAIRE Elles ont remplacé les anciennes Quantités quotidiennes recommandées (QQR) relatives aux nutriments et donnent une idée des besoins de l'individu pour chaque nutriment. Au lieu d'un seul chiffre, une série de quantités ingérées a été mise au point pour les différents nutriments. En effet, tout le monde n'a pas les mêmes besoins nutritionnels. La nouvelle quantité de Référence de nutriments ingérés (RNI) est la quantité d'un nutriment suffisante pour presque tous les individus. Ce niveau de consommation est supérieur aux besoins de la plupart des personnes. Le tableau ci-dessous indique la RNI pour toute une série de vitamines et de minéraux.

NUTRIMENT	RNI QUOTIDIENNE	
	hommes adultes	femmes adultes
vitamine A	700 mcg	600 mcg
thiamine (B1)	1,0 mg	0,8 mg
riboflavine (B2)	1,3 mg	1,1 mg
niacine	17 mg	13 mg
vitamine B6	1,4 mg	1,2 mg
vitamine B12	1,5 mg	1,5 mcg
folate (acide folique)	200 mcg	200 mcg
vitamine C	40 mg	40 mg
vitamine D	0	0
vitamine E*	4 mg	3 mg
calcium	700 mg	700 mg
fer	8,7 mg	14,8 mg
potassium	3500 mg	3500 mg
sélénium	75 mcg	60 mcg
zinc	9,5 mg	7,0 mg

* Il n'y a pas de RNI pour la vitamine E, mais la valeur indiquée ici représente une "consommation journalière indiquée"

VITAMINES ANTIOXYDANTES Les vitamines C, E et le bétacarotène (une forme de vitamine A que l'on rencontre dans les fruits et légumes) sont des substances protectrices puissantes qui parcourent l'organisme et épongent les molécules potentiellement nocives que sont les radicaux libres. Ces radicaux libres sont produits lors de processus corporels normaux mais leur production peut être accrue par la pollution due notamment à la fumée de cigarette ou aux gaz d'échappement. Si les radicaux libres circulent en trop grand nombre dans le corps humain, ils risquent de contribuer au développement de pathologies telles que le cancer et les maladies cardio-vasculaires.

La meilleure manière d'obtenir le juste équilibre d'antioxydants/radicaux libres est de consommer des fruits et légumes en grande quantité. Cependant, rien ne prouve que les compléments de vitamines et de sels minéraux aient les mêmes effets bénéfiques que les aliments naturellement riches en antioxydants. On sait en revanche que les compléments de bétacarotène n'ont, au mieux; pas d'effets protecteurs et qu'au pire il accroissent les taux de cancer du poumon. Par conséquent, il vaut mieux éviter les compléments de bétacarotène. Il y a également lieu de recourir avec précaution à d'autres compléments purifiés fortement dosés (considérablement plus riches en nutriments que les aliments habituels du régime ou les multi-vitamines en dose journalière) car leur caractère inoffensif n'est pas avéré. Ayez toujours recours à l'avis d'un médecin avant de consommer des compléments vitaminés ou minéraux !

VITAMINES Celles que nous ne pouvons pas synthétiser doivent nous être apportées par l'alimentation en une certaine quantité. Les plus importantes sont les vitamines A, B, C, D, E, et K.
Ces éléments non énergétiques permettent à l'organisme de transformer les macronutriments en énergie et d'effectuer différentes réactions biochimiques : ce sont de réels catalyseurs dont les rôles et les modes d'action complexes commencent à être connus. En général, les carences en vitamines sont dues à de mauvaises habitudes alimentaires ou à une alimentation non équilibrée lorsque les besoins sont accrus (durant l'adolescence, la grossesse ou l'allaitement). Les conséquences sont mal définies, mais les symptômes classiques sont : l'inappétence, l'apathie, l'asthénie, l'insomnie, les troubles nerveux...

Apports conseillés en vitamines

Pour tenir compte de l'augmentation des besoins en vitamines des femmes pendant la grossesse, les experts français préconisent de ne rien changer pour les vitamines E, B 5 et B 8 et de majorer les apports quotidiens de :
25 % pour les vitamines A, K et B 6
50 % pour la vitamine D
60 % pour la vitamine B 9
38 % pour la vitamine B1
20 % pour la vitamine B 2
12 % pour la vitamine C
33 % pour les vitamines PP et B 12

VITAMINES ET SELS MINÉRAUX

		FONCTIONS
A	**VITAMINE A** (rétinol)	Entretient une vision, une peau, des dents et des os sains, ainsi qu'un grand nombre de muqueuses importantes telles que celles qu'on trouve dans la gorge, le nez, les poumons et les intestins. Déterminante pour la croissance des enfants.
A	Betacarotène	C'est une forme de vitamine A convertie en rétinol dans les intestins. Il s'agit d'une vitamine puissamment antioxydante (voir terminologie alimentaire page X).
B	Groupe des vitamines B	Ces vitamines agissent ensemble et permettent aux aliments que nous consommons de libérer de l'énergie. Elles sont aussi vitales pour la production d'anticorps, d'hématies et pour des tissus dermiques et musculaires sains.
C	Vitamine C	Protège contre les infections et s'avère nécessaire à la production de collagène et à la fabrication de tissus corporels. Favorise l'absorption de fer d'origine non animale et contribue à maintenir un corps en bonne santé.
D	Vitamine D	C'est la vitamine "du soleil" qui est générée sous la peau lorsque celle-ci est exposée au soleil. Déterminante pour la bonne utilisation du calcium et du phosphore indispensables à des os en bonne santé.
E	Vitamine E	Vitamine antioxydante (voir glossaire) indispensable à l'entretien des membranes cellulaires.
Ca	Calcium	Développement et entretien des os et des dents en bonne santé. Joue également un rôle déterminant pour la coagulation du sang et la régulation du rythme cardiaque.
Fe	Fer	Déterminant pour la production de globules rouges du sang qui transportent l'oxygène à travers le corps. Aide également le corps à lutter contre les infections.
K	Potassium	Entretient les cellules nerveuses, les cellules et les tissus musculaires. Avec le sodium, le potassium contribue également à réguler le métabolisme de l'eau et la tension artérielle.
Na	Sodium	Essentiel à l'activité musculaire et nerveuse. Agit avec le potassium pour maintenir le métabolisme de l'eau et maintient la tension artérielle.
Zn	Zinc	Nécessaire à la croissance normale et au développement des organes reproducteurs, des dents, des os et du système de défense du corps humain. Aide à la cicatrisation et favorise l'appétit.

PROBLÈMES DE CARENCE OU D'EXCÈS	SOURCES
Une carence peut causer des troubles de la vue, de la peau et des cheveux et une vulnérabilité accrue vis-à-vis des infections. Un excès peut être toxique, surtout chez la femme enceinte.	Foie, rognons, huile de foie de poisson, œufs, produits laitiers, beurre et margarine. La vitamine A est soluble dans la graisse, de sorte que les produits laitiers allégés contiennent moins de vitamines A que les produits entiers.
Une carence peut accroître la vulnérabilité vis-à-vis des infections. Les compléments de bétacarotène ingérés en grande quantité donnent généralement une coloration orangée à la peau.	Fruits et légumes, en particulier les variétés jaunes, vertes, oranges et rouges telles que les carottes, tomates, épinards, cresson, brocolis, poivrons et abricots.
Une carence peut entraîner anémie, fatigue, problèmes de peau et dépression. Les grands buveurs, les fumeurs, les femmes prenant la pilule et les végétariens peuvent avoir besoin de compléments en vitamine B.	Foie, rognons, viande, volaille, poisson, levure, pains aux céréales complètes, céréales, graines, noix, légumes, œufs, lait, fromage, yaourts et légumes verts à feuilles.
Une carence peut accroître la vulnérabilité vis-à-vis des infections et être la cause de faiblesses diverses, d'une mauvaise cicatrisation et de la perte de l'appétit. Les fumeurs et les grands buveurs ont intérêt à consommer des compléments de vitamine C.	Fruits et légumes, en particulier les agrumes, le cassis, les fraises et les kiwis. Le chou cru, les brocolis, pois et pommes de terre en constituent également une bonne source.
Une carence extrême peut conduire à des troubles osseux et articulaires. Cependant, la plupart des adultes n'ont pas besoin de compléments de vitamine D dans leur régime alimentaire, à l'exception de certaines personnes âgées, de femmes enceintes ou de jeunes enfants.	Peu d'aliments contiennent de la vitamine D. Parmi ceux qui en contiennent, on compte l'huile de foie de morue, les harengs-saurs, les maquereaux, le saumon en boîte, les œufs et le lait. Certaines margarines sont enrichies en vitamines A et D.
Les carences sont très rares, même si les personnes ayant une forte consommation de polyinsaturées peuvent avoir des besoins accrus en vitamine E pour aider à la croissance normale des cellules.	Germes de blé, noix (surtout arachides), huiles végétales, œufs, légumes verts à feuilles et pain à la farine complète.
Une carence peut entraîner la fragilité des os qui cassent alors facilement ostéoporose), rachitisme, problèmes musculaires et arythmies cardiaques. Les femmes qui allaitent ont des besoins accrus en calcium.	Produits laitiers tels que lait, fromages et yaourts ainsi que poissons en conserve, légumes verts à feuilles, noisettes et haricots secs. Les produits laitiers allégés contiennent la même quantité de calcium que les produits au lait entier.
Une carence peut causer des problèmes d'anémie (production insuffisante de globules rouges) entraînant vertiges, fatigue et manque de vigueur. Les femmes enceintes doivent en consommer plus que la normale.	Viande, poulet, poisson (notamment célans et sardines), foie, rognons, œufs, abricots secs, épinards et autres légumes verts à feuilles, ainsi que les céréales de petit déjeuner enrichies.
Une carence peut entraîner des vomissements, de la diarrhée, une atrophie musculaire et la perte d'appétit. À l'inverse, une consommation excessive peut entraîner des effets toxiques dangereux.	Fruits et légumes, en particulier bananes, pommes, carottes, brocolis, dattes et oranges. Céréales complètes, son de blé, poisson, viande et volaille sont également de bonnes sources de potassium.
Une carence peut être due à une déshydratation mais elle est rare dans les pays industrialisés. Un excès de sodium peut entraîner une hausse de la tension artérielle et accroître le risque de maladies cardio-vasculaires.	À l'état naturel, les aliments ont rarement une forte teneur en sodium. Cependant, le sodium est ajouté à bon nombre d'aliments préparés tels que le bacon, le poisson fumé, les céréales, l'extrait de levure et le pain.
Une carence peut parfois conduire à un retard de développement physique et sexuel, à des problèmes de cicatrisation et à une perte d'appétit.	Fruits de mer, viandes rouges et abats, produits laitiers, œufs, certains légumes verts et céréales.

ÉQUIVALENCES ET APPORTS QUOTIDIENS

CALCIUM

Apport quotidien conseillé	
600 mg	enfant de 1 à 3 ans
700 mg	enfant de 4 à 9 ans
900 mg	enfant de 10 à 12 ans
900-1200 mg	adolescent
900 mg	adulte
1200 mg	femme enceinte, allaitement
1200 mg	femme en préménopause
1200 à 1500 mg	personne âgée

300 mg de calcium équivalent à un 1/4 de litre de lait, ou encore 2 yaourts, 10 petits-suisses (de 30 g), 200 g de fromage blanc, 30 g d'emmental, 80 g de camembert, 1 kg d'oranges, 850 g de chou.
On retrouve 200 mg de calcium dans le persil, 250 mg dans les amandes, 42 mg pour 100 g d'oranges en fruit entier (11 mg si elles sont en jus)...
Pensez à la sardine à l'huile dont 100 g fournissent la moitié des apports conseillés, ou à une belle salade d'endives (80 mg/100 g) ou à un plat de haricots (130 mg/100g).

Quelques eaux calciques

Hépar	555 mg/l
Contrex	486 mg/l
Salvetat	253 mg/l
Quézac	241 mg/l
San Pellegrino	208 mg/l
Vittel	202 mg/l

MAGNÉSIUM

Apport quotidien conseillé	
180 à 240 mg	enfant
330 mg	adolescent
330-350 mg	adulte
480 mg	femme enceinte
420 mg	personne âgée

Il y a 400 à 500 mg de magnésium pour 100 g de cacao, un peu plus de 230 mg dans une tablette de 220 g de chocolat, 130 mg pour les flocons d'avoine, 32 mg pour une banane, 25 mg pour 100 g d'artichaut ou de brocolis, 12 mg pour 100 g d'œufs ou de lait, 42 mg pour 100 g de crevettes, 30 mg pour 100 g de pain complet.

La grossesse, la croissance, l'activité sportive intensive accroissent les besoins. D'où l'intérêt de consommer des aliments et boire des eaux riches en magnésium.

Quelques eaux magnésiennes

Hépar	110 mg/l
Quézac	95 mg/l
Arvie	92 mg/l
Badoit	85 mg/l
Contrex	84 mg/l
San Pellegrino	55,9 mg/l

PHOSPHORE

Apport quotidien conseillé	
1000 mg	adolescent
800 mg	adulte
1000 mg	femme enceinte, allaitement

Pour 100 g d'aliment on trouve 600 mg de phosphore dans le gruyère, 580 mg dans le soja, 510 mg dans les noix, 400 mg dans les lentilles ou haricots, 130 mg dans l'artichaut, 200 mg dans les œufs, 633 mg dans les épinards, 300 mg dans le thon, 470 mg dans les sardines, 200 à 300 mg dans les mollusques et crustacés.

POTASSIUM

Apport quotidien conseillé	
1 à 2 g	enfant
1,5 à 3 g	adolescent
2 à 5 g	adulte

Pour 100 g de produit, on trouve 1500 mg de potassium dans les abricots secs, 1200 mg dans les lentilles, 1040 mg dans 1 verre de vin, 800 mg dans les raisins secs, 600 mg dans le jambon fumé, 500 mg dans les pommes de terre, 350 mg dans l'artichaut, 291 mg dans le céleri, 410 mg dans le brocoli, 633 mg dans les épinards, 297 mg dans les tomates fraîches (20 mg pour des tomates en boîe), 160 mg dans les fraises.

Une alimentation couvre les besoins recommandés. Attention, en cas d'efforts physiques intenses et prolongés avec hypersudation, ou avec certains régimes amaigrissants drastiques, la teneur en potassium peut alors beaucoup baisser. Ces carences se manifestent par une grande fatigue, une chute de tension artérielle, pouvant aller jusqu'à la paralysie dans les cas graves.

SODIUM

Pour 100 g de produit, il y a 2100 mg de sodium dans le jambon fumé, 760 mg dans les sardines à l'huile, 280 mg dans la margarine, 47 mg dans l'artichaut, 54 mg dans les épinards.

VITAMINE A

Apport quotidien conseillé	
350 ER*	nourrisson
400	enfant de 1 à 3 ans
600	enfant de 4 à 9 ans
800	enfant 10 à 12 ans
800 à 1000	adolescent, adulte
800	personne âgée

On trouve 7 mg de vitamine A pour 100 g d'artichaut, 340 mg pour le jaune d'œuf, 3 mg pour le céleri, 2250 mg pour le foie de veau... La carotte détient le taux record de provitamine A : 1,1 g pour 100 g de carottes crues.

VITAMINES B

On trouve, par exemple, 21 mg de vitamine B9 pour 100 g de laitue et 4 à 10 mg de vitamine B5 dans le foie.

Si vous êtes sujet à la déprime saisonnière, pensez aux vitamines B 6 (épinards, thon, saumon) et B 12 (viandes, fromages).

Nos besoins journaliers en vitamine B 6 sont de 2 mg par jour environ, soit 2 tranches de jambon, 7 sardines ou 300 g de maïs. Attention, ses besoins doivent être augmentés en cas de grossesse (ex : 400/500 mg de vitamine B9 est conseillé chez la femme enceinte contre 300 mg en temps normal).

VITAMINE C

Une alimentation équilibrée suffit à nous apporter la dose dont nous avons besoin. Soit, par jour : 100 g de kiwis ou une grosse orange ou 85 g de chou vert ou 100 g de choux de Bruxelles ou 200 g de bettes. Attention, les fumeurs et les femmes sous contraception orale doivent augmenter cet apport.

Apport quotidien conseillé	
35 mg	nourrisson
35	enfant de 1 à 3 ans
60 à 100	adolescent, adulte
120	fumeur
80 à 100	femme enceinte, allaitement

VITAMINE D

On trouve 250 à 750 mcg de vitamine D dans l'huile de foie de morue, 2 à 12 mcg dans le jaune d'œuf, 0,01 à 0,12 mcg dans le lait entier.

Apport quotidien conseillé	
10 mcg*	nourrisson
15	enfant de 1 à 3 ans
10	enfant de 4 à 9 ans
10	enfant 10 à 12 ans
10	adolescent, adulte
12	personne âgée
15	femme enceinte, allaitement

*mcg (microgramme) = 0,0001 g

VITAMINE E

Apport quotidien conseillé	
3 mg	nourrisson
5	enfant de 1 à 3 ans
10	enfant de 4 à 9 ans
12 à 15	enfant de 10 à 12 ans
12 à 15	adolescent, adulte
15	femme enceinte, allaitement

Une cuillerée à café d'huile de germes de blé ou 27 g d'amandes ou de noisettes ou un demi-bol de céréales couvrent l'apport quotidien recommandé. Attention, le tabac réduit considérablement l'effet de la vitamine E.

VITAMINE K

On trouve 200 à 600 mcg de vitamine K pour 100 g de choux, 20 à 50 mcg pour 100 g d'œufs...

Apport quotidien conseillé	
12 mcg*	nourrisson
15-30	enfant de 1 à 3 ans
20-60	enfant de 4 à 9 ans
50-100	enfant de 10 à 12 ans
50-100	adolescent
70-140	adulte
70-140	femme enceinte, allaitement

*mcg (microgramme) = 0,0001 g

IMPORTANCE DES MINÉRAUX ET DES OLIGO-ÉLÉMENTS

Le calcium et les os

A la naissance, les os sont encore très malléables, riches en cartilage et pauvres en calcium. En l'espace d'une vingtaine d'années, ils vont rapidement se calcifier, grandir et se consolider. Mais il ne faut pas croire pour autant qu'un os, une fois constitué, soit au repos durant toute une vie !

L'os est fait d'une trame de protéines sur laquelle des cristaux de calcium se déposent en permanence donnant à l'ensemble sa résistance.

La décalcification de l'os est un phénomène naturel, inévitable, qui va en s'accélérant à partir de 35 ans, d'où l'importance du calcium !

D'après les enquêtes réalisées en France, les trois quarts des femmes ne consommeraient pas les 900 mg de calcium conseillés, et plus de la moitié des femmes de 60 ans n'absorberaient pas la quantité minimale de 600 mg par jour considérée comme le seuil critique au-dessous duquel les pertes de calcium risquent d'être plus élevées que l'apport alimentaire.

Minéralisation osseuse

La raréfaction du tissu osseux se produit à partir de la ménopause et se prolonge avec le vieillissement de l'organisme.

La déminéralisation osseuse découle en grande partie du mode de vie. Vous avez donc la possibilité de la prévenir en appliquant quelques règles simples. Limiter tous les facteurs de risque : tabac, alcool, excès de caféine et de sel (qui accroît l'excrétion du calcium dans les urines). La déminéralisation est aussi favorisée par l'absence de l'exposition à la lumière naturelle (qui permet la synthèse de la vitamine D par la peau), un régime pauvre en calcium et en protéines.

Autre ennemi, le manque d'exercice est responsable de la dégradation de la masse osseuse, d'où l'intérêt de pratiquer une activité physique régulière.

Carence en potassium

Une alimentation équilibrée couvre les besoins recommandés. Cependant, en cas d'efforts physiques intenses et prolongés avec hypersudation, ou avec certains régimes amaigrissants drastiques, la teneur en potassium peut baisser de manière importante. Ces carences se manifestent par une grande fatigue, une chute de tension artérielle, pouvant aller jusqu'à la paralysie dans les cas graves.

Nom	Glucides	Lipides	Fibres	Cal	kJ
ABRICOT					
frais, 3, 110 g	6,8	0	2	28	119
nature, en conserve, 6 demi-fruits, 120 g	9,6	0	1,2	41	176
au sirop (conserve), 6 demi-fruits, 120 g	19	0	1,2	76	321
cuits, sucrés, 100 g	18	0	2	72	308
cuits sans sucre, 100 g	6	0	2	27	115
séchés, 3 fruits entiers, 50 g	22	0	4	94	401
prêts à être consommés - semi-séchés, 100 g	36	0	6,3	158	674
boisson à 35% de teneur en fruits, 1 verre, 250 ml	20	0	1	18	75
nectar, 50% de teneur en fruits, 1 verre de 250 ml	32	0	0	129	540
AGNEAU					
côtelette maigre, grillée, 30 g	0	4	0	70	295
foie, frit, 40g	0	5,5	0	96	405
gigot maigre, cuit, 2 morceaux, 80 g	0	5	0	158	665
gigot non dégraissé, cuit, 2 morceaux, 90 g	0	10,5	0	201	845
collier dégraissé, en ragoût, 40 g	0	5,5	0	101	425
collier non dégraissé, en ragoût, 50 g	0	14	0	176	740
filet dégraissé, grillé, 100 g	0	03,5	0	114	480
longe rôtie dégraissée, 100 g	0	4	0	119	500
longe maigre, grillée, 35 g	0	2,5	0	62	260
longe non dégraissée, grillée, 50 g	0	15,5	0	182	765
côtelette non dégraissée, grillée, 40 g	0	10,5	0	131	550
AIL					
2 gousses épluchées, 6 g	0,5	0	+	6	25
purée, 1 cuillerée à soupe	2,5	5	N	57	236
séché en poudre, 1 cuillerée à soupe	7,5	0	0	13	55
ALCOOLS					
bière blonde en petite bouteille de 275 ml	5,5	0	0	77	325
bière brune en petite bouteille de 275 ml	8,3	0	0	82	346
bière forte en petite bouteille de 275 ml	17	0	0	182	756
bière ordinaire 574 ml	13	0	0	182	756
bière à la pression 574 ml	13,3	0	0	184	755
bière légère à la pression, 574 ml	9,3	0	0	145	597
lager ordinaire, en canette et à la pression, 500 ml	Tr	0	0	145	605
lager en grande bouteille, 500 ml	7,5	0	0	146	598
lager à faible teneur en alcool, 574 ml	8,6	0	0	57,4	235
panaché en grande canette 500 ml	15	0	0	55	240

ALCOOL Boire de l'alcool en quantités limitées (pas plus de 2 à 3 verres pour les femmes, ou 3 à 4 verres pour les hommes) ne semble pas avoir d'effets indésirables sur la santé d'un adulte de poids normal. Cependant, il est essentiel de s'abstenir de consommer de l'alcool pendant au moins 1 ou 2 jours par semaine, et d'éviter de boire à l'excès. Essayez de limiter la consommation d'alcool aux heures des repas.

BIÈRE Une boisson obtenue à partir de la fermentation de céréales (généralement de l'orge). La bière peut avoir une forte teneur en alcool et risque ainsi de vous donner envie de l'accompagner de petits en-cas très riches en lipides.

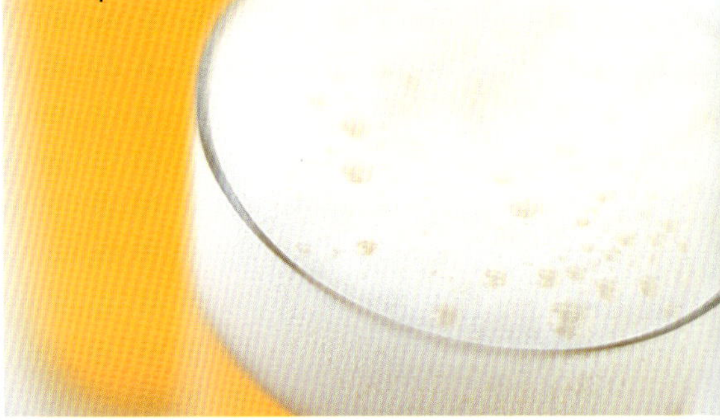

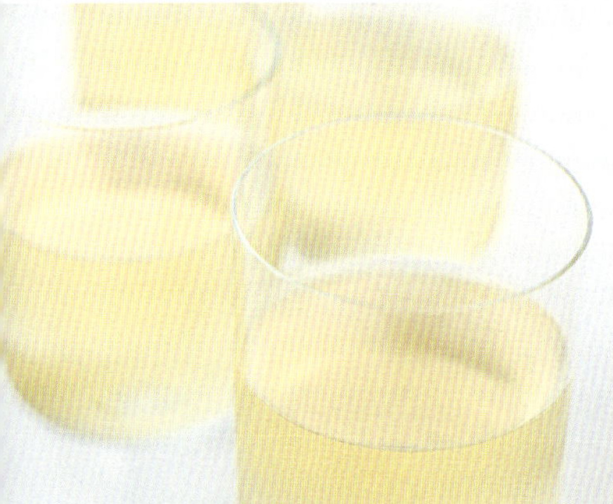

VIN BLANC Essayez un mélange de vin blanc et de soda pour obtenir une boisson pétillante contenant moitié moins de calories qu'un verre de vin.

RECETTES Pour une boisson estivale rafraîchissante ne comptant que 65 calories : versez environ 60 ml de vin mousseux sec et 60 ml de soda sur quelques fruits rouges (groseilles, mûres, etc.) et attendez quelques minutes avant de déguster.

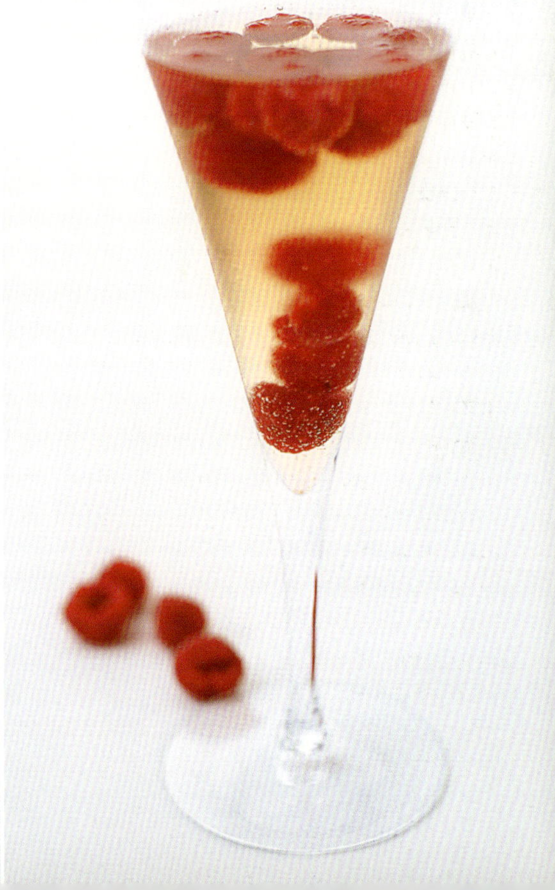

SPIRITUEUX Ils ont un valeur calorique encore plus grande quand on y ajoute du tonic, du coca ou du jus de fruits.

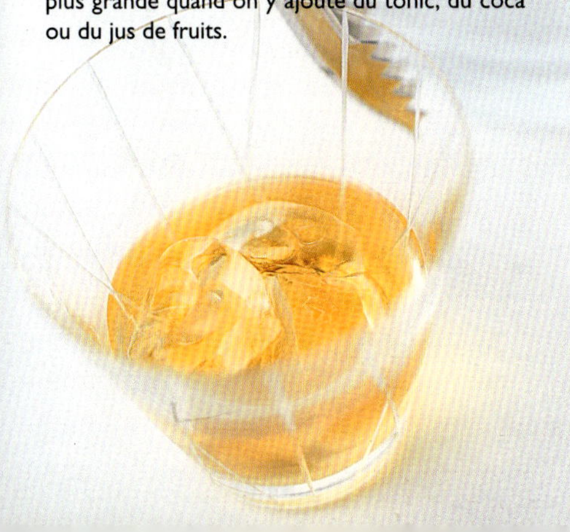

Nom	Glucides	Lipides	Fibres	Cal	kJ
bière brune forte grande 500 ml	10	0	0	195	817
bière brune forte, petite 275 ml	5,8	0	0	107	449
cidre brut 54 ml	15	0	0	208	873
cidre doux 574 ml	24	0	0	244	101
cidre d'appellation, fort, 574 ml	42	0	0	578	241
cocktail bloody mary, 165 ml	5,5	0	0,5	124	520
cocktail Daiquiri, 60 ml	4	0	0	111	465
cocktail Tequila sunrise, 60 ml	7	0	0	66	275
liqueur cherry brandy/café, 25 ml	8,2	0	0	65,5	275
liqueur Bailey crème, 25 ml	6	4	0	81	338
alcools forts ordinaires à 40% :					
cognac, gin, rhum, vodka, whisky, 25 ml	0	0	0	55	230
alcools forts ordinaires à 37,5%, 25 ml	0	0	0	51	214
vin rouge, ballon, 120 ml	0,4	0	0	85	356
vin rosé, 120 ml	3,1	0	0	89	367
vin blanc, sec, 120 ml	0,7	0	0	82	343
vin blanc demi-sec, 120 ml	4,3	0	0	94	388
vin blanc doux, 120 ml	7,4	0	0	118	493
porto, 50 ml	6	0	0	80	327
sherry, sec, 50 ml	0,7	0	0	58	240
sherry doux, 50 ml	3,5	0	0	68	284
martini sec, 50 ml	1,5	0	0	55	227
martini, doux, 50 ml	7,6	0	0	75	315
champagne, 125 ml	1,7	0	0	95	394
ALIMENTS POUR BÉBÉ					
carotte saumon épinards, Blédichef, 100 g	9,1	4,2		91	382
paëlla des touts petits, Blédichef	10,4	3,2		84	351
épinards à la crème cabillaud, Nestlé	9,4	1,8		67	284
jardinière de légumes petits pois-canard, Blédichef	8,8	1,8		65	274
blanquette des touts petits, Blédichef	11,7	3,4		89	376
pâtes et jambon à l'italienne, Blédichef	8,6	3,7		83	346
ratatouille veau et pâtes	9,5	3,4		83	347
petit pot, coquillettes-jambon à la tomate, Nestlé	10,3	1,5		67	283
petit pot parmentier haricots verts bœuf, Nestlé	8,6	2,8		70	296
courgette dindonneau riz, Nestlé	9,8	3,8		86	360
petit pot, épinards à la crème, Blédina	8,8	2,7		67	282
petit pot carotte et petit pois au beurre, Blédina	10	3,1		75	314

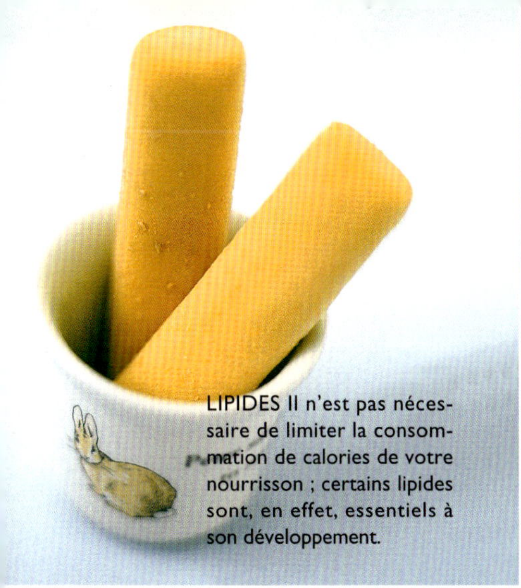

LIPIDES Il n'est pas nécessaire de limiter la consommation de calories de votre nourrisson ; certains lipides sont, en effet, essentiels à son développement.

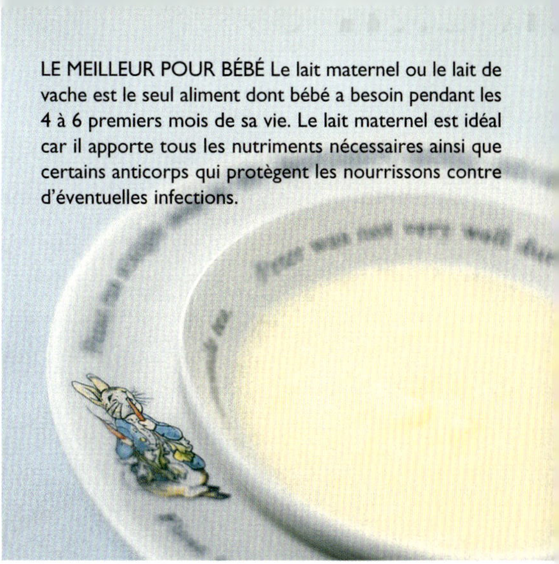

LE MEILLEUR POUR BÉBÉ Le lait maternel ou le lait de vache est le seul aliment dont bébé a besoin pendant les 4 à 6 premiers mois de sa vie. Le lait maternel est idéal car il apporte tous les nutriments nécessaires ainsi que certains anticorps qui protègent les nourrissons contre d'éventuelles infections.

ALIMENTATION DES BÉBÉS

La plupart des nourrissons peuvent consommer des "aliments solides" dès l'âge de 4 mois. Au début, faites le choix de la simplicité en proposant des fruits ou légumes mixés, sans adjonction de sel ou de sucre. Essayez de limiter vos achats d'aliments pour bébé vendus dans le commerce et lisez toujours les étiquettes pour vérifier que l'aliment convient bien à votre enfant.

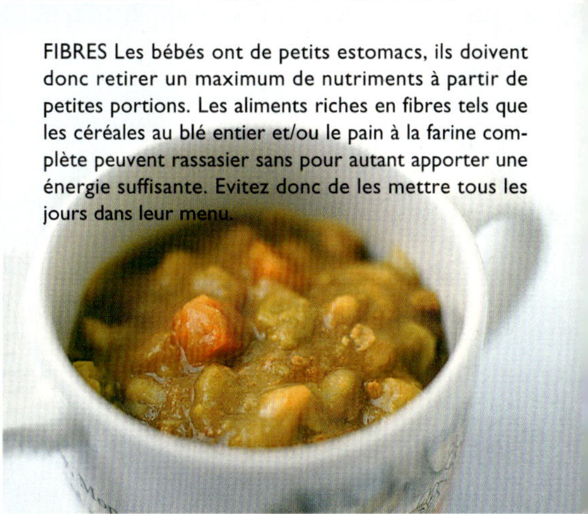

FIBRES Les bébés ont de petits estomacs, ils doivent donc retirer un maximum de nutriments à partir de petites portions. Les aliments riches en fibres tels que les céréales au blé entier et/ou le pain à la farine complète peuvent rassasier sans pour autant apporter une énergie suffisante. Evitez donc de les mettre tous les jours dans leur menu.

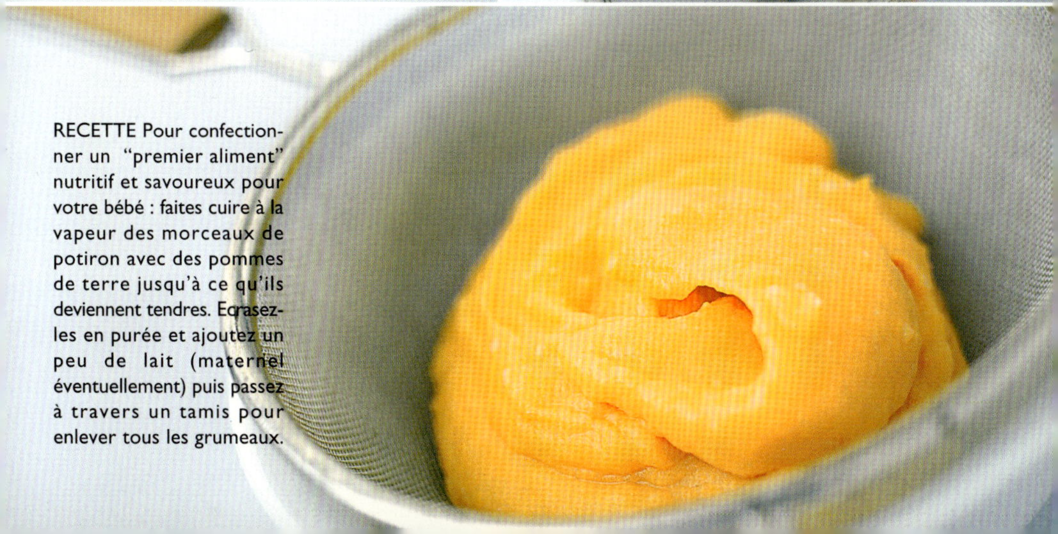

RECETTE Pour confectionner un "premier aliment" nutritif et savoureux pour votre bébé : faites cuire à la vapeur des morceaux de potiron avec des pommes de terre jusqu'à ce qu'ils deviennent tendres. Ecrasez-les en purée et ajoutez un peu de lait (maternel éventuellement) puis passez à travers un tamis pour enlever tous les grumeaux.

Nom	Glucides	Lipides	Fibres	Cal	kJ
petit pot carotte poulet et veau, Blédina	7,8	2,4		64	269
petit pot épinard-bœuf, Blédina	7,2	2,4		64	267
petit pot petits légumes bœufs pâtes, Blédina	10	4,2		94	393
petit pot petits légumes à la provençale, Blédina	12	2,5		76	319
petit pot mousseline de courgettes, Blédina	9,1	3		68	386
petit pot haricots verts, Blédina	10,2	1,1		56	235
soupe à la tomate, Blédina	7,3	1,2		44	186
soupe poireaux-pommes de terre, Blédina	5,7	2,1		45	188
soupe légumes, Blédina	6,3	2,2		48	200
soupe carotte, Blédina	6	2		46	191
soupe artichaut, Blédina	6	1,1		37	156
jus de fruits pomme framboise, Nestlé, 100 ml	9,9	0		40	170
jus de fruits banane, Nestlé, 100 ml	9,9	0,06		41	173
jus de fruits orange, Nestlé, 100 ml	11,3	0		47	199
jus de fruits pomme-banane, Blédina	12,7	0,1		53	225
jus de fruits poire, Blédina	13,6	0,1		56	238
lait de croissance 10 mois-3 ans, Nestlé	7,9	2,9		67	279
lait 2e âge, Blédilait	9	3,2		72	303
lait Guigoz 10 mois-3ans	7,9	2,9		67	279
lait et céréales, Nestlé, 100 ml	16,3	2,9		106	444
brique lait et céréales cacao, Blédina	15,8	3,4		105	442
brique lait et céréales banane, Blédina	16,2	3,4		105	442
brique lait et céréales miel, Blédina	16,2	3,4		105	442
céréales riz, miel et bananes, Blédina	90,3	1,5		395	1676
céréales instantannées noisettes, Blédina	81	5,5		406	1717
céréales lactées biscuitées, Blédina	74,3	3,5		399	1690
céréales, cacao, Phosphatine	85	1,5		388	1646
céréales vanille, Phosphatine	86	2		388	1647
céréales instantannées, banane poire, Nestlé	81,6	4		396	1676
junior caramel, Nestlé	81,9	4		396	1678
compote pomme framboises, Blédina	14,2	0,5		63	267
compote duo pomme-pèche, Nestlé	14,7	0,2		62	262
compote pomme-pruneau, Nestlé	18	0,1		74	313
compote pomme coing, Blédina	13,5	0,2		58	245
compote coktail de fruits, Nestlé	15,2	0,1		63	265
compote poire-cerise-miel, Blédina	19,9	0,2		83	354
compote pèche, Nestlé	13	0,1		54	228

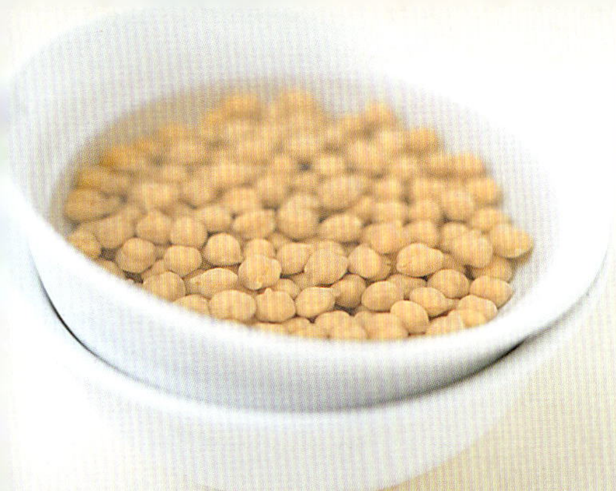

POIS CHICHES Tout prêts en boîte, les pois chiches sont une grande source de fibres et une alternative à la viande, de plus, ils présentent l'intérêt d'être bon marché et pauvres en lipides.

LÉGUMES SECS

Riches en protéines, en fibres et en glucides complexes, pauvres en lipides, les légumes secs devraient constituer une part importante de notre alimentation, en particulier pour les personnes qui consomment peu ou pas de viande. Les légumes secs en boîte sont indiqués si vous n'avez pas le temps d'en faire tremper la nuit.

RECETTE Mixer les pois chiches cuits avec un peu de tahini, d'ail, de jus de citron, d'huile d'olive et d'eau pour obtenir une préparation savoureuse et pauvre en matières grasses. À servir avec du pain libanais ou bien avec des toasts de pain complet.

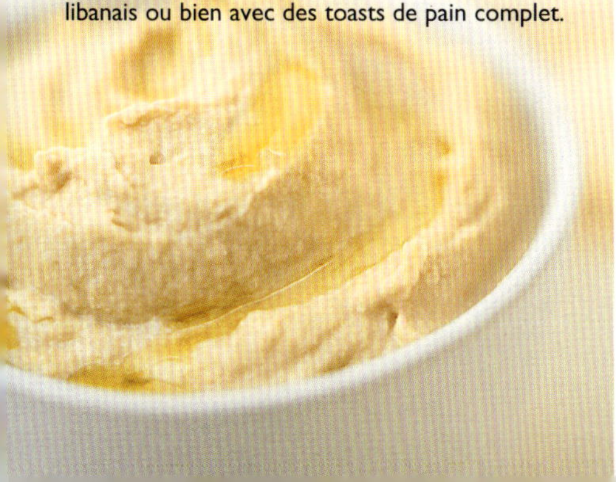

HARICOTS ROUGES La prochaine fois que vous préparerez un chili con carne, essayez d'y mettre plus de haricots et moins de viande hachée. Les haricots rouges sont en effet riches en fibres et apportent toutes les protéines de la viande, sans en apporter la graisse.

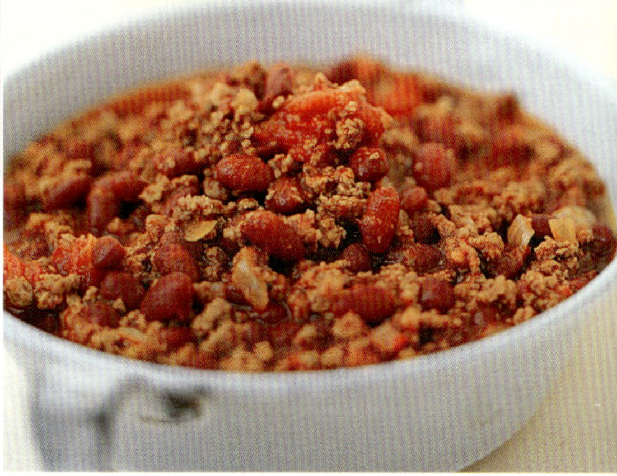

GRAINES DE SOJA Excellente source de phytœstrogènes (composés qui ont certains effets bénéfiques chez les femmes ménopausées), les graines de soja sont aussi, parmi les légumes secs, ceux qui apportent la meilleure qualité de protéines.

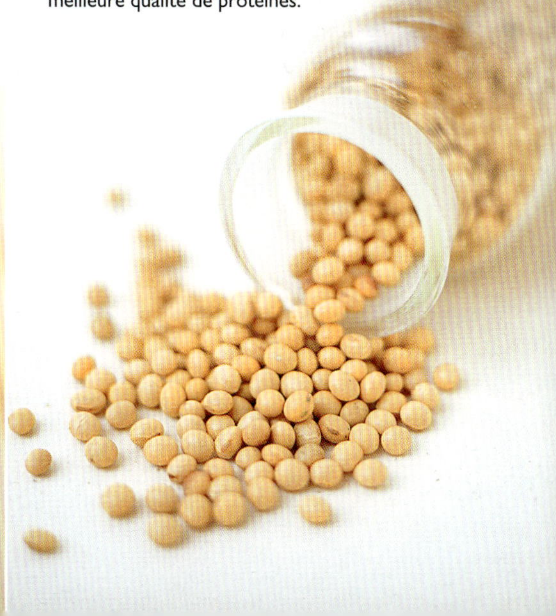

Nom	Glucides	Lipides	Fibres	Cal	kJ
compote abricot, Nestlé	20	0,1		83	352
compotine pomme-vanille, Blédina	13	0,2		56	239
crème dessert vanille, Blédina	17,3	2,5		103	433
crème dessert lait chocolat, Blédina	16,3	2,8		102	426
crème dessert lait noisette, Blédina	15,6	4,9		119	501
laitage petit Blédi croissance à la vanille	17	5		131	551
brassé croissance nature	16,4	3,9		114	481
AMANDES					
amandes séchées, 100 g	17,0	54,0	2,6	634	2653
ANANAS					
frais, coupé, 1 tranche, 100 g	11,6	0,2	1,4	52	218
en conserve au jus d'ananas, 100 g	13,0	0,1	0,8	57	243
en conserve au sirop, égoutté, 1 tranche, 40 g	8	0	0,3	33	140
en conserve, égoutté, 1 bol, 250 ml	25,5	0	1,25	112	470
ARTICHAUT	7,6	0,1	2	40	167
1 artichaut cuit de 220 g	2,6	0	1	17	70
cœurs d'artichauts en boîte, 1 cœur égoutté, 50 g	1	0	1,5	8	35
fonds d'artichauts, surgelés, Bonduelle, 100 g	4,0	0,3	7,35	25	105
ASPERGES					
asperges, 100 g	3,5	0,2	1,5	25	105
crème d'asperges en poudre, Royco (soupe)	67,6	17,3		437	1829
en boîte, égouttées, 8 pointes, 100 g	1,5	0	2,9	24	100
AUBERGINE					
jeunes, 4, 65 g	1,5	0	1,5	11	45
frites à l'huile, 100 g	2,8	32	2,3	302	1262
grillées, 3 tranches, 90 g	2,5	0	2	18	75
AVOCAT					
1 avocat moyen cru, 100 g	1,9	19,5	3,4	190	784
BACON					
frit avec 2 œufs	0	18	0	215	905
morceaux	0	1,5	0	30	125
tranche moyenne, grillée, 10 g	0	2	0	32	135
tranche moyenne, frite, 10 g	0	3	0	37	155
tranche moyenne, dégraissée, frite, 10 g	0	1	0	23	95
tranche moyenne, dégraissée, grillée, 10 g	0	1	0	24	100
BAKLAVA (pâtisserie orientale)					
acheté, pièce moyenne, 100 g	40	17,5	+	322	1349

RAGOÛTS Pour que vos ragoûts soient moins caloriques, mais qu'ils aient toujours autant de saveur, préparez-les la veille et réfrigérez-les pendant la nuit. Avant de les réchauffer, ôtez soigneusement la pellicule de graisse qui se sera formée à la surface.

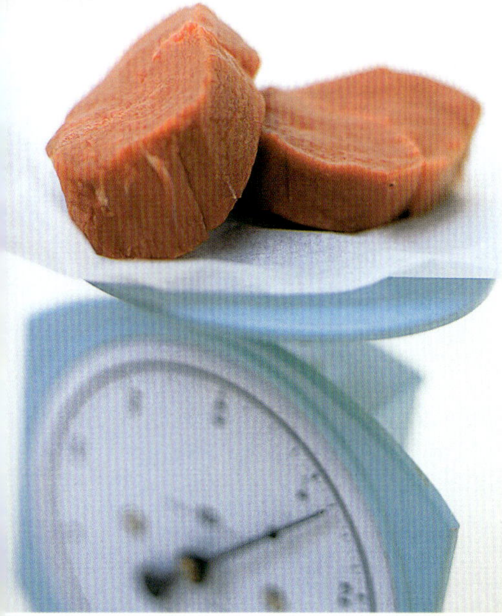

VIANDE HACHÉE Pour obtenir de la viande hachée maigre, achetez un morceau de steak maigre et hachez-le avec un robot. Ou encore achetez de la viande hachée extra maigre et cuisez la sans graisse et retirez le jus de viande.

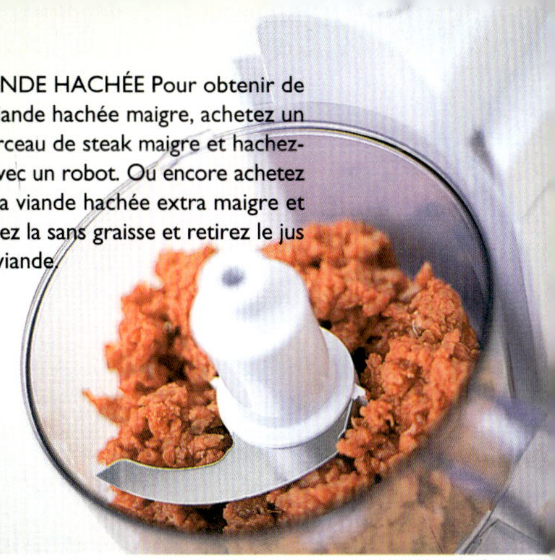

BŒUF Le bœuf maigre cuit sans adjonction de graisse peut contenir jusqu'à 5 % de lipides. La viande rouge (en quantités modérées), telle que le bœuf, peut s'inscrire dans un régime alimentaire sain et équilibré. Elle est, de plus, une excellente source de fer et d'autres sels minéraux. Choisissez des morceaux de viande maigre dont tout le gras visible aura été ôté. Si vous faites une marinade, utilisez du jus de citron, de la moutarde, de la sauce de soja et des herbes afin qu'elle soit pauvre en lipides.

RECETTE Donnez à vos steaks une saveur particulière : faites-les poêler sans graisse, arrosez d'un peu de marinade ou de sauce de soja, enduisez chaque côté avec de la moutarde à l'ancienne ou bien couvrez de graines de poivre noir concassé.

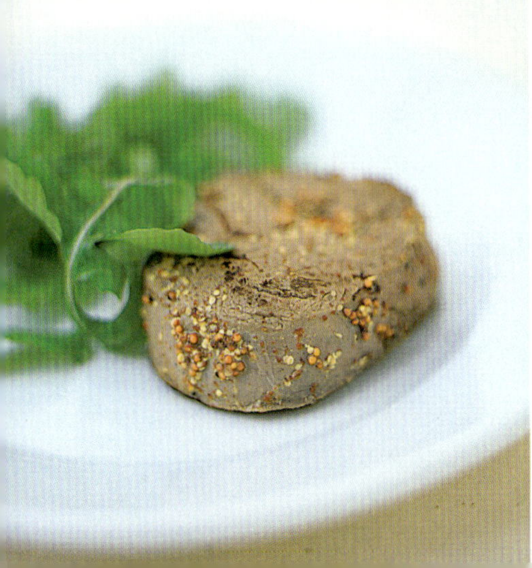

CUISINER Pour éviter l'adjonction de graisse, cuisinez votre viande dans une poêle à rainures légèrement huilée ou sur un barbecue, mais ne retournez pas trop souvent la viande et laissez-la reposer avant de servir pour l'empêcher de se dessécher.

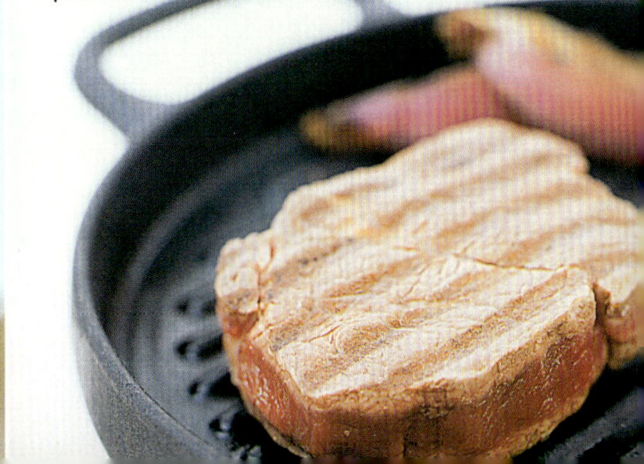

Nom	Glucides	Lipides	Fibres	Cal	kJ
BANANE					
chips, cristallisées, environ 25 frites, 25 g	15	7,8	0,5	128	534
séchées, 100 g	28	0	3	119	500
fraîche, épluchée, 140 g	32,5	Tr	1	133	564
BARRES DE CÉRÉALES (voir aussi MUESLI)					
barre repas raisins-noisettes, Equilibrance, 2, 80 g	28	8,5	12,2	287	1201
grany chocolat, Heudebert	20,4	5,7		142	598
grany framboise, Heudebert	20,8	5,4		141	591
nutri grain Twist, fruits des bois, Kellogs	26	8	1	130	550
grany brut de noisettes, Heudebert, 1 barre	14	4,4		100	417
grany duo chocolat-riz	15	3,2		93	394
choco krispies, Kellogs	15	3	0,2	90	400
grany maniac, pomme verte, 1 barre	16	2,5		89	377
frosties au lait, Kellogs	19	4	0,2	130	525
snaks, Kellogs	14	3	0,4	90	400
BEIGNETS					
cannelle, sucré, 1 , 75 g	36,6	10,9	+	252	1061
fourré à la crème, 1, 70 g	21	17	+	251	1055
fourré à la crème glacée, 1, 80 g	38,5	19,5	+	339	1425
BETTE, 100 g	2,0	TR	4	22	92
BETTERAVES					
fraîches, épluchées, bouillies, 2 tranches	5	0	0,4	25	105
sous-vide, 5 tranches, 100 g	14	0	1,7	64	270
betterave rouge, 100 g	8,4	1,5	2,5	11	46
cuites vapeur, Lunor, 100 g	8,7	0,1		41,7	174
crues, râpées, 30 g	2,5	0	0,6	12	50
BEURRE (voir également GRAISSE et MARGARINE)					
ordinaire, moyen, 1 cuillerée	0	16,5	0	145	610
beurre cru	1,0	83,0		755	3160
pâte à tartiner, 38% MG, Carrefour	0,4	38,0		351	1469
pâte à tartiner, 38% MG, 1/2 sel, Carrefour	0,4	38,0		351	1469
margarine, Fruit d'or	0,3	70,0		631	2641
margarine 60% MG, Carrefour	0,3	60,0		542	2268
margarine 80% MG, Carrefour	0,3	80,0		722	3022
clarifié, 1 cuillerée	0	17	0	150	630

BISCUITS Les biscuits sucrés sont souvent riches en sucres et en graisses saturées, mais ils peuvent être utiles en tant que source immédiate de glucides. Si vous cherchez un en-cas contenant moins de lipides, choisissez des fruits frais ou des fruits secs ou encore un pain suédois ou un gâteau de riz avec du fromage frais. Autre solution : en confectionnant vos propres pâtisseries vous pourrez en réduire la teneur en sucre et en lipide.

SABLÉ Riche en lipide et en sucre, ce biscuit donne la sensation très agréable de fondre dans la bouche, cela à cause de la forte proportion de beurre par rapport à la farine.

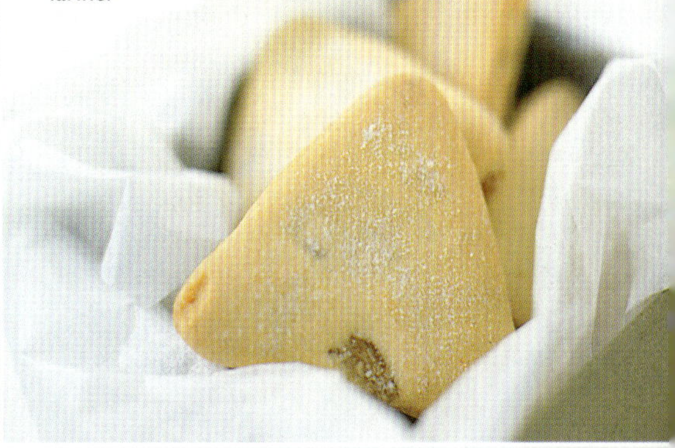

COOKIES Ils sont mous à cause de la forte quantité de beurre et de sucre qu'ils contiennent. Ne vous imaginez pas que les biscuits à la farine de flocons d'avoine soient moins riches en lipides, même s'ils contiennent plus de fibres.

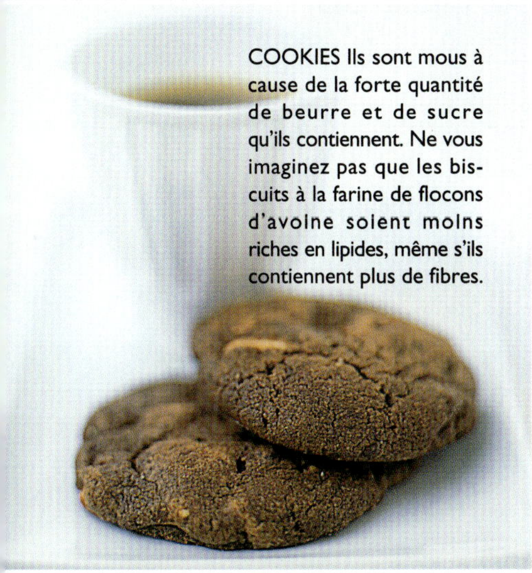

CROQUETS AUX AMANDES Un merveilleux biscuit pauvre en lipides. Faits à base d'œufs, ils ne contiennent pas de beurre et les amandes les enrichissent en fibres.

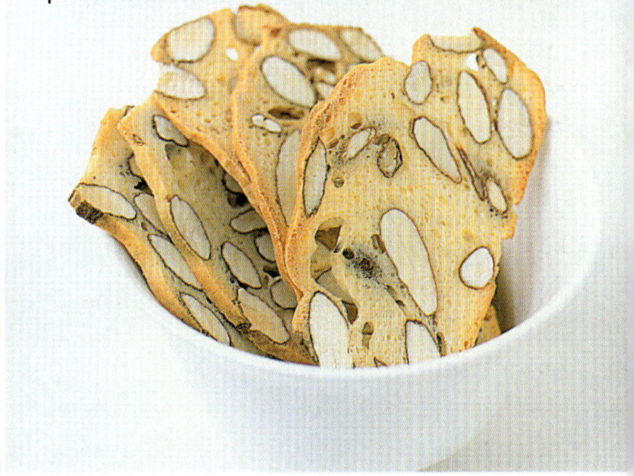

MACARONS Riches en lipides et en sucres. Le cœur crémeux est généralement un mélange à base de sucre glace, de beurre et d'eau. La plupart du temps, le biscuit lui-même est doux et riche en beurre et en amandes.

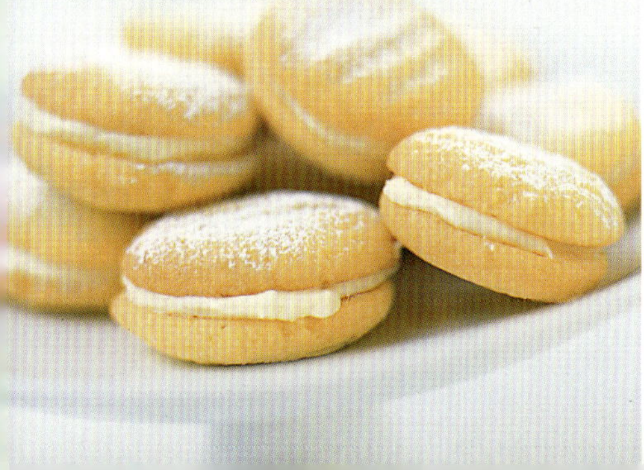

BISCUITS ALLÉGÉS On trouve maintenant dans le commerce des biscuits contenant jusqu'à 70 % de matière grasse en moins. Il n'empêche que la teneur en lipides et en sucres de ces biscuits reste relativement élevée.

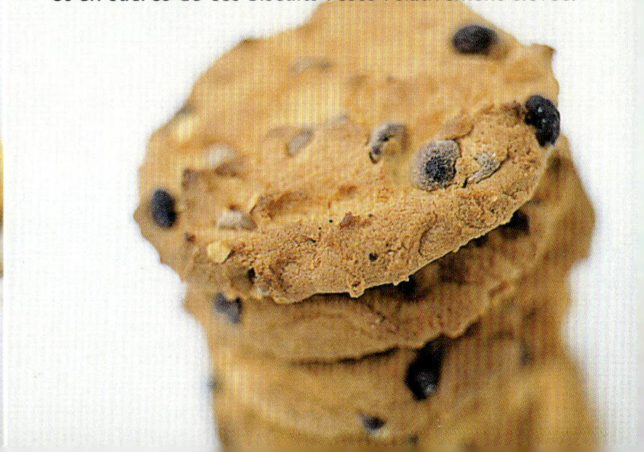

Nom	Glucides	Lipides	Fibres	Cal	kJ
BISCOTTES					
biscottes 97% de céréales, Heudebert, 100 g	74,0	6,0	4,3	390	1632
biscottes au germe de blé, Carrefour Bio, 100 g	77,0	6,0		406	1699
biscottes complètes, Carrefour Bio, 100 g	76,0	6,0		410	1716
biscottes grillées, Heudebert, 100 g	74,0	5,0	4,2	380	1590
biscottes tartines, Heudebert, 100 g	77,0	6,5		410	1716
cracottes au froment, 100 g	75,0	3,5	4,5	375	1569
cracottes aux céréales complètes, 100 g	70,0	4,0	8,7	360	1507
pain grillé, Carrefour Bio	79,0	4,0		396	1657
pain grillé, complet, Carrefour	72,0	8,5		410	1716
pain grillé, froment, Carrefour	75,0	8,0		410	1716
pain scandinave (krisprolls), 3, 15 g	9,4	2,3	0,4	61	256
pain scandinave, seigle, 3, 24 g	17	0,5	2,8	77	328
wasa authentique, fibres	45,2	8	24	305	1290
wasa léger	64,1	1,4	16	310	1310
BISCUITS SUCRÉS					
au chocolat, entièrement enrobés, 1 petit, 25 g	17	7	0,6	131	549
barquette à la pulpe d'abricot, Lu	79	2		350	1485
barquette à la fraise, Lu	79	2,5		355	1505
biscuits à la cuillère, Delos, 100 g	74,5	3,0		355	1486
biscuits au chocolat, Petit Prince, 100 g	72,0	20,0		108	452
biscuits boudoirs, Delos, 100 g	84,0	4,5		402	1682
biscuits Choco BN, 100 g	71,0	16,7		460	1925
biscuits fourrés à l'orange Pimm's cake, 2	7	1	N	36	153
biscuit bio à l'épautre	65	21		480	2000
cake aux fruits Brossard, 100 g	58,0	15,4		386	1615
chamonix fourrés à l'orange	81	2		355	1510
cookies aux pépites de chocolat, 1	4,5	2	N	36	150
craquelins, 3, 21 g	16	2,6	0,6	92	390
figolus	77	7		385	1635
galettes bretonnes, 1, 25 g	15	6,5	0,7	121	552
gâteaux au flocons d'avoine, 1, 10 g	6,3	1,8	N	44	185
gâteaux sec au gingembre, 2, 20 g	16	3	0,4	91	385
gâteaux secs au gingembre, faits maison, 1, 20 g	13	3,4	0,3	90	377
gaufrettes fourrées, 3, 18 g	12	5,4	N	96	404
madeleines au beurre, Carrefour Bio, 100 g	54,5	22,5		448	1875
madeleines pur beurre, aux œufs, Carrefour, 100 g	55,0	21,0		435	1820
pailles d'or, Lu	83	1		360	1525

BISCUITS, CRACKERS ET PAINS SUÉDOIS

Certains biscuits parfumés tels que les crackers au riz et les gâteaux aux flocons d'avoine sont pauvres en lipides et en sucres et constituent une bonne alternative au pain. Soyez cependant vigilants, car certains de ces biscuits sont riches en lipides et en sel. Choisissez des produits au blé entier ou des produits riches en fibres afin d'augmenter votre consommation de fibres.

BISCUITS APÉRITIFS Ils sont parfois riches en lipides et en sel, lisez donc toujours l'étiquette pour être pleinement informé.

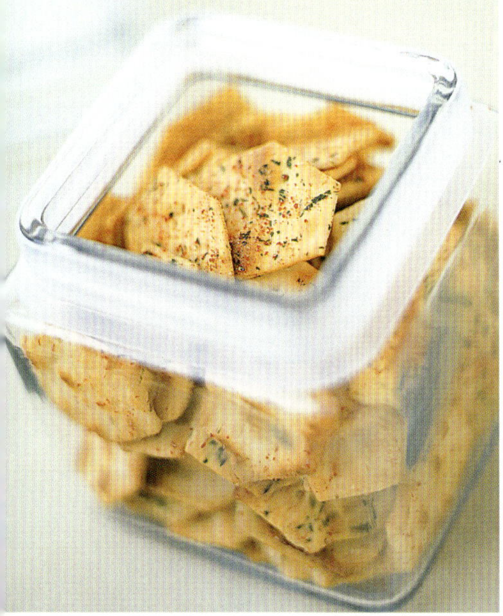

CRACKERS Relativement pauvres en lipides, ces crackers sont une bonne source de glucides. Servez-les avec du fromage à pâte molle à faible teneur en lipides ou avec des sauces au yaourt, avec des petits légumes crus ou du fromage blanc allégé et épicé à votre goût.

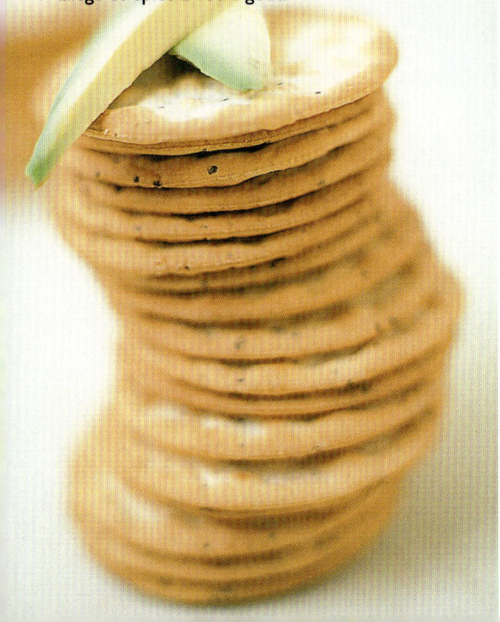

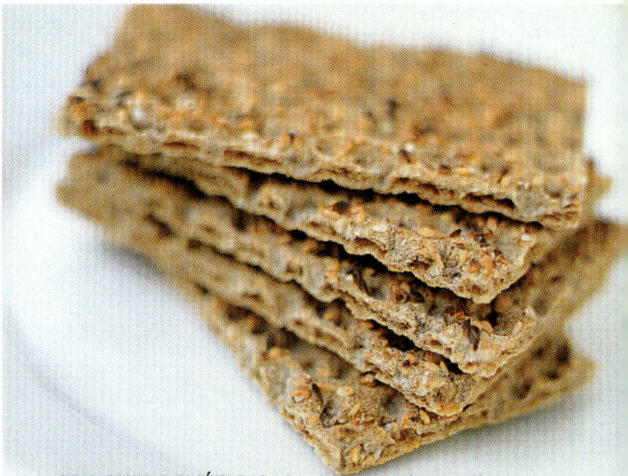

CRACKERS SUÉDOIS Un aliment riche en fibres pour le goûter de l'après-midi. Garnissez de fromage blanc ou de fromage à pâte molle pauvre en lipides ou de tranches de tomates.

GALETTES DE RIZ SOUFFLÉ Un cracker savoureux pauvre en lipides qui est un en-cas pratique, sans gluten, riche en glucides.

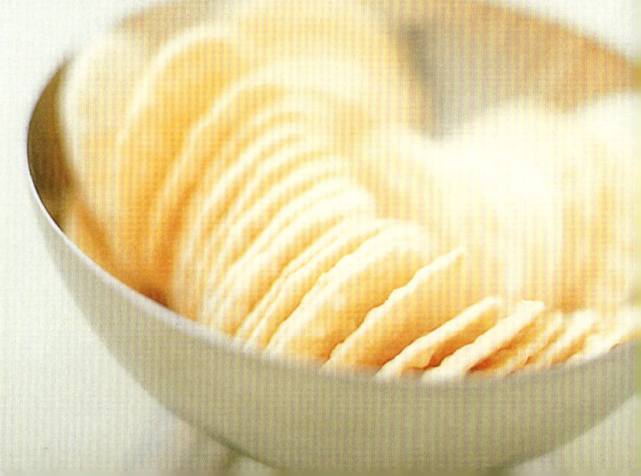

Nom	Glucides	Lipides	Fibres	Cal	kJ
palets bretons, Carrefour, 100 g	61,0	28,0		501	2097
petit Lu au beurre, 100 g	77,0	12,0		450	1883
p'tit déjeuner en sachet, Lu	36,7	17		243	1023
quatre-quarts, pur beurre, Carrefour	50,7	24,0		442	1850
savane Brossard, 100 g	45,1	23,5		413	1728
shortbread au chocolat, 1	5	2,5	N	35	147
tartelettes BN fraise	69	14		425	1780
tranches de cake aux fruits, 1, 15 g	8	0,5	+	37	155
BISCUITS ALLÉGÉS					
goûter aux raisins, Gerblé	57,2	15		432	1817
palmier, Bjorg	62,9	26,9		517	2165
biscuit framboise-amande, Gerblé	68	14,5	2,5	422	1774
biscuits de régime, Gerlinéa	51	18	3,4	458	1922
vivis son vital, son de blé et pruneaux	53	20		428	1794
taillefine croustillant fin à l'abricot	72	5,5		360	1530
taillefine petits pains croquants aux cinq céréales	70	5		375	1595
taillefine croustillant abricot-noisette	73	11		425	1785
taillefine délice aux pruneaux	71	7,5		365	1545
taillefine croquant goût chocolat, 2	12	2,1		71	298
taillefine douceur aux fruits rouges, 1	16,3	1,9		88	369
BLÉ					
blé gourmand, Ebly	71,9	1,7	5,4	351	1467
pousses de blé, 100 g	42,5	1,5	+	198	830
BŒUF					
côte de bœuf, grillée, 100 g	7,5	7,5	+	111	465
filet, maigre, grillé, 100 g	0	7	0	167	700
filet, non dégraissé, grillé, 100 g	0	11	0	198	830
hachis, maigre, mijoté, égoutté, 170 g	0	16,5	0	309	1300
hachis, mijoté, égoutté, 170 g	0	20,5	0	390	1623
hamburgers de bœuf, grillés, 100 g	0,1	24,4	0	326	1355
hamburgers du fast food,					
dans du pain avec de la salade, 100 g	18	12,7	N	238	996
rôti, maigre, au four, 2 tranches, 80 g	0	4	0	124	520
rôti, bardé, au four, 2 tranches, 90 g	0	9	0	171	720
steak au poivre sauce à la crème, 1 portion, 200 g	0	35	0	536	2250
steak aloyau, maigre, grillé, 110 g	0	10	0	189	795
steak aloyau, non dégraissé, grillé, 127 g	0	9,5	0	192	806
steak paleron, non dégraissé, mijoté, 1, 190 g	0	26	0	486	2040

PAIN BLANC Une bonne source de glucides, de fibres, de vitamines et de minéraux. Il contient moins de fibres que les pains à la farine complète, mais il est pauvre en lipides et essentiel à un régime alimentaire sain.

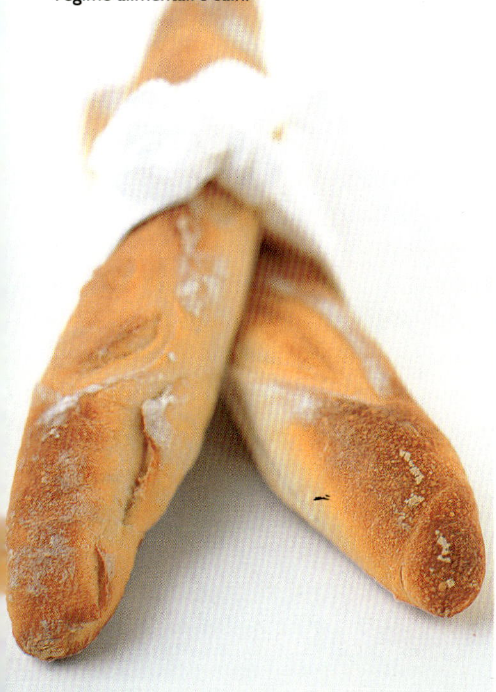

PAIN À LA FARINE COMPLÈTE ET FARINE MIXTE Les deux types de pain contiennent plus de fibres que le pain blanc, la farine complète étant la plus riche.

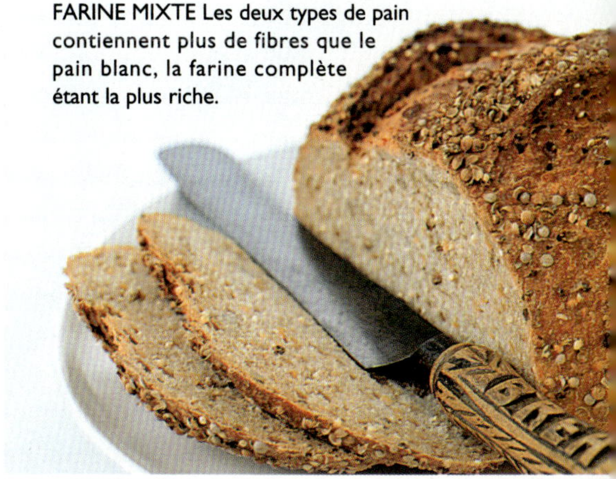

LE PAIN Nous ne le répéterons jamais assez : le pain ne fait pas grossir ! Mais ses garnitures éventuelles, oui ! Le pain nous apporte des fibres alimentaires, de l'énergie, des vitamines et sels minéraux essentiels. Même le pain blanc est nourrissant. Attention au pain de fabrication industrielle qui est parfois riche en sodium; lisez toujours les étiquettes pour être bien informé.

PAIN ENRICHI EN FIBRES Il est fabriqué grâce à une farine contenant des fibres ajoutées, ce qui lui confère la même richesse en fibres que la farine complète. Parfait pour les goûters à l'école.

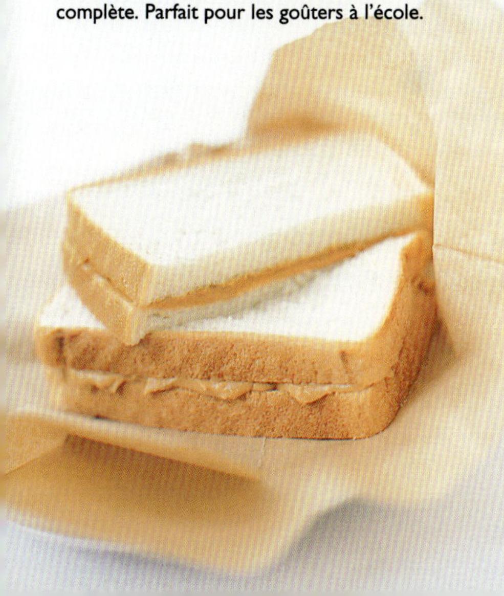

PAIN DE SEIGLE Le seigle blanc a une valeur nutritionnelle comparable à celle du pain blanc, le seigle noir, lui, constitue une source supérieure de fibres, de fer et de magnésium.

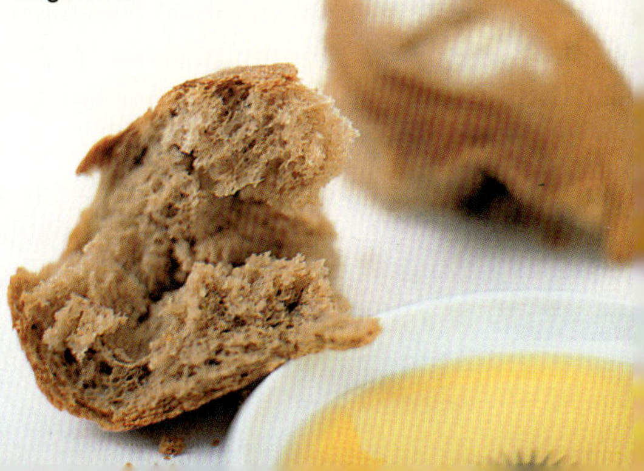

Nom	Glucides	Lipides	Fibres	Cal	kJ
steak maigre, grillé, moyen, 117 g	0	10,5	0	224	940
steak non dégraissé, grillé, petit, 100 g	0	6,5	0	162	680
steak, maigre, grillé, petit, 100 g	0	5	0	151	635
T-bone, grillé, 100 g	0	5,5	0	134	565
T-bone, non dégraissé, grillé, 100 g	0	8	0	164	690
tendron de bœuf, maigre, 2 tranches, 80 g	0	33,5	0	538	2260
tendron de bœuf, non dégraissé, 2 tranches, 85 g	0	3,5	0	131	550
tournedos, maigre, grillé, 100 g	0	30	+	662	2780
cœur, 100 g	0	5,9	0	179	752
foie, 100 g	0	9,5	0	198	831
langue, mijotée, 100 g	0	25	0	307	129
queue de bœuf mijotée, 100 g	0	13,5	0	243	1014
rognons, 100 g	0	6,1	0	153	641
tripes, mijotées, 100 g	0	3	0	83	350
BOISSONS POUR SPORTIFS					
boisson au soja, Carrefour Bio	1,3	2,0	0,5	38	159
boisson au glucose allégée, 500 ml	N	0	0	100	420
boisson au glucose, 300 ml	58	0	0	151	635
isotonic allégé, 500 ml	N	0	0	144	605
isotonic, 500 ml	36	0	0	150	630
BOISSONS EN POUDRE					
cacao, 1 cuillerée à soupe	1,5	1	1,2	21	90
benco énergie, 20 g+ 20 cl de lait demi-écrémé	27	3,7		170	720
lait, 1 cuillerée à soupe	5,5	0,5	0	32	135
boisson au lait de type orgeat, 1 cuillerée à soupe	6	0	N	31	130
boisson au lait et au malt, 1 cuillerée à soupe	8	0	Tr	38	160
caro (orge-seigle-chicoré) 30 g +lait demi-écrémé	6,1	tr		26	111
mélange pour chocolat chaud diététique, 1 sachet	7	1	N	44	185
mélange pour chocolat chaud suisse, 1 sachet	4	0	N	20	85
tea day lipton, aromatisé caramel, 100 g	59	12		414	1730
milkshake à la fraise, 1 cuillerée à soupe	12	0	0	50	210
ovomaltine, 1 cuillerée à soupe	6	0	0		130
ovomaltine au café 30 g + lait demi-écrémé	36	2,2	0,7	211	890
BOUILLON CUBE, 1, 5 g	2	0,5	0	19	80
BOULGOUR					
cuit, 100 g	68,5	2,5	+	319	1340
BROCOLI	2,4	0,4	3	25	105
CACAHUÈTES GRILLÉES, 100 g	23	44		600	2511

BEURRE ET MARGARINE Lequel des deux est meilleur pour la santé ? En fait, leur teneur en calories et en lipides est la même, bien qu'en général, les margarines contiennent moins de graisses saturées que le beurre. En remplaçant le beurre par une graisse polyinsaturée ou une pâte à tartiner monoinsaturée, vous contribuerez à diminuer votre taux de cholestérol. Cela n'est pas une raison pour abuser des pâtes à tartiner.

LE BEURRE Selon la loi, le beurre doit contenir 80 % de lipides. Ces graisses sont essentiellement saturées et riches en cholestérol.

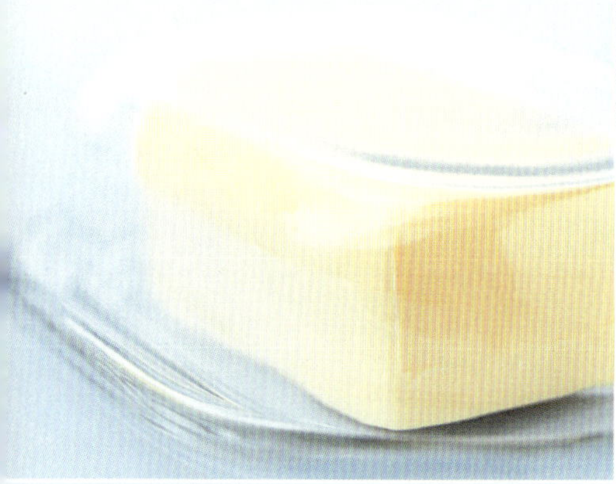

PÂTES À TARTINER ALLÉGÉES Un mélange de graisses présentes dans le lait, d'huile végétale et d'eau, contenant environ moitié moins de matières grasses que le beurre ou la margarine.

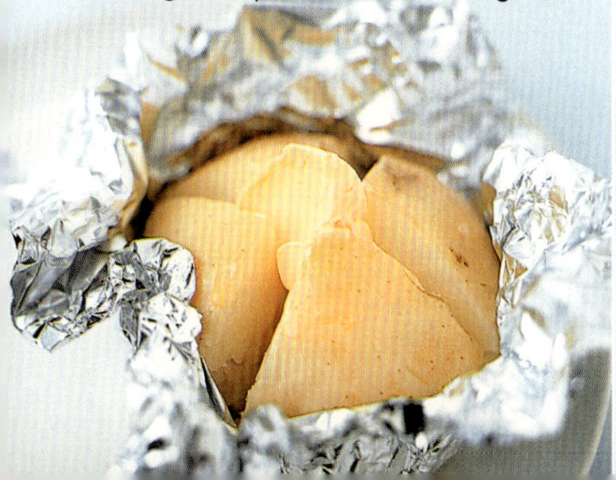

PÂTES À TARTINER De plus en plus populaires, ces pâtes à tartiner à base de lait sont additionnées d'huile de canola ou d'huile d'olive, mais peuvent encore contenir 42 % de graisses saturées.

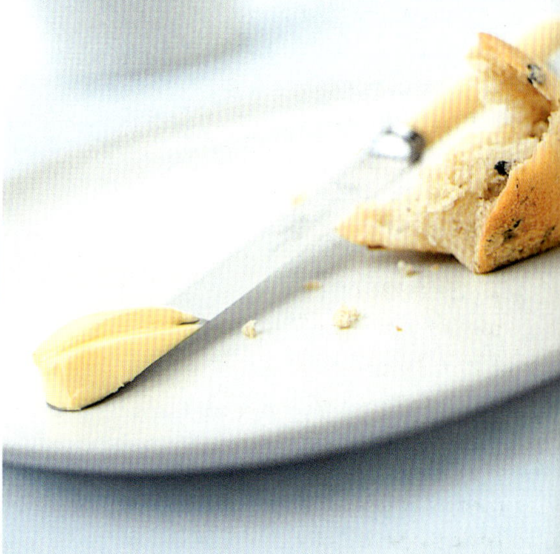

MARGARINES POLY-INSATURÉES Celles-ci sont généralement fabriquées à base d'huiles de tournesol, de saffleur, de graines de soja. Remplacer les graisses saturées de votre alimentation par des poly-insaturées, contribue à abaisser les taux de cholestérol sanguin. Certaines margarines riches en graisses poly-insaturées existent maintenant dans des variantes allégées en matières grasses.

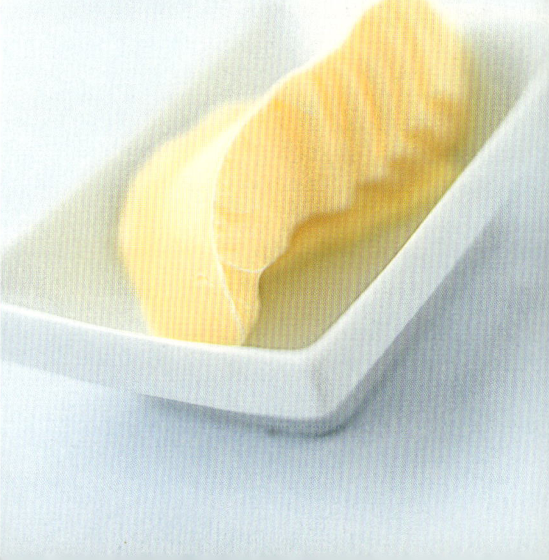

Nom	Glucides	Lipides	Fibres	Cal	kJ
CACAO					
beurre de cacao, 1 cuillerée à soupe	0	20	0	176	740
1 cuillerée à soupe de poudre de cacao	1,5	1	1,2	21	90
CAFÉ					
pour chaque cuillerée à café de sucre					
dans le café, ajoutez...	5	0	0	19	80
capuccino, lait entier, 1 tasse, 200 ml	N	5	0	89	375
capuccino, lait écrémé, 1 tasse, 200 ml	N	0	0	50	210
noir décaféiné, 1 tasse, 200 ml	0	0	0	0	0
filtre noir, 1 tasse, 200 ml	Tr	0	0	7	30
filtre, 1 tasse + 25 ml de lait entier, 225 ml	2,5	1	0	23	95
filtre, 1 tasse + 25 ml de lait écrémé, 225 ml	2,5	0	0	18	75
frappé ordinaire, 1 tasse, 200 ml	1,5	7	0	59	250
frappé avec glace au lait entier & crème, 325 ml	N	12	0	179	750
instantané noir, 1 tasse, 200 ml	0	0	0	2	8
instantané, 1 tasse + 25 ml de lait entier, 225 ml	1,5	1	0	18	75
instantané, 1 tasse + 25 ml de lait écrémé, 225 ml	1,5	0	0	13	55
irish coffee, 1 tasse, 200 ml	Tr	10	0	189	795
café au lait, 1 petite cuillerée de café					
+ 1 tasse de lait entier, 200 ml	12,5	10	0	173	725
moca, 1 tasse, 200 ml	N	10	0	119	500
noir au percolateur, 1 tasse, 200 ml	Tr	0	0	0	0
CANARD					
rôti sans la peau, 100 g	0	9,5	0	182	765
rôti avec la peau, 100 g	0	26	0	307	129
CÂPRES					
1 cuillerée à soupe	1	0	+	7	30
CAROTTES					
carotte en rondelles cuites vapeur, Lunor, 100 g	7,1	0,2		33,8	141
jeunes, crues, épluchées, 50 g	3	0	1,2	13	55
en boîte, 100 g	4	0	1,9	20	85
en purée, surgelée, Carrefour, 100 g	10,2	0,1		51	213
CAROUBE					
gousse, 1, 45 g	18	11,5	+	186	780
biscuit enrobé, 1, 18 g	9,5	5,5	N	89	375
poudre, 2 cuillerées, 40 g	15	0	+	59	250

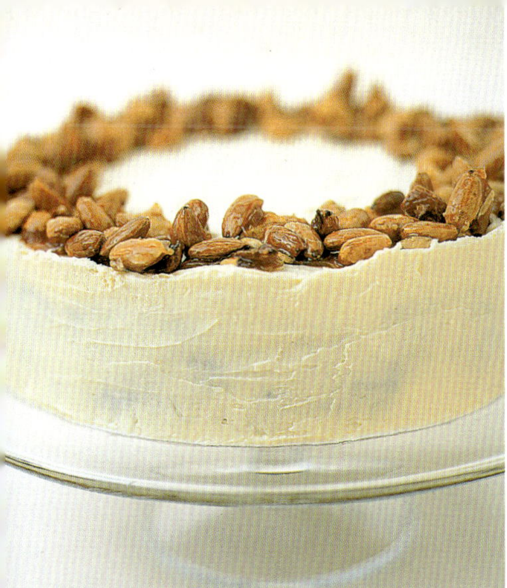

CARROT CAKE Longtemps considéré comme un gâteau bon pour la santé, il peut pourtant contenir jusqu'à une tasse d'huile. Le glaçage à la crème est riche en lipides et en sucres.

RECETTE On peut fabriquer un "quatre-quarts" (un "trois-quarts" en somme !) sans beurre en mélangeant œufs, sucre, farine et levure chimique. Ajoutez une décoration et parfumez avec des tranches de fruits riches en fibres.

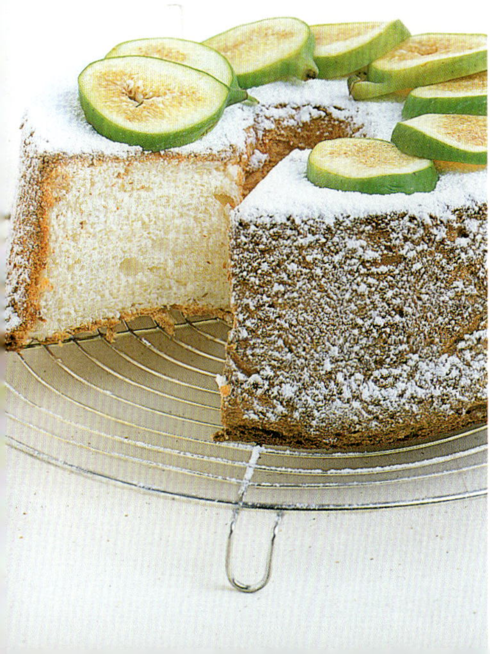

MUFFINS Pour de bons muffins faits maison, prenez de la farine complète biologique afin d'accroître la teneur en fibres et remplacez la graisse par du yaourt allégé et la moitié d'un jus d'orange.

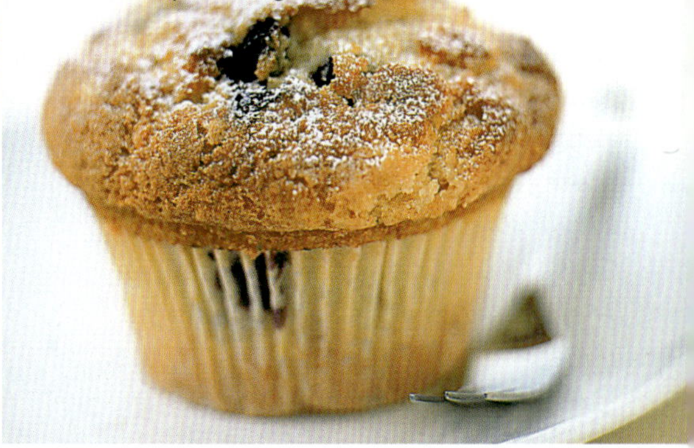

LES GÂTEAUX De manière générale, plus le gâteau est léger, moins il contient de lipides. Consommés en petites quantités tous les gâteaux peuvent s'inscrire dans une alimentation saine, s'ils restent occasionnels. Cependant, vous pouvez vous orienter vers les variantes sans lipides (voir recette) et les gâteaux aux fruits (qui contiennent plus de fibres), plutôt que vers les gâteaux à la crème avec glaçage à la confiture ou au beurre. Afin d'augmenter la teneur en fibres de vos gâteaux, utilisez de la farine complète.

GÉNOISE Une génoise fourrée à la confiture est moins riche en lipides que si elle était fourrée à la crème, la confiture accroît cependant la teneur en sucres.

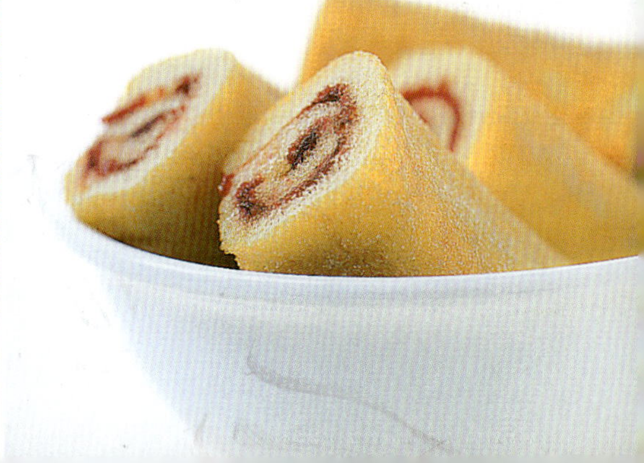

Nom	Glucides	Lipides	Fibres	Cal	kJ
CASSIS					
fruits frais, 100 g	9,0	0,2	7	50	209
jus de cassis préparé, dilué, 250 ml	28	0	0	107	450
CÉLERI					
haché, bouilli, 63 g	1,5	0	0,7	8	35
céleri branche, 100 g	1,5	0,1	2	11	46
CÉLERI-RAVE					
frais, épluché, bouilli, 100 g	5,5	0	3,2	31	130
cru, épluché, 120 g	5	0	4,5	29	120
CÉRÉALES					
weetabix, 1, 20 g	15	0,5	1,9	70	300
blé soufflé au miel, Smacks Kellog's 30 g	26,6	0,6	0,9	116	493
blé soufflé caramélisé, Belle France	85	1,5		380	1600
blé au chocolat, Chocapic	80,4	4,3	1	391	1657
céréales Choco Krispies, Kellog's	85	2	2,5	380	1590
céréales croustillants au son de blé, All Bran	45	4	2,9	270	1150
céréales Extra aux Fruits, Kellog's	58,0	20,0	9	440	1841
céréales Frosties, Kellog's	88,0	0,6	2	380	1590
céréales Fruits & Fibres, Carrefour	69,4	7,0	7,4	374	1565
céréales Fruits & Fibres, Kellog's	69,0	4,5	9	350	1465
céréales Miel Pops, Kellog's	87,0	1,5	1	380	1590
céréales Muesli, aux fruits	62,6	12,0		386	1615
céréales Spécial K, Kellog's	73,0	1,0	2,5	370	1548
cornflakes, Carrefour	81,0	1,0		370	1548
cornflakes, Kellog's	83,0	0,7	3	370	1548
cornflakes, 30 g	25,8	0,2	0,3	108	461
country store trois céréales et fruits, Kellogs	68	5	8	350	1500
crispix chocolat, Kellogs	86	2	2	380	1600
flocons d'avoine instantanés, 36 g	24,7	2,8	2,6	134	569
flocons d'avoine, Quarter Oats	62	8	7	368	1540
maïs, Kellogs original	83	0,7	3	370	1550
muesli traditionnel et fruits secs, 100 g	71,1	59		383	1603
muesli abricot & amandes, 60 g	35,5	4,5	+	210	880
muesli abricots grillés, 30 g	20	3	+	121	510
muesli avoine et miel, 45 g	31	7	+	188	790
muesli sans adjonction de sucre, 50 g	33,5	3,9	3,8	183	776
muesli suisse, 50 g	36,1	3	3,2	182	770
multi-flocons énergétiques, 100 g	81,7	1,7	2	355	1504

LE SON DES CÉRÉALES Une alimentation saine très riche en fibres peut contribuer à prévenir le cancer des intestins et la constipation. Le son des céréales (les enveloppes autour des graines) en constitue une source très concentrée. Cependant, les sons crus contiennent des phytates qui inhibent l'absorption des sels minéraux. La meilleure façon d'accroître votre consommation de fibres est de recourir aux céréales complètes, pains, légumineuses, fruits et légumes.

PETIT DÉJEUNER RICHE EN FIBRES Les Anglais consomment souvent au petit déjeuner des haricots à la sauce tomate servis sur des tranches de pain. Pas très appétissant au saut du lit mais idéal pour bien commencer la journée.

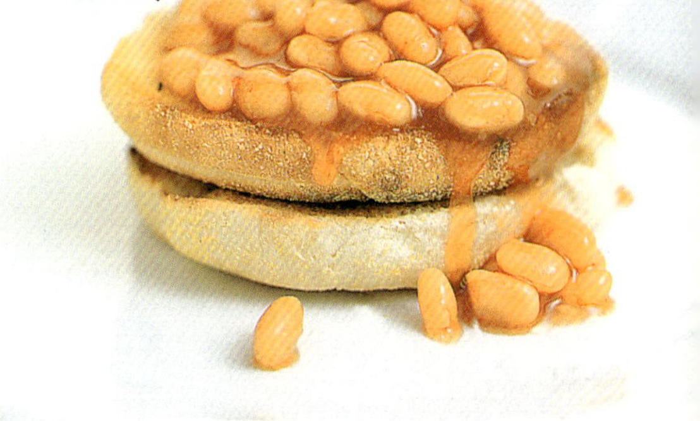

RECETTE Réalisez un cocktail riche en fibres en mélangeant du lait de soja écrémé avec du yaourt, une banane, du miel et une cuillerée de son d'avoine.

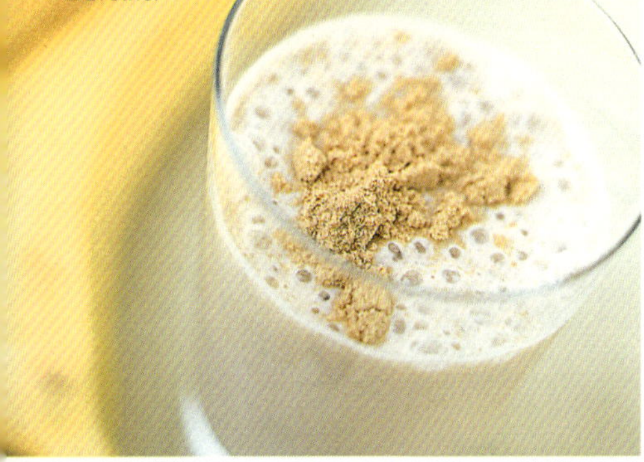

CÉRÉALES AU SON Les céréales préparées au son constituent une bonne alternative au son pur, mais lisez toujours les étiquettes pour vérifier l'adjonction de sel et de sucre.

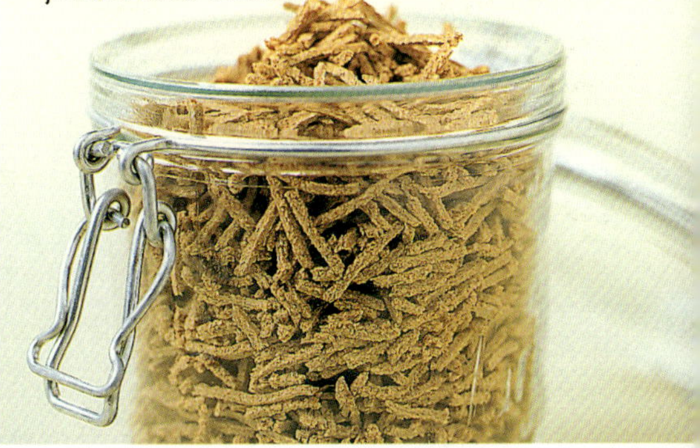

BESOINS JOURNALIERS Une cuillerée à soupe de son apporte 1/6e des 30 g de fibres recommandés pour une journée. Cela correspond aussi à la quantité de fibres contenues dans une tranche de pain à la farine complète.

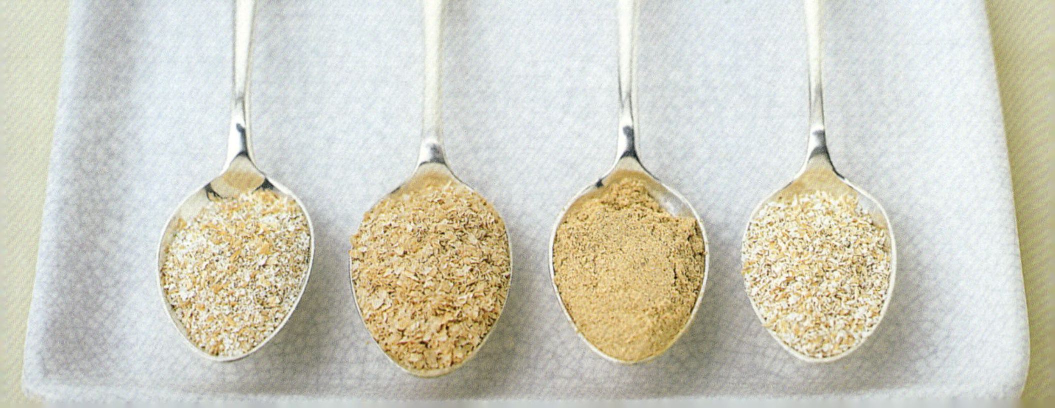

Nom	Glucides	Lipides	Fibres	Cal	kJ
pétales de blé complet fitness, Nestlé	79,2	1,5	6,5	358	1522
pétales de blé complet, label AB, Bjorg	53,7	5,0	15	302	1264
riz soufflé au chocolat, Choco Krispies	85	2	2,5	380	1600
riz semoule maïs, Nesquik aux céréales	83,6	4,4	2,4	394	1670
rice Krispies, Kellog's	85,0	1,0	1,5	370	1548
son, blé, traité, 45 g	31	2,5	14	161	675
son, flocons d'avoine, non traités, 2 cuillerées, 22 g	11	1,5	3,5	53	225
son, nature, 12 g	7,5	0,5	4,5	33	140
weetos chocolat, Nestlé	78,4	5	5,6	384	1625
CERISES					
fraîches, pesées avec noyaux, 100 g	12	0,1	0,7	53	225
en boîte au sirop, égouttées, 100 g	17	0	0,6	70	295
CHAMPIGNONS					
cèpes, 100 g		tr	6	20	84
champignons de Paris frais, 100 g	1,5	0,5	1,1	24	100
champignons de Paris, émincés en conserve, Carrefour, 100 g	0,6	0,5		15	63
champignons sylvestres, 100 g	0,5	0,5	6	20	84
chinois secs et réhydratés, 25 g	4	0	N	14	60
en conserve, 100 g	1,5	0,5	1,3	15	65
girolles		tr	4,7	12	50
morilles, 100 g	tr	tr	7	12	50
CHEWING-GUM					
avec sucre, par unité, 10 g	3	0	0	9,5	40
sans sucre, par unité, 10 g	0	0	0	4	15
CHOCOLAT					
à croquer, 100 g	55,5	32,5	N	536	225
fourré à la crème, 100 g	43	46,5	N	604	2535
fourré à la menthe, 1, 6 g	11	1,5	0	87	365
pâtissier, au lait, 100 g	61,5	28,5	+	505	212
pâtissier, noir, 100 g	56	31	+	505	212
barre à la noix de coco	33,2	14,9	+	270	1129
barre au nougat enrobée, 1, 25 g	13,5	9	N	137	575
barre aux noisettes et aux fruits enrobée, 1, 55 g	27,5	16,5	+	280	1175
barre fruits et noisettes, 100 g	54	34	+	540	227
biscuit enrobé, 1, 55 g	35	13,8	+	264	1128
biscuits gaufrés enrobés, 1, 45 g	27	11,5	N	220	945
bonbons enrobés, 1 paquet, 55 g	40	10,5	N	257	108

MUESLI Il contient généralement des flocons de blé et d'avoine auxquels s'ajoutent noisettes et fruits secs. Choisissez des mélanges sans sucre ajouté. Le müesli est riche en fibres et constitue une bonne source de vitamines et de sels minéraux.

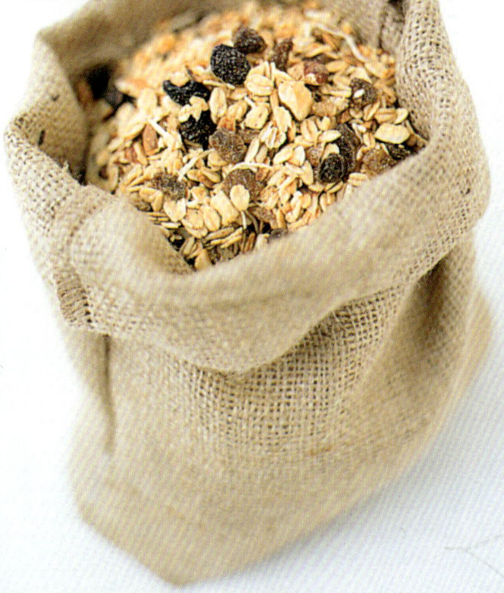

RECETTE Si vous aimez le müesli grillé, essayé cette version allégée en lipides. Mélangez 2,5 tasses de flocons d'avoine, 1/2 tasse de son d'avoine et 175 g de mélange de fruits secs et de graines. Ajoutez un soupçon de sirop d'érable et passez au four à 180 °C (thermostat 4) pendant 20 minutes.

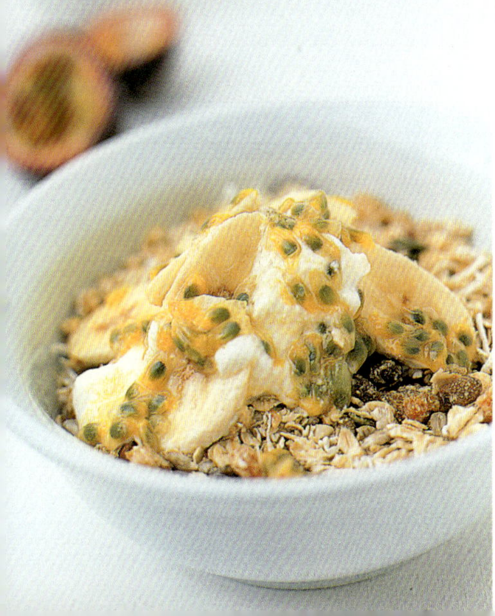

LES CÉRÉALES

Les aliments féculents tels que les céréales de petit déjeuner constituent un élément important d'une alimentation saine. Ils apportent des glucides et des fibres et sont souvent enrichis en vitamines et sels minéraux. Cependant, il est préférable d'éviter les céréales enrobées et celles qui contiennent du sucre ajouté. Certaines céréales peuvent également être riches en lipides et en sel. Lisez toujours les étiquettes et consommez de préférence des céréales complètes.

CÉRÉALES Présentées comme le moyen idéal de commencer sa journée, la plupart de ces céréales sont riches en sucre, même si elles restent pauvres en lipides.

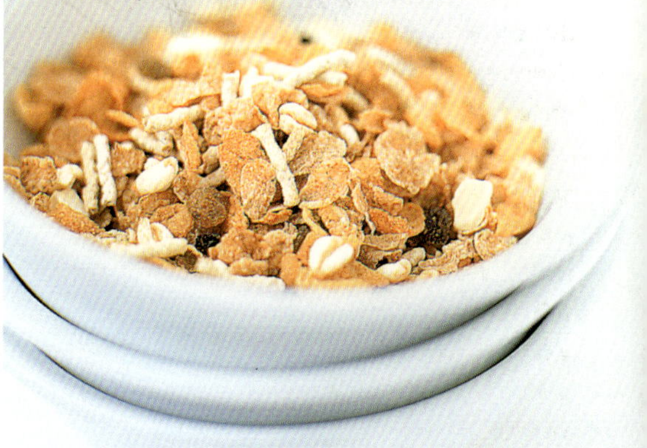

BISCUITS DE CÉRÉALES Tout comme les autres céréales complètes, ces biscuits ne contiennent généralement pas de sucre, sont pauvres en lipides et riches en fibres. Ils constituent une excellente manière de commencer sa journée.

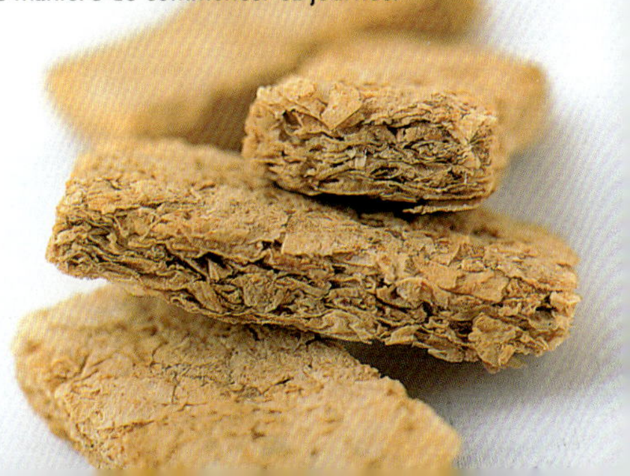

Nom	Glucides	Lipides	Fibres	Cal	kJ
cacahuètes enrobées, M & M's, 1 paquet, 55 g	34	13,5	+	273	1145
caramels, 20 g	12	5,5	0	99	415
chocolat à tartiner, Nutella	57,0	31,0		533	2231
chocolat en poudre, 11 vitamines, Ovomaltine	74,8	2,2	4,7	365	1528
chocolat en poudre, Banania	87,0	2,4		390	1632
chocolat en poudre, Benco	88,0	2,3		390	1632
chocolat liégeois, surgelé, Miko	28,9	8,5		206	862
fondants, 100 g	64,5	21,5	0	469	197
fourré à la crème à la cerise, 1, 55 g	30,5	13,5	0	248	104
CHIPS					
chips croustillantes, Carrefour	53,0	36,0		558	2335
CHOU					
chou-fleur, bouilli, 100 g	2	0	1,6	19	80
chou-fleur, au fromage, 200 g	11	20	2	269	113
choux chinois, 100 g	0,8	0,3	1,7	10	42
chou rouge, cru	1	0	1,2	9,5	40
chou rouge cuit, 60 g	2	0	1	12	50
chou frisé, cuit, 60 g	1	0	1,5	10	40
choux de Bruxelles, 100 g	3,8	0,3	4,4	54	226
choux pommé, 100 g	2,8	0,2	3,4	22	92
CHUTNEY					
aux fruits, fait maison, 1 cuillerée à soupe	8,5	0	0,4	34	145
à la mangue, 1 cuillerée à soupe	9	0	0,2	30	125
CIBOULETTE					
fraîche, 2 cuillerées à soupe, 40 g	Tr	0	0,8	1	5
CITRON					
jus, 100 ml	2,5	0	0	26	110
frais, entier, 65 g	2,1	0	+	12	51
CITRON VERT					
frais, épluché, entier, 45 g	0,5	0	+	9	40
jus, 1 cuillerée à soupe	2	0	0	6	25
CLÉMENTINES	10,0	0,1	0,3	45	188
COING					
frais, 100 g	11	0	++	48	200
COMPOTE DE FRUITS					
pomme, Andros	22	0,3		92	390
dessert pomme rhubarbe	22	0,2		91	388
sojasun pruneaux à la vanille	12	1,8		78	330

LE FROMAGE Le fromage appartient à la section "lait et produits laitiers" de la roue de l'alimentation (voir page 7), il devrait être consommé avec modération. Le fromage constitue une excellente source de calcium, indispensable à une bonne dentition et à des os solides. Beaucoup de fromages sont relativement riches en lipides, même si on trouve de plus en plus de produits à teneur réduite en matières grasses.

FROMAGE BLANC C'est le vainqueur toutes catégories dans la course aux fromages pauvres en lipides. Achetez la version allégée et utilisez-la comme pâte à tartiner, dans des vinaigrettes ou comme garniture de sandwich.

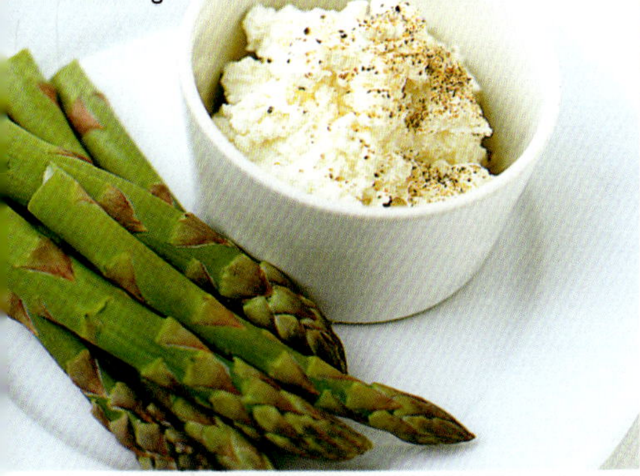

RICOTTA En moyenne, la ricotta contient 11 % de lipides alors que certains fromages à pâte dure tels que le cheddar contiennent environ 35 % de lipides. Cependant, même si sa teneur en lipides est relativement réduite, il entre souvent dans la composition de desserts italiens qui, eux, ne sont pas particulièrement diététiques !

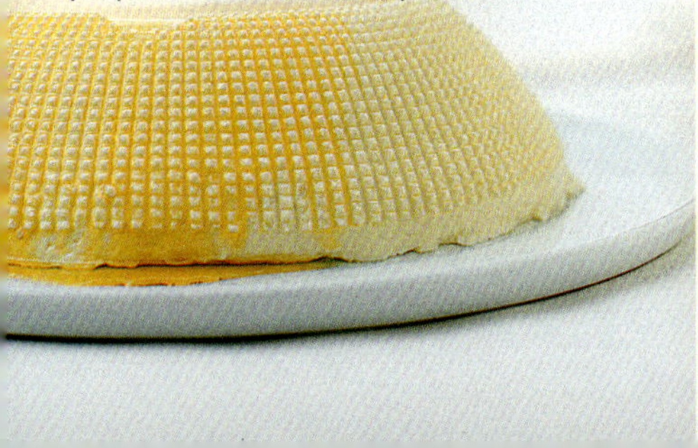

PARMESAN Les fromages à pâte dure peuvent contenir jusqu'à 35 % de matières grasses, mais dans le cas du parmesan, fromage au goût très prononcé, cela n'est pas un inconvénient car une petite quantité suffit à parfumer vos plats. Utilisez la partie la plus fine de la râpe à fromage.

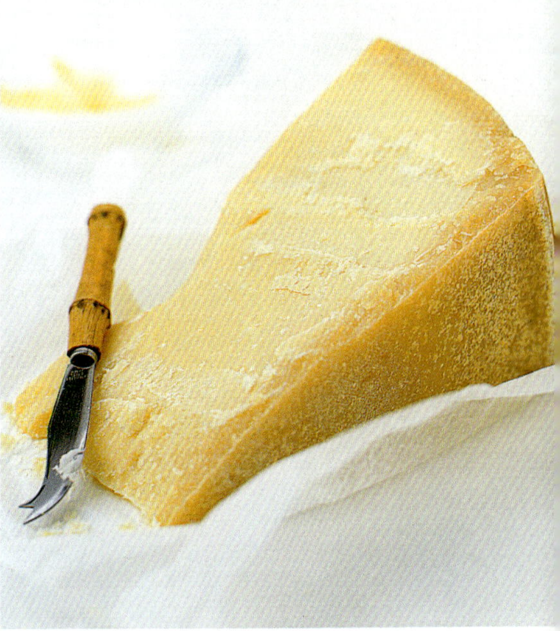

MOZZARELLA Que les amateurs de pizzas en prennent note : ce fromage est relativement riche en lipides (environ 21 %). Si vous faites des pizzas maison, remplacez la moitié du fromage par de la mozzarella allégée afin de conserver toute la saveur tout en supprimant des lipides.

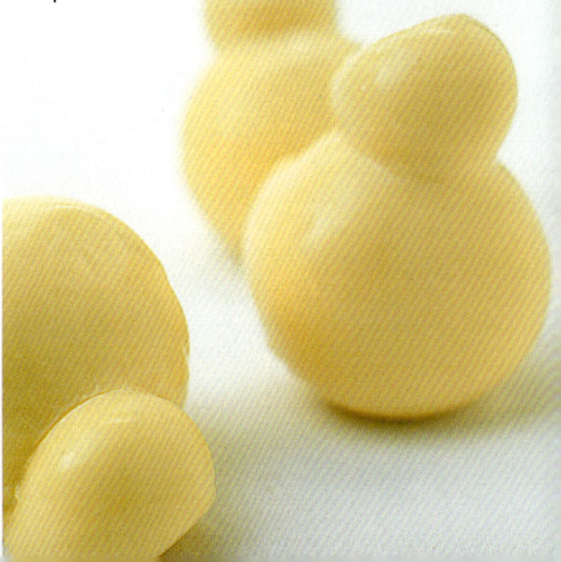

Nom	Glucides	Lipides	Fibres	Cal	kJ
sojasun, fruits des bois	12	1,8	0	78	330
compotée poire williams, Andros	21	0,3		88	375
dessert pomme-rhubarbe	22	0,2		91	388
compote pomme-poire 100% fruits	19	0,5	2,5	82	343
gelée sucrée, 100 g	21	0	+	83	350
CONCOMBRE					
sauce concombre & yaourt, 1 cuillerée à soupe	0	2	+	26	100
libanais, cru, non épluché, 5 tranches, 35 g	1	0	0,5	4	15
concombre, 100 g	1,8	0,1	0,9	10	42
cru, non épluché, 5 tranches, 45 g	3	0	0,5	4	15
CONDIMENTS					
petits oignons, égouttés, 2, 36 g	4,5	0	0,4	21	90
moutarde, 1 cuillerée à soupe	4,5	0	N	20	85
à la tomate, 1 cuillerée à soupe	4,5	0	0,2	19	80
cornichons en bocal, 100 g	2,2	0,1	0,5	13	54
CONFISERIES					
caramel au beurre salé, 1	5,5	0	0	24	100
caramel, 1	4	0	0	24	100
chamallows, 85 g	68	0	0	283	1190
pâte de fruits	27	0	0	8	35
toffees, 1	3,5	0,5	0	20	85
CONFITURE					
ordinaire, 1 cuillerée à soupe	17	0	+	67	280
fraises, Carrefour Bio, 100 g	60,5	0,2		245	1025
fruits rouges, 1 cuillerée à soupe	17,5	0	+	68	285
marmelade d'orange, 1 cuillerée à soupe	17	0	+	65	275
marmelade allégée en sucre, 1 cuillerée à soupe	4	0	+	17	70
fruits des bois, allégée en sucre, 1 cuillerée à soupe	4	0	+	17	70
allégée à l'abricot, 1 cuillerée à soupe	4	0	+	17	70
confiture allégée cerise, Andros	45	0,1		183	776
confiture allégée reine-claude, Andros	45	0,1		183	776
CORNICHON					
égouttés, 36 g	9	0	0,4	38	160
COURGE					
épluchée, cuite, 100 g	4	0	0,5	19	80
crue, 100 g	3,5	0	0,5	17	70
COURGETTE					
verte, cuite à l'eau, 90 g	1,5	0,5	1	13	55

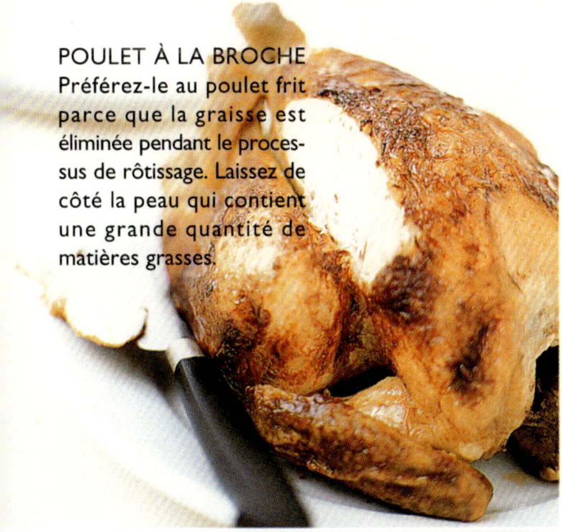

POULET À LA BROCHE Préférez-le au poulet frit parce que la graisse est éliminée pendant le processus de rôtissage. Laissez de côté la peau qui contient une grande quantité de matières grasses.

LE POULET

Une bonne source de protéines et de vitamines B. Si vous surveillez la quantité de lipides dans votre alimentation, évitez la peau du poulet qui représente 50 % de la teneur en graisse de l'animal. Sans la peau, le poulet est une source de protéines à faible teneur en lipides, en particulier si vous le faites bouillir, étuver ou griller.

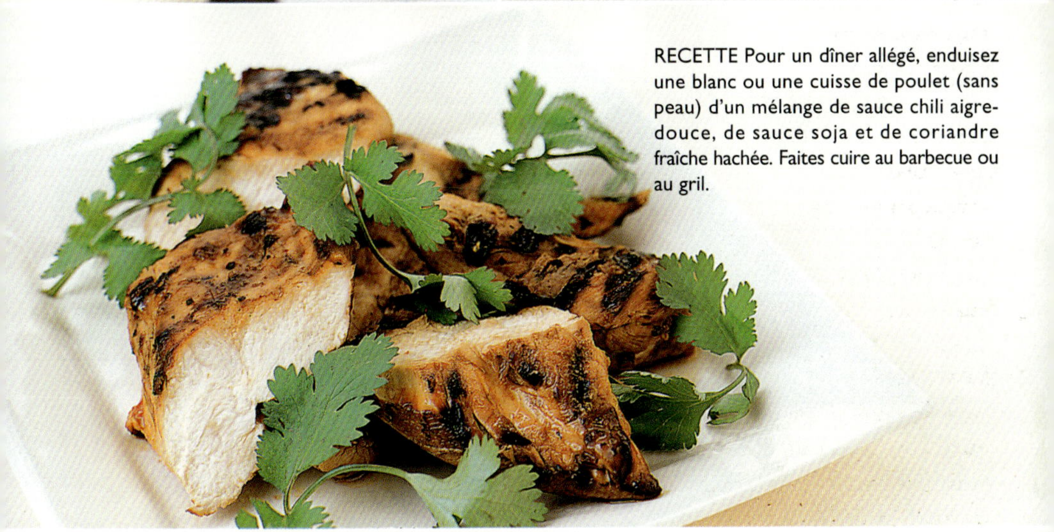

RECETTE Pour un dîner allégé, enduisez une blanc ou une cuisse de poulet (sans peau) d'un mélange de sauce chili aigre-douce, de sauce soja et de coriandre fraîche hachée. Faites cuire au barbecue ou au gril.

POULET RÔTI Le jus qui s'échappe d'un poulet en train de rôtir est riche en acides gras saturés. Avant de le mettre dans un plat allant au four, enduisez le poulet d'un peu d'huile.

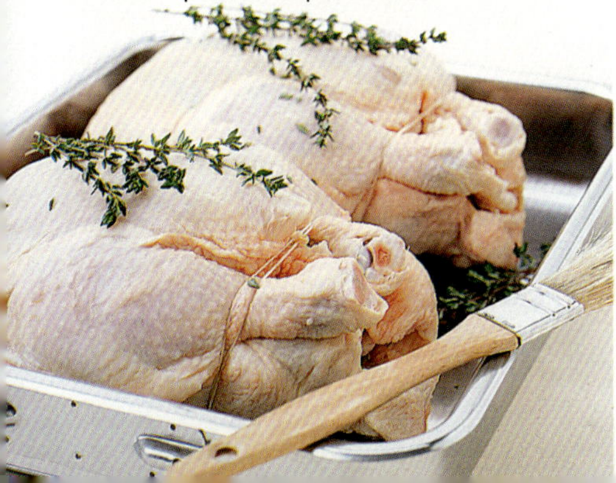

LE BLANC OU LA CUISSE ? Même si le blanc du poulet contient 2 ou 3 g de lipides en moins que la même quantité de chair prise dans la cuisse, il tend à se dessécher, s'il cuit trop longtemps. Les cuisses conviennent parfaitement à une cuisson lente en cocotte ou pour des plats en sauce.

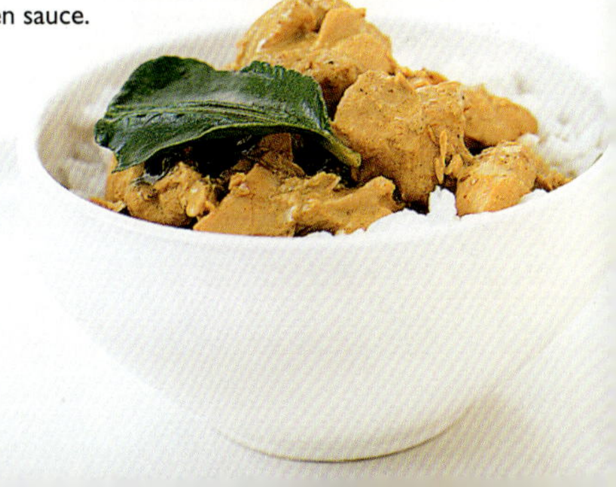

Nom	Glucides	Lipides	Fibres	Cal	kJ
COURT-BOUILLON					
en poudre, 1 cuillerée à soupe	2	0,5	0	19	80
COUSCOUS					
couscous, grain moyen, Ferrero	72	2		358	1519
couscous complet	73,3	1,1	6,5	353	1500
CRACKERS					
crackers salés, shuttles, Delacre	52	29		500	2100
gaufrette fourrée au gouda, Delacre	45	34		520	2190
crackers pizza, Carrefour	54	28		510	2140
tuc	64	25		515	2150
flûtes au sésame, Roland	32	46,7		545	2275
taillefine fines feuilles salées croustillantes	71	12		410	1725
taillefine épis croustillant au sésame	63	12		410	1720
taillefine paille croustillante au fromage	62	12		400	1685
pain azyme, crackers, 30 g	25	0,5	1	118	495
CRÈME					
chantilly en bombe, 100 ml	4	30,5	0	293	123
crème allégée, 30 g	1	5	0	48	200
crème double, riche, 100 ml	3	54,5	0	499	2095
crème fraîche, 100 ml	2,5	48	0	440	185
crème fraîche, 30%MG, 100 g	2,5	33,5		320	1339
crème fraîche, épaisse de Normandie, 15% MG, Carrefour, 100 g	4,5	15,0		165	691
extra légère, 100 ml	7	12,5	0	158	665
CRÊPE					
faite maison, non sucrée, 20 g	7,5	2,5	0,5	65	275
CROQUE MONSIEUR					
croque monsieur, Marie	29	14		298	1249
croque monsieur, Herta	27,5	13,5		283,5	1188
CRESSON, frais, 32 g	0,5	0	0,5	6	25
CROÛTONS, 1 portion, 15 g	11	1	1	61	255
CUISSES DE GRENOUILLES FRITES, 2	0	10	0	178	750
CUMQUAT					
cru, épluché, 1, 20 g	3	0	0,8	12	50
CURRY					
indien, 1 cuillerée à soupe	5	9	0		410
pâte rouge, 1 cuillerée à soupe	1,5	2	N/T		110

CHOCOLAT AU LAIT On obtient généralement le chocolat au lait en ajoutant des composants du lait au chocolat. La teneur en sucres est la même que celle du chocolat noir ou blanc.

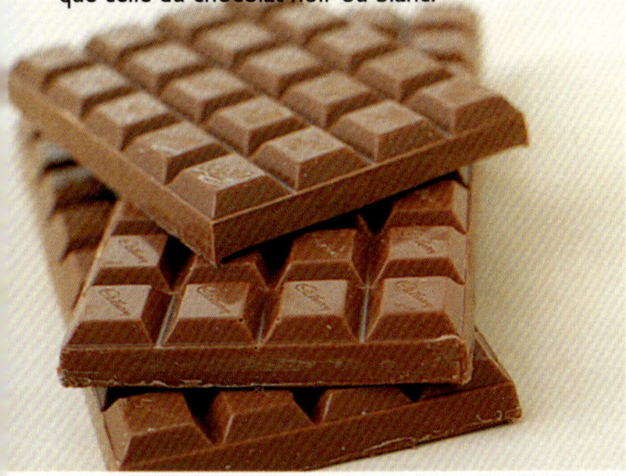

LE CHOCOLAT Utile pour redonner de temps en temps de l'énergie, une barre de chocolat est cependant riche en lipides et en sucres, mais elle a aussi une forte teneur en caféine. Le chocolat contient 30 % de lipides, généralement sous la forme de beurre de cacao ; qui donne au chocolat cette texture fondante dans la bouche. La caroube, substitut du chocolat, est également riche en lipides, même si elle ne contient pas de caféine.

CACAO Le processus de fabrication du cacao ôte une grande partie de la teneur en lipides (beurre de cacao) du produit. Utilisez-le en cuisine pour apporter le parfum de cacao sans amener trop de graisse.

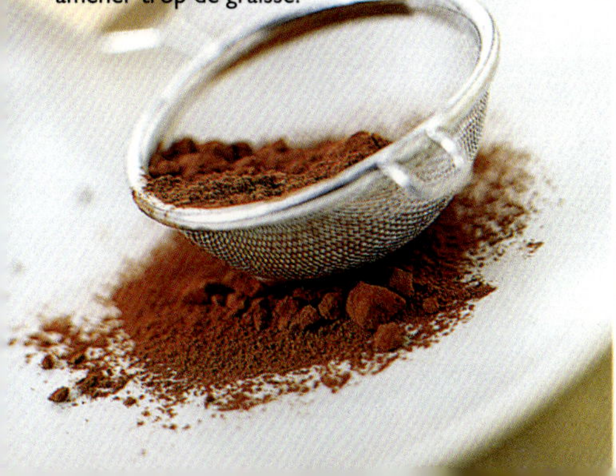

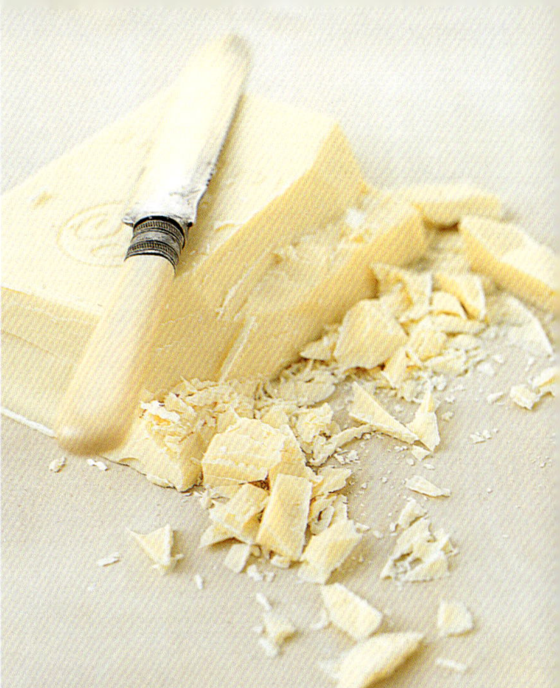

CHOCOLAT BLANC Il ne s'agit pas de véritable chocolat puisqu'il ne contient aucun des composants solides du chocolat. Il n'en est cependant pas moins fabriqué à partir de beurre de cacao, de lait et de sucre et il est riche en lipides.

CHOCOLAT NOIR Tout chocolat est riche en lipides. Cependant, le chocolat de bonne qualité contient moins de sucre : les composants solides du cacao apparaîssent alors avant le sucre dans la liste des ingrédients. Le chocolat amer de bonne qualité est celui qui contient le moins de sucres.

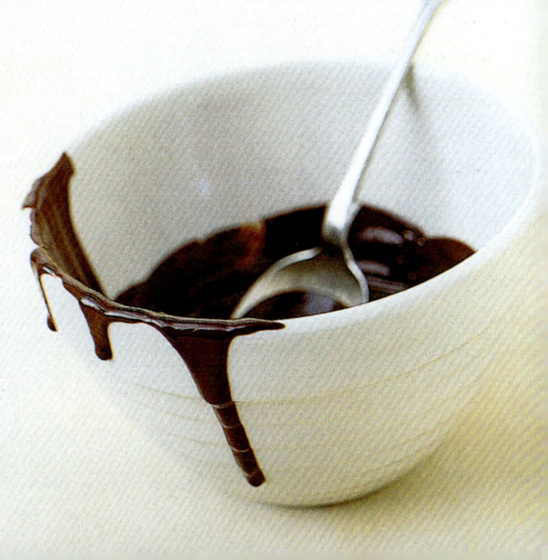

Nom	Glucides	Lipides	Fibres	Cal	kJ
pâte tandoori, 1 cuillérée à soupe	2	0	0		205
curry en poudre, 1 cuillerée à soupe	3	1,5	2,5		125
DESSERTS					
crème au chocolat Danette, à la crème fraîche, Danone	13,7	3,3		96	402
banana split, 3 boules de glace	55	10,5	N/T		1365
biscuit au chocolat, 100 g	41,5	4	+	217	910
biscuit citron, 100 g	41	3	+	204	855
crème aux œufs, 100 ml	9	4,5	0		400
crème caramel, 100 g	20	3	N	119	500
crème anglaise, Candia Babette	18,7	4,4		128	534
crumble à la pomme et à la rhubarbe, 1 part, 120 g	44	8	3		1050
danette vanille	17,6	3,7		121	508
flamby vanille	20,2	0,8		100	426
flamby chocolat	22,4	1,35		115	488
flamby vanille nappé caramel	20,2	0,8		100	426
flan aux œufs cuit au four, Charles Gervais	17,6	4,5		133	559
flan à la vanille, aux œufs, en poudre, Alsa	19,0	1,5		100	419
flan au chocolat, aux œufs, en poudre, Alsa	16,0	2,0		100	419
flan au chocolat, entremets Vichy	41,0	15,9		381	1594
gâteau aux pommes, 1, 80 g	30,5	13	1,3	239	1005
liégeois au café, Danette	19,4	10,3		187	782
mousse au chocolat, 100 g	32	6	N	209	880
profiteroles, 1, 55 g	N/T	9	0		545
riz au lait, en boîte, 150 g	22,5	3,75	0,3	135	562
riz au lait aux raisins nappé de caramel, Charles Gervais	24,7	26		134	568
soufflé au chocolat, 100 g	10,5	14,5	N	200	840
strudel à la pomme, 1 part, 100 g	41	11	2		1145
tarte au citron meringuée, 1 part, 75 g	28,5	12,5	0,5		1000
tiramisu, 100 g	N	20	N	328	1380
viennois extrême	19,8	11,6		179	832
DINDE					
blanc sans la peau, 80 g	0	3,5	0	20	83
blanc avec la peau, 100 g	0	8	0	145	610
rôtie avec la peau, 100 g	0	6,5	0	170	715
fumée, 75 g	0	1	0	80	335
EAU MINÉRALE, 1 verre, 250 g	0	0	0	0	0
ÉCHALOTE, 25 g	N	0	0,3	6	25

RECETTE Pour se substituer à la crème fraîche dans vos desserts, essayez d'associer de la ricotta allégée à un peu de yaourt à la vanille allégé.

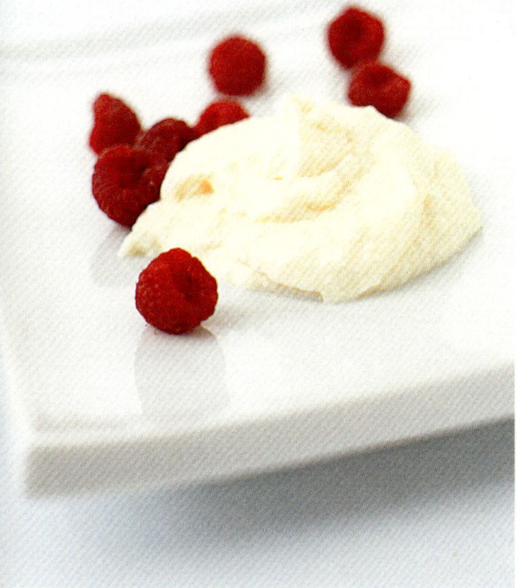

CRÈME À DEMI-ÉCRÉMÉE Celle-ci contient environ 13 % de lipides, à savoir la moitié de ce que contient une crème ordinaire.

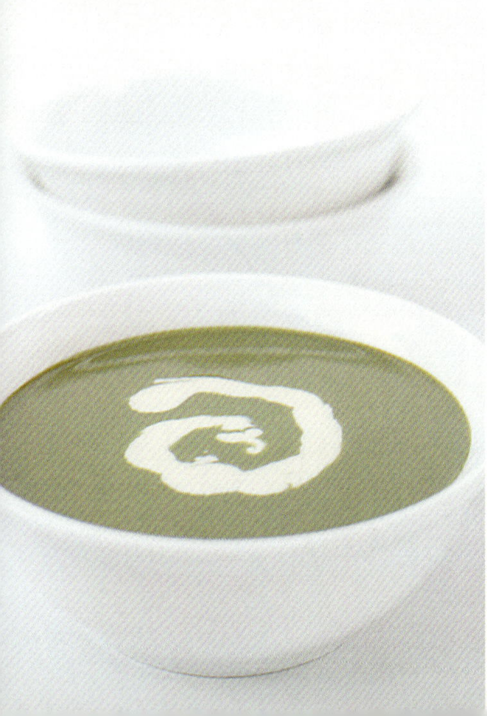

CRÈMES ALLÉGÉES Elles ne sont pas nécessairement plus pauvres en lipides que les crèmes classiques, mais leur teneur en graisses saturées tend à être plus faible parce qu'elles sont souvent à base de graisses végétales plutôt qu'animales.

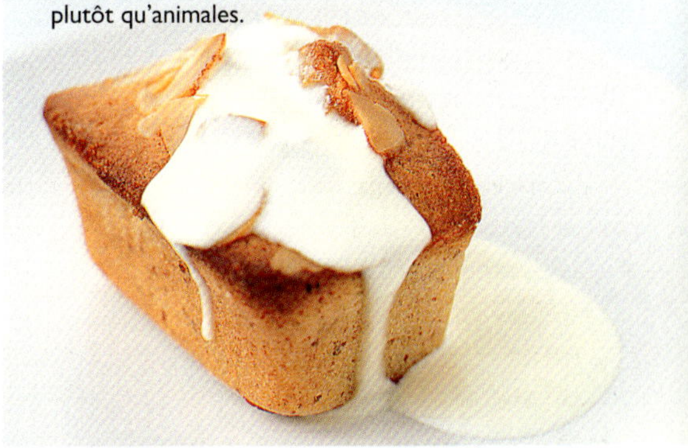

LA CRÈME

Une source très concentrée de graisses saturées et de calories. Cependant, toutes les crèmes n'ont pas la même teneur en lipides. D'une manière générale, plus la crème est épaisse, plus elle est riche. Par exemple, une crème anglaise contient environ 19 % de lipides, alors qu'une crème pâtissière en contient environ 63 %. Pensez à remplacer les crèmes desserts par des yaourts allégés !

CRÈME ÉPAISSE Elle contient environ 54 % de lipides ; cette crème épaisse et riche constitue une friandise assez peu diététique !

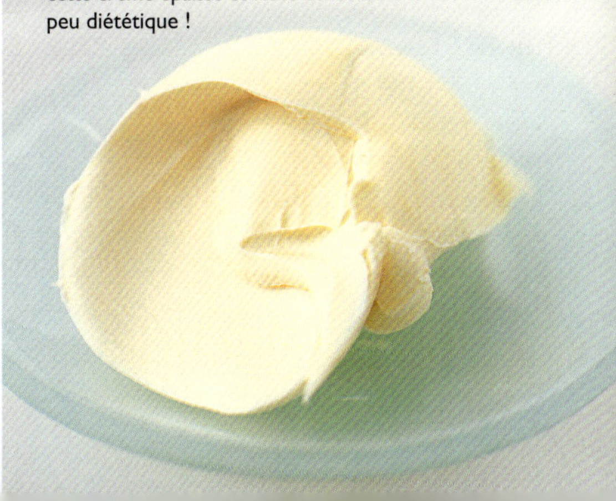

Nom	Glucides	Lipides	Fibres	Cal	kJ
ENDIVES					
crues, 100 g	2,8	0,6	1	11	45
ÉPICES, 1 cuillerée à soupe	0	0	N	9	40
ÉPINARDS					
épinards en branche, en bocal, Carrefour	1,8	0,4	3	10	42
épinards en Branche, surgelés, Bonduelle	2,0	0,5	3	27	113
épinards hachés, surgelés, Bonduelle	2,5	0,7		27	113
cuits, 35 g	0,3	0	0,7	7	28
surgelés et cuits, 35 g	0,2	0	0,7	7	28
ESCARGOTS, préparés, 2, 30 g	N	0,5	0	29	120
FARCE, chair à saucisse, 30 g	6,5	2,5	0,5	56	235
FARINE					
d'orge, 100 g	74,5	1,5	+	344	1328
de maïs, 100 g	2	0,7	0,1	354	1508
de riz, 100 g	80,1	0,8	2	366	1531
farine à gâteau, 100 g	75,6	1,2	3,1	330	1407
farine de blé complète, 100 g	63,9	2,2	9	310	1318
farine de seigle complète, 100 g	75,9	2	11,7	335	1428
fécule de pomme de terre, 100 g	80	0,5	5,7	329	1380
farine de bébé, Francine, 100 g	76,0	1,4		359	1502
farine de blé, fluide, Francine, 100 g	76,0	1,4		359	1502
farine de soja allégée, 100 g	28,2	7,2	13,5	352	1488
farine de soja, 100 g	40,0	11,0		333	1394
maïzena, Francine, 100 g	87,0	0,0		350	1480
FAST FOOD					
hot-dog, 1, 130 g	31,5	23	1,5	371	1560
pizza au fromage, 1 part, 79 g	21,5	9	1,5	217	910
pizza hawaïenne, 1 part, 99 g	26	9,5	2	242	1015
pizza, pâte épaisse, au fromage, 1 part, 105 g,	24,8	11,8	1,5	235	984
sundae à la fraise, 1, 171 g	47	6	Tr	255	1070
sundae au caramel, 1, 175 g	56,5	8	0	311	1305
sundae hot fudge, 1, 175 g	50	11	0	319	1340
sundae sans sauce, 1, 134 g	29	6	0	183	770
hamburger au bacon & fromage & filet de poulet, 190 g	34,5	22,2	+	460	193
hamburger au bacon & fromage, 1, 213 g	52	18,3	+	487	2045
big burger, 1, 345 g	55	32	+	646	2715
nuggets de poulet, 7, 133 g	17,5	29,5	+	411	1725
salade de chou, petite barquette, 116 g	16	7	+	129	540

RECETTE Une crème renversée faite maison réalisée avec du beurre allégé et du lait écrémé ne perdra rien de sa saveur et contiendra beaucoup moins de lipides.

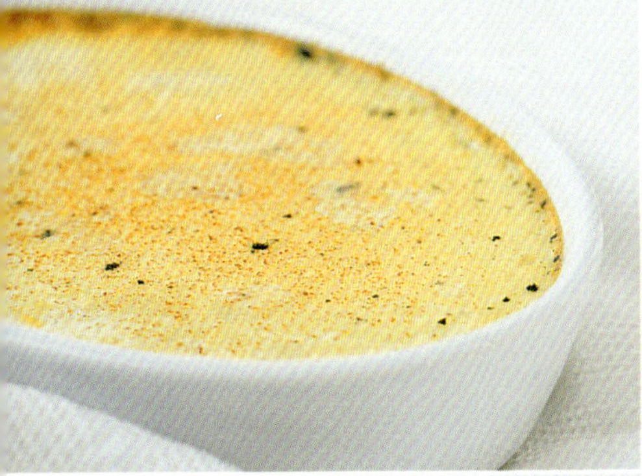

TARTES La pâte qui les constitue tend à en faire des aliments très riches. Réservez-les pour des occasions rares et choisissez, quand c'est possible, des tartes aux fruits.

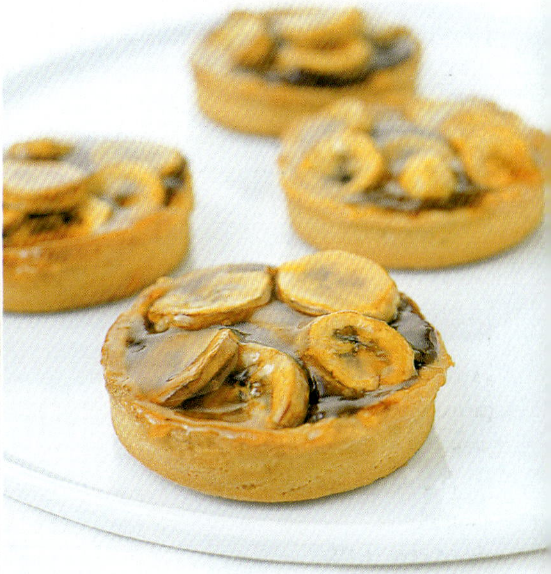

DESSERT Pour terminer un repas, rien de tel qu'une friandise sucrée qui peut ne pas être forcément riche en lipides. Un sorbet aux fruits, par exemple, est tout à fait délicieux et ne contient pas de lipides, tandis que des crêpes ou des gâteaux fabriqués à partir de produits laitiers allégés sont riches en glucides énergétiques. Les fruits, mangés seuls ou avec du yaourt allégé, comptent parmi les desserts les plus savoureux et les plus sains.

RECETTE Portez à ébullition une tasse de boisson stimulante basses calories, 4 tasses d'eau et 1 bâton de cannelle. Ajoutez une poire épluchée et faites frémir pendant 10 à 15 minutes. Servez avec du fromage frais allégé.

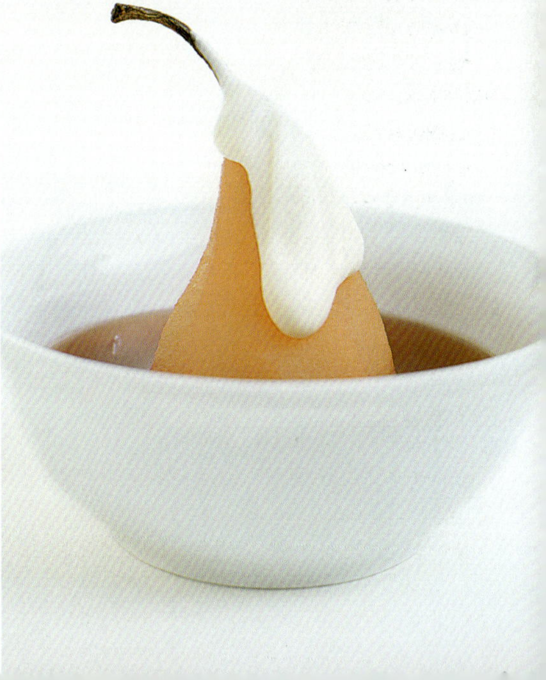

FRUITS AU SIROP Les fruits cuits dans leur propre jus plutôt que dans un sirop sucré ont une moindre teneur en calories.

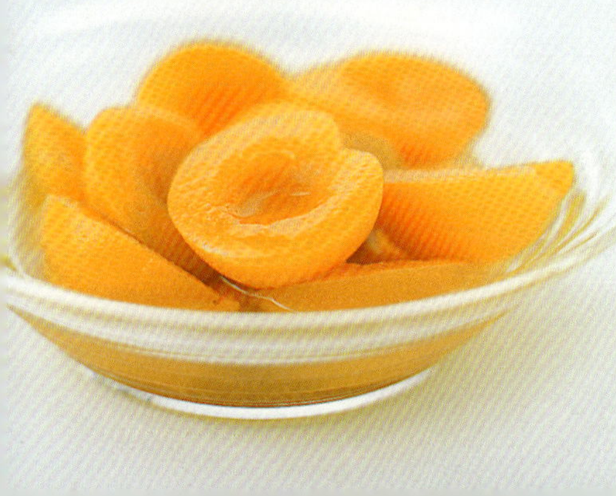

Nom	Glucides	Lipides	Fibres	Cal	kJ
poisson, en beignet frit, 1 filet, 145 g	20	23	0,6	365	1535
bâtonnet de poisson, parfumé au crabe, frit, 1, 27 g	3,5	1,5	0	38	160
saucisses de Francfort, bouillies, 2, 100 g	3,5	20	+	247	1040
frites, petite barquette, 76 g	28,5	12	1,5	226	950
frites, barquette moyenne, 114 g	42,5	18	2,3	337	1415
frites, grande barquette, 159 g	59	25	3	470	1975
poulet frit, doré (à l'œuf), 2 morceaux, 154 g	8,5	29	+	413	1735
hamburger au filet de poulet, 1, 160 g	28	16,5	+	282	1185
hamburger de poulet grillé, 1, 180 g	43,5	20	+	484	2035
hamburger ordinaire, 1, 170 g	38	17,5	+	379	1590
hamburger au bacon, 1, 185 g	40,5	24	+	467	1960
hamburger au fromage, 1, 195 g	41,5	26	+	501	2105
hamburger, à l'œuf, 1, 220 g	44	26	+	517	2170
FENOUIL	2,8	0,3	3,5	25	105
cru, 1 bulbe, 150 g	5	0	3,6	18	75
cuit à la vapeur, 1 bulbe, 150 g	5,5	0	3,4	16	70
FÈVES					
fèves fraîches, 100 g	10,0	0,3	6,5	64	268
fèves sèches, 100 g	14,0	0,3	3,4	117	490
fèves fraîches, cuites 100 g	5,6	0,8	5,4	48	204
FLAGEOLETS					
flageolets en conserve, Bonduelle	15,5	0,6		93	389
fageolets extra-fins, surgelés, Bonduelle	14,5	0,8	7,8	101	423
FLOCONS D'AVOINES, 40 g	29	3,5	2,7	160	674
FRAISES					
fraîches, 100 g	6	0	1,1	27	113
en conserve au sirop, 100 g	17	0	0,7	65	279
coulis de fraise, 1 cuillerée à soupe	9	0	0	39	165
FRAMBOISES					
au sirop, égouttées, 100 g	22,5	0	1,5	88	374
fraîches, 65 g	3	0,2	1,6	16	71
FROMAGE					
babybel, 100 g	0,0	27,5		335	1402
babybel light	1	12		216	903
bleu, 100 g	1,0	34,0		398	1666
bombel	0	22,5		290	1206
brie bleu, 30 g	0	13,5	0	126	530
brie, 30 g	0	8,5	0	101	425

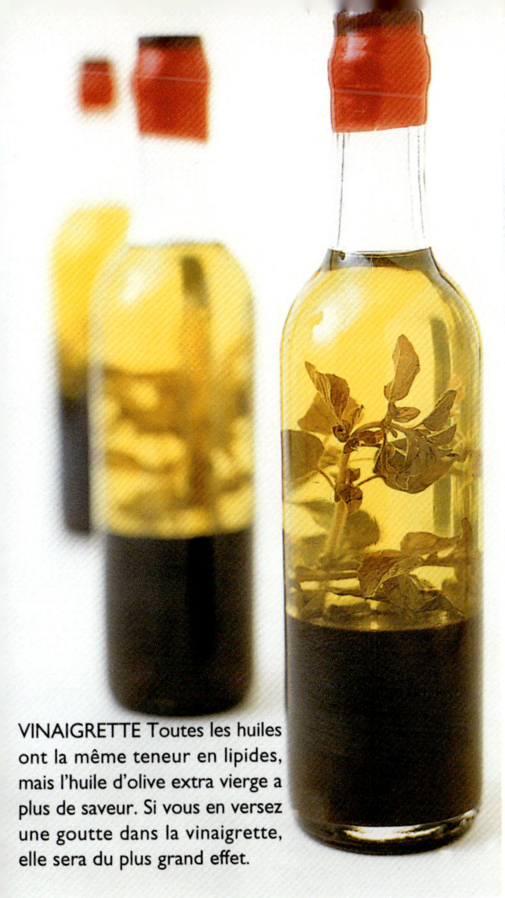

VINAIGRETTE Toutes les huiles ont la même teneur en lipides, mais l'huile d'olive extra vierge a plus de saveur. Si vous en versez une goutte dans la vinaigrette, elle sera du plus grand effet.

RECETTE Faites une sauce de salade aigre-douce allégée en mélangeant jus d'orange, moutarde, miel et une toute petite quantité d'huile d'olive.

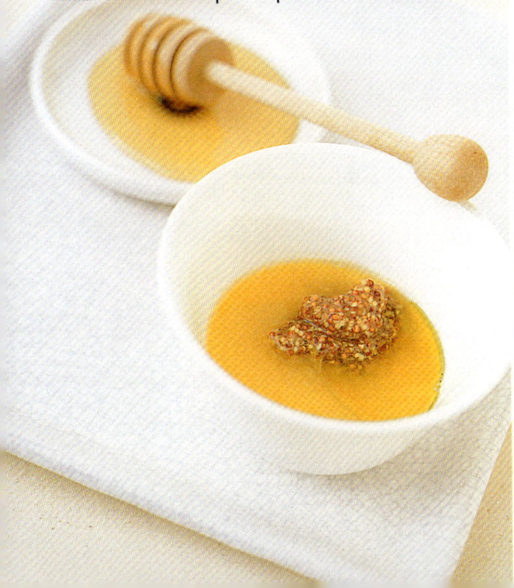

SAUCE À LA CRÈME Cette sorte de sauce risque d'ajouter beaucoup de graisses saturées à votre salade. Si vous recherchez une variante diététique, mélangez un yaourt allégé à un jus d'orange ou de citron auquel vous ajoutez moutarde, persil ou fines herbes.

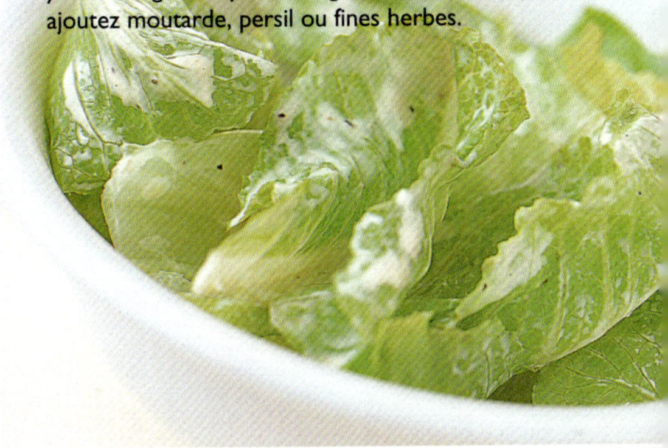

SAUCES DE SALADE

La salade verte est très riche en fibres, en vitamines et en sels minéraux, mais si vous abusez des sauces de salade, vous risquez d'ajouter beaucoup de calories superflues. Néanmoins, les huiles végétales de la plupart des vinaigrettes contiennent en majorité des graisses monoinsaturées ou polyinsaturées qui ne nuisent pas à la santé. Elles contiennent aussi de la vitamine E. Pour obtenir des sauces savoureuses avec moins de lipides, utilisez une plus grande proportion de jus de citron ou de vinaigre par rapport à l'huile.

VINAIGRETTE SIMPLE Les avocats sont assez riches en lipides. Plutôt qu'une vinaigrette contenant de l'huile, contentez-vous de presser un citron et de saupoudrer de poivre du moulin.

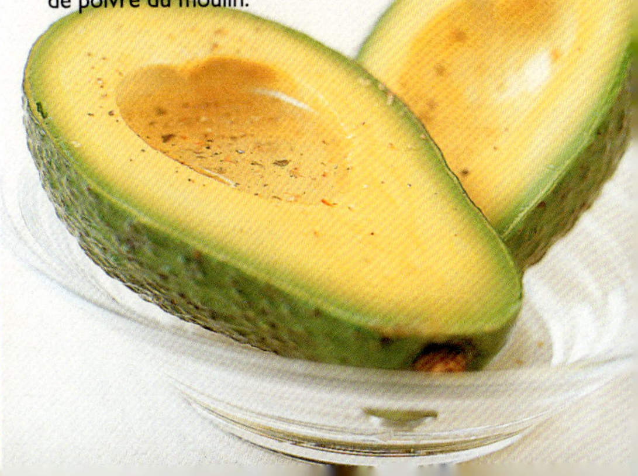

Nom	Glucides	Lipides	Fibres	Cal	kJ
camembert, 28% de MG, Président, 100 g	0,3	10,5		184	770
camembert, 30 g	0	8	0	92	385
cantal, 100 g	5,8	30,0		387	1620
cheddar à faible teneur en matières grasses, 30 g	0	7	0	99	410
cheddar, 30 g	0	10	0	122	505
comté, 100 g	1,5	30,0		391	1636
coulommiers, lait de brebis, Carrefour, 100 g	2,0	26,5		327	1368
édamer, 30 g	0	8	0	106	445
emmental, 30 g	0	9	0	113	475
emmental au lait cru, label Rouge, Carrefour, 100 g	0,2	29		377	1578
emmental, Entremont, 100 g	tr	28,0		372	1557
emmental râpé, label Rouge, Carrefour, 100 g	0,2	29,0		377	1578
emmental râpé, Président, 100 g	0,0	27,0		355	1486
feta, 30 g	0	7	0	83	350
fromage ail/fines herbes, Boursin, 100 g	2,0	41,0		405	1695
fromage ail/fines herbes, Tartare, 100 g	2,5	33,5		348	1456
fromage de chèvre, 30 g	0,5	4,5	0	58	245
gouda, 30 g	0	9	0	113	475
gruyère, 45% MG, 100 g	2,0	32,0		405	1695
kiri à la crème	2	32		332	1371
lait de brebis, frais, 30 g	0	6,5	0	90	380
mozzarella allégée en matières grasses, 30 g	0	5,5	0	86	360
mozzarella, 30 g	0	6,5	0	90	380
parmesan, 30 g	0	9,5	0	132	555
pavé à la raclette	12	21		297	1236
petit louis au lait	3,5	43		363	1094
reblochon, 100 g	4,0	24,0		322	1348
ricotta à teneur en matières grasses réduite, 20 g	0,5	1,5	0	25	105
ricotta doux, 20 g	0	2	0	25	105
ricotta, 20 g	0	2	0	30	125
roquefort, 100 g	0,0	32,0		370	1548
saint-moret	2,7	19		220	900
saint-nectaire, 100 g	2,0	24,0		332	1389
steak du fromager, menu fromage	15	17		259	1080
stilton, 30 g	0	9,5	0	111	465
sveltesse nature	6,5	6,6		135	564
sylphide	7	7		143	599
tourteau fromager bougon	43	8,5		285	

L'ŒUF Excellente source de protéines, de vitamines et de sels minéraux, les œufs ont été décriés parce que l'on craignait leur forte teneur en cholestérol. Or, pour maintenir des taux de cholestérol sanguin bas, il est plus important d'éviter les graisses saturées. Par conséquent, à condition d'être consommés avec modération, les œufs peuvent s'inscrire dans un régime alimentaire nutritif, puisqu'ils ne contiennent qu'une faible quantité de ces graisses.

GRAISSES SATURÉES Les œufs contiennent environ 10 % de lipides dont moins de la moitié sont des graisses saturées. La manière la plus diététique de faire cuire un œuf est de le faire bouillir ou pocher.

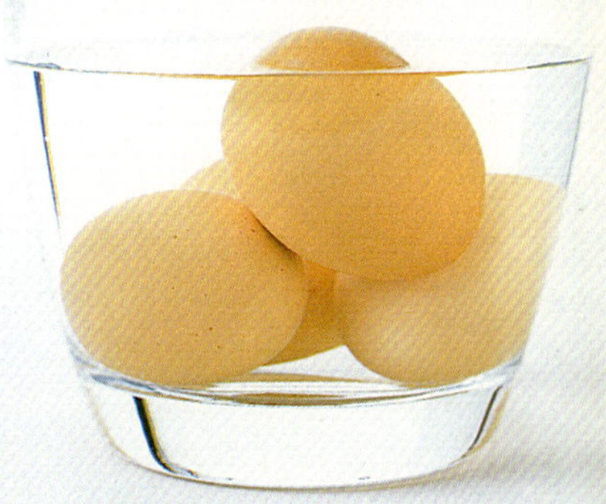

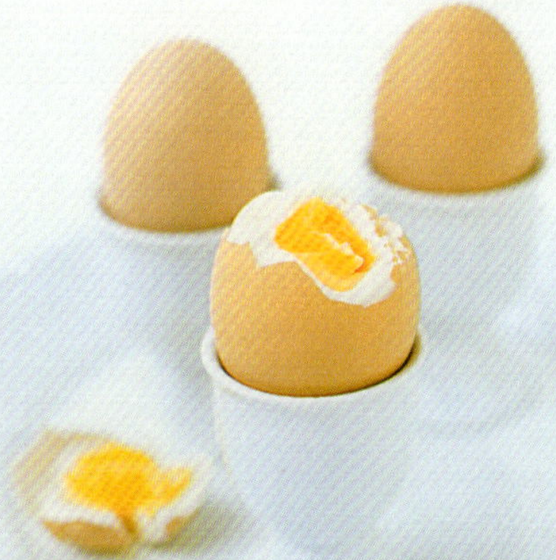

JAUNE D'ŒUF Très nourrissant, le jaune est aussi la source par excellence de lipides et de cholestérol dans un œuf.

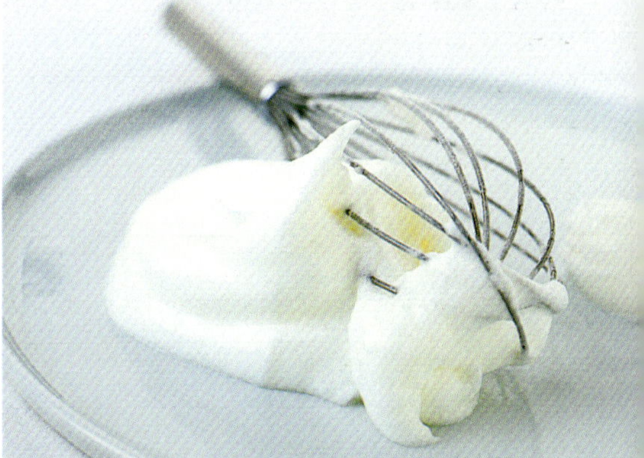

BLANC D'ŒUF Il n'a pas de teneur en lipides. Lorsque c'est possible, utilisez le blanc d'œuf plutôt que l'œuf entier.

RECETTE Réalisez une omelette allégée en utilisant seulement un œuf entier auquel vous mélangez deux blancs et un peu de lait écrémé. Ajoutez des herbes fraîches et faites cuire sans graisse dans une poêle à revêtement antiadhésif.

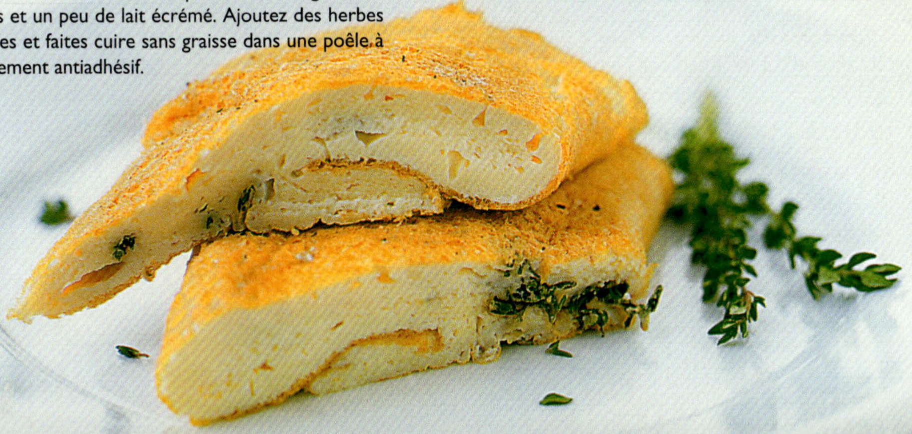

Nom	Glucides	Lipides	Fibres	Cal	kJ
vache qui rit équilibre et légèreté	7	7		143	599
vache qui rit 50% de MG, 100 g	6,5	22,5		269	1126
FROMAGE DE TÊTE					
2 tranches, 70 g	0	12	0	151	635
FRUITS					
brugnon	15,0	0,1	0,4	64	268
cerises	14,0	0,5	2	65	272
fraises, 100 g	7,0	0,5	2,1	35	146
framboises, 100 g	6,0	0,4	7	38	159
fruit de la passion, 1 de taille moyenne, 40 g	2,5	0	1,5	19	80
goyave, 100 g	5,5	0,4	6	33	138
grenades, 100 g	16,4	0,3		63	264
groseilles, 100 g	5,0		8	35	146
kaki, 100 g	15,0	0,3	2,5	65	272
kiwi, 100 g	10,0	0,6	2,5	47	197
litchi, 100 g	17	tr	1,5	75	314
mangue	14,3	0,1	1,9	60	251
melon, 100 g	11,0	0,1	1	50	209
mûres, 100 g	11,2	0,5	1,7	54	226
myrtilles, 100 g	9,9	0,5	3	50	209
papaye orangée	7,8	0,1	1,9	33	138
papaye verte	2,3	0,1	1,9	33	138
pastèque	6,5	0,2	0,3	30	126
pêche	9,0	0,1	1,5	40	167
salades de fruits frais, 1 bol, 140 g	19,3	0,1	2,1	77	332
FRUITS EN CONSERVE					
farandole de fruits, sirop léger en conserve,					
Carrefour, 100 g	15	0	0,1	63	264
fruits au sirop égouttés, 1 bol, 220 g	20,5	0	3,5	92	385
pêches au sirop, 133 g	18	0	1,2	71	300
salade de fruits au sirop, 125 g	15	0	1,5	59	250
FRUITS SECS					
dattes sèches	73,0	0,5	9,2	306	1281
figues sèches	62,0	1,0	11	271	1134
fruits secs (voir pour chaque fruit)					
GÂTEAUX					
baba au rhum, portion moyenne	47	10	N	326	1370
éclair au chocolat du commerce, 70 g	22,5	18	0,5	264	1110

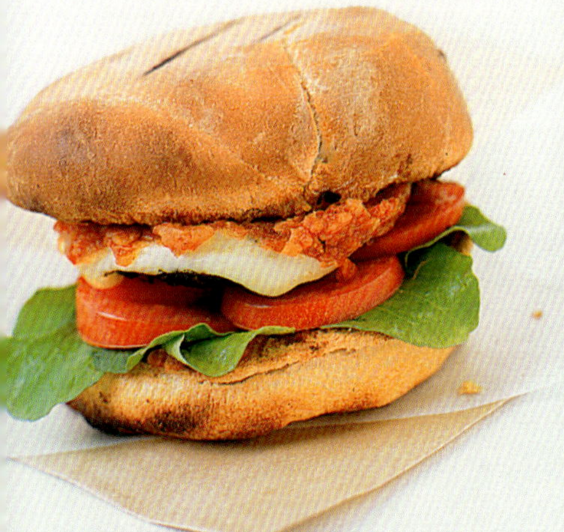

HAMBURGER Ceux-ci peuvent être nourrissants s'ils sont fabriqués maison avec de la viande hachée maigre, de la laitue et des tomates. Sachez que vous diminuez d'environ un tiers la teneur en lipides de votre hamburger en ôtant le fromage des hamburgers de restaurant.

QUICHES ET FRIANDS Ceux-ci sont généralement très riches en lipides, en particulier en graisses saturées, et ce même lorsqu'ils ne sont pas farcis à la viande. Essayez de réduire au minimum leur consommation.

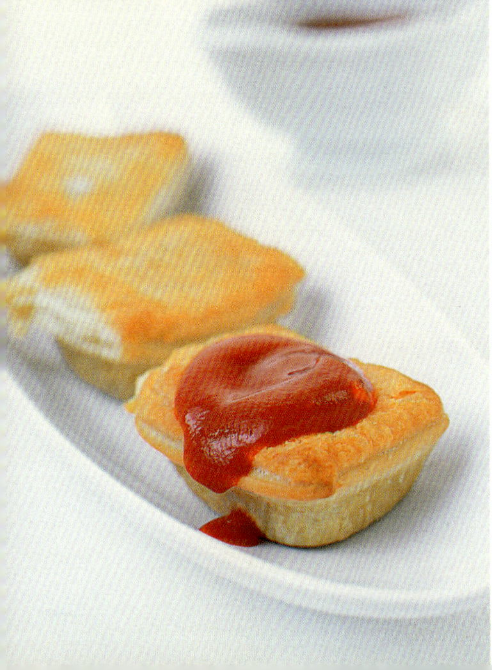

CUISINE CHINOISE Ces plats conviennent bien si vous aimez les aliments sautés, mais les plats frits ou en beignets sont très riches en lipides. Accompagnez les plats de riz à la vapeur et non de riz sauté et tenez compte du fait que la sauce soja est riche en sodium.

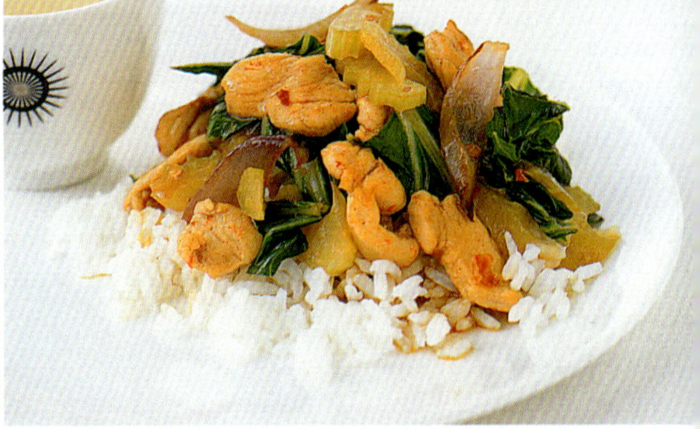

RESTAURATION RAPIDE De nos jours, de plus en plus de personnes choisissent les plats à emporter. Ceux-ci sont souvent riches en lipides, mais si vous êtes attentifs, vous découvrirez qu'il existe aussi des variantes diététiques. Un met d'accompagnement ou une salade seront bienvenus car ils sont en principe pauvres en lipides, à moins, évidemment, qu'ils ne soient abondamment couverts de sauce. Choisissez, pour vos sandwichs, un bon morceau de pain consistant et une garniture pauvre en lipides.

CUISINE THAÏ Les nouilles à la thaïlandaise et certains plats sautés constituent un bon choix diététique. Evitez les curries à base de lait de coco riche en graisses saturées.

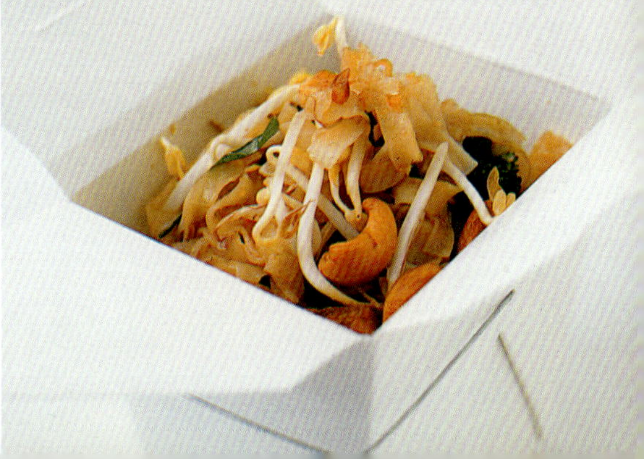

Nom	Glucides	Lipides	Fibres	Cal	kJ
flan aux fruits, 100 g	28,5	8	0,7	187	785
forêt noire, 100 g	40	17	N	331	1390
gâteau à la banane, 100 g	68	16	+	428	1800
gâteau à la noix de coco, 100 g	51,2	23,8	2,5	434	1815
gâteau au chocolat, 100 g	55	17	N	391	1645
gâteau au gingembre, 50 g	32,4	6,3	0,6	190	800
clafoutis aux cerises, 100 g	61,7	15,8	1,1	384	1657
gâteau aux dattes et aux noix, 1, 60 g	32	6	+	189	795
gâteau glacé aux fruits, 70 g	43,9	8	1,2	249	1007
gâteau aux fruits, 70 g	39	7	0,7	225	945
gâteau aux noisettes, tranche moyenne	N	30	+	402	1690
quatre-quarts aux pommes, part moyenne	40	10	+	252	1060
gâteau bavarois au chocolat, 100 g	30	22,5	N	332	1395
gâteau de carottes, 100 g	64	17	+	420	1770
gâteau de Savoie, tranche moyenne, 60 g	31,4	15,8	0,5	275	1152
gâteau de Savoie avec glaçage de crème au beurre	31,4	18,4	0,4	294	1228
génoise, 100 g	60,5	8,5	N	344	1445
gâteau de Savoie, fourré à la confiture, 1 tranche, 60 g	38,5	2,9	1,1	181	768
gâteau marbré, 100 g	60	13,5	N	374	1570
quatre-quarts, 1 tranche, 40 g	23,4	6,8	0,4	157	661
roulé à la confiture, 1 tranche, 35 g	22,5	2,5	0,5	114	480
roulé, au chocolat, individuel, 25 g	14,5	2,8	N	84	355
gâteaux chinois, 100 g	51,9	21,5	N	415	1740
GAUFRES					
faites maison, 75 g	24,5	10,5	2	218	915
GÉLATINE, 1 cuillerée à soupe	0	0	0	42	175
GERMES DE BLÉ, 1 cuillerée à soupe	1,5	0,5	0,8	17	70
GIBIER, rôti, 100 g	0	5,5	0	157	660
GINGEMBRE					
gingembre, 100 g	9,8	1,5	1	60	251
pain d'épices, 70 g	34,5	11,5	1	249	1045
GLACES					
bâtonnet à la vanille enrobé de chocolat, 93 ml	20,5	17,5	0	248	1040
bâtonnet, parfum chocolat, 90 ml	19	3,5	0	126	530
caramel	18	6	0	133	560
chocolat, 100 ml	23	11,5	0	208	875
cône à la vanille, 1, 70 g	24	12,5	0	220	925
cône au chocolat, 1, 70 g	23	13,5	0	226	950

"FISH AND CHIPS" Souvenez-vous que plus les frites sont minces, plus la surface qui s'est imprégnée d'huile de friture est importante. Préférez le poisson grillé aux beignets de poisson.

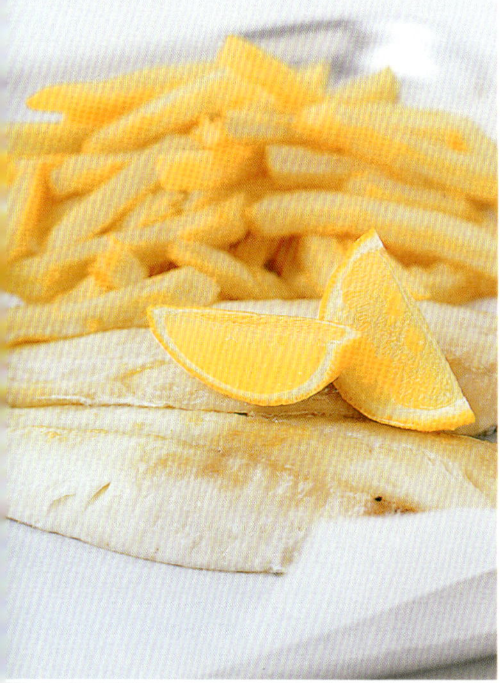

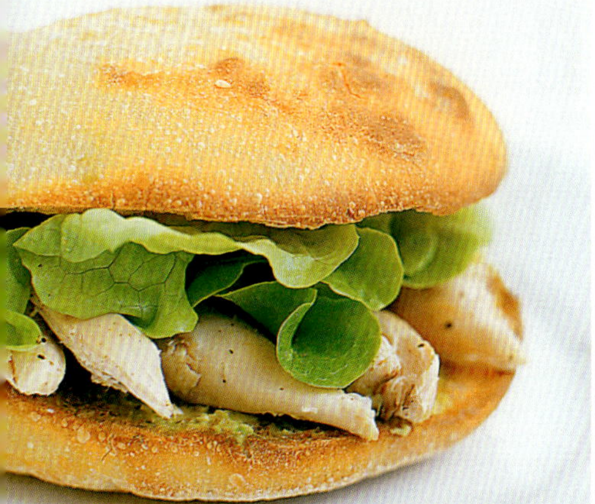

POULET SANS PEAU Une grande partie des lipides contenus dans un poulet se trouve dans la peau. Par conséquent, vous ferez un bon choix en garnissant vos sandwichs ou vos hamburgers de blanc de poulet sans peau.

PIZZA Le salami, le jambon et le fromage sont tous des garnitures très riches en lipides, mais une pizza sans fromage ou sans viande peut constituer un bon choix. Si, à la base, votre pizza est un chausson, elle n'en sera que plus riche en calories.

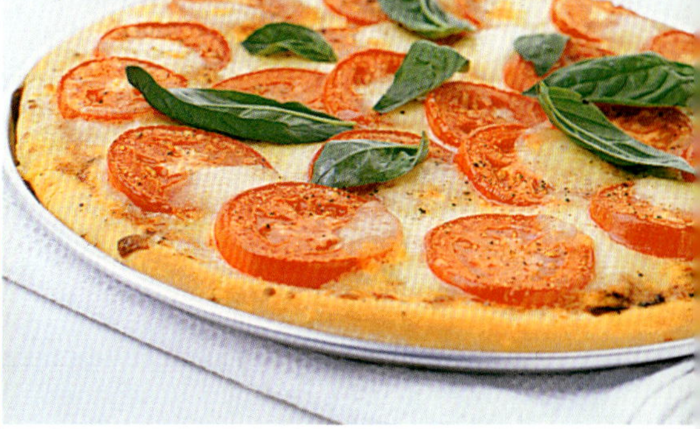

RESTAURATION RAPIDE

Le plat à emporter ou l'en-cas occasionnel ne posent pas de problème, si par ailleurs votre régime alimentaire est équilibré. Mais la restauration rapide a tendance à ne réserver que peu de place aux fruits et légumes frais. Par conséquent, un plat végétarien ou un plat de légumes sautés constituent un bon choix. Vous pouvez aussi compenser dans la journée avec un repas pauvre en lipides, riche en fibres et comprenant une portion supplémentaire de légumes ou de fruits.

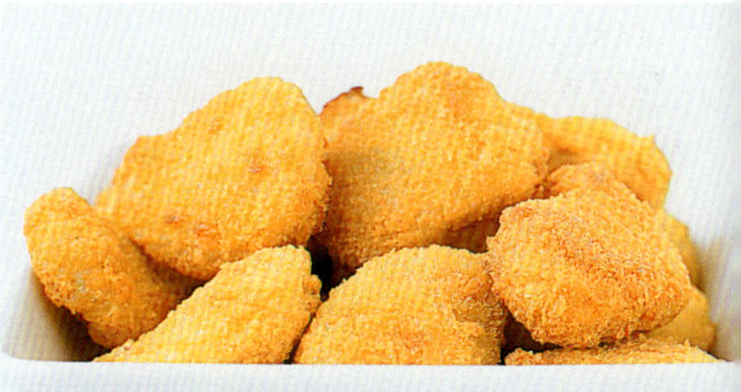

NUGGETS DE POULET Pour obtenir une version allégée de cet en-cas savoureux, découpez de petits morceaux de poulet que vous trempez ensuite dans du blanc d'œuf avant de les enrober de miettes de céréales type corn flakes. Passez au four, à 200 °C (thermostat 6) pendant 10 à 12 minutes.

Nom	Glucides	Lipides	Fibres	Cal	kJ
cône simple seul, gaufré, 1, 15 g	4	0	0	19	80
esquimau au chocolat, 1	21	19	0	260	1090
nougat glacé avec coulis framboise, 100 ml	14,6	10,4		169	707
crème glacée au rhum, Carrefour	28,5	7,2		201	845
crème glacée au café, Carrefour	27,9	8,4		199	835
vanille, 100 ml	21	10	0	187	785
viennetta à la vanille, 100 ml	13	10	0	124	520
viennetta au caramel, 100 ml	13	10	0	129	540
viennetta au chocolat, 100 ml	13	9	0	133	559
GNOCCHI					
pomme de terre, ration moyenne, 150 g	13	12	N	213	895
GOYAVE					
fraîche, de taille moyenne, 100 g	5	0,5	3,7	26	112
jus en bouteille, 100 g	15,7	0	3	60	258
GRAINES					
de citrouille, 50 g	5	7	2,6	155	650
de pavot, 1 cuillerée à soupe	2	4	+	46	195
de sésame, 1 cuillerée à soupe	0	7	0,8	76	320
de tournesol, 1 cuillerée à soupe	0,5	8	0,9	88	370
graines de sarrasin, bouillies, 100 g	73	2,5	2,1	334	1400
GRENADE, fraîche, 100 g	11,8	0,2	3,4	51	218
GRENOUILLE cuisses, surgelées	0	0,3		73	306
GROSEILLES					
fraîches, 100 g	3	0	2,4	19	81
conserve au sirop, 100 g	18,5	0,2	1,7	73	310
HARICOTS SECS					
flageolets secs, 100 g	58	1,5	4	321	1431
flageolets congelés, cuits, 100 g	4,7	0	4,1	25	108
flageolets frais, cuits, 100 g	3	0	2,4	22	92
haricots blancs en bocal, Carrefour, 100 g	15,2	0,5		89	372
haricots blancs, cuits, 100 g	17,2	0,5	6,1	95	406
haricots blancs, frais, 100 g	21	0,6	4,4	120	502
haricots blancs, secs, Vivi en Paille, 100 g	58,0	1,5	4	321	1343
haricots noirs, cuits, 100 g	24,5	0,5	N	130	545
haricots rouges à la sauce chili, 100 g	13,1	2,6	3,6	91	383
haricots rouges, cuits, 100 g	17,4	0,5	6,7	103	440
haricots rouges, en boîte, égouttés, cuits, 100 g	12,2	0,5	4,1	70	380
haricots rouges, secs, Vivi en Paille, 100 g	58,0	1,5	4	321	1343

FARINE BLANCHE Pour ceux qui n'apprécient pas le goût de la farine de blé complète, la farine blanche reste tout à fait nourrissante et constitue une bonne source de protéines.

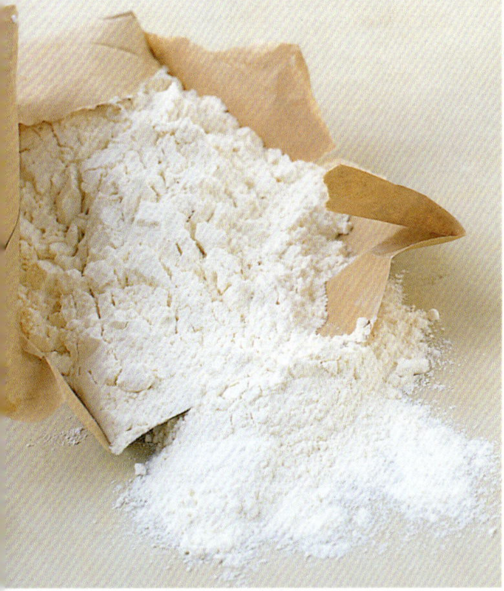

FARINE COMPLÈTE Riche en fibres, vitamines et sels minéraux, la farine complète peut être employée systématiquement à la place de la farine blanche pour les gâteaux, le pain, les biscuits et les pâtes (en ajoutant un peu plus d'eau).

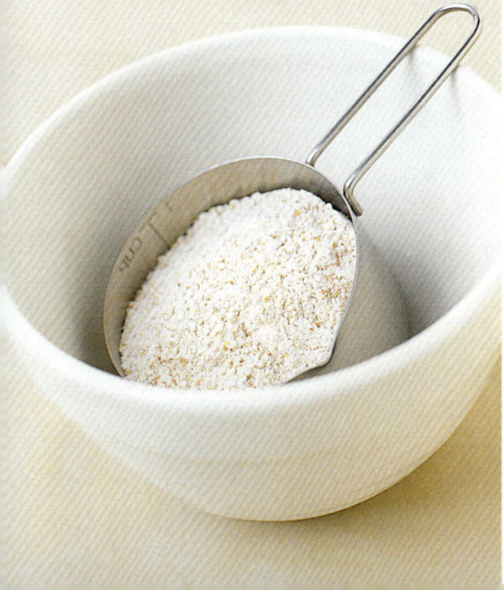

FARINE DE RIZ Elle constitue une bonne alternative à la farine de blé pour tous ceux qui ne tolèrent pas le gluten. La Maïzena, les farines de soja et la fécule de pomme de terre sont également dépourvues de gluten.

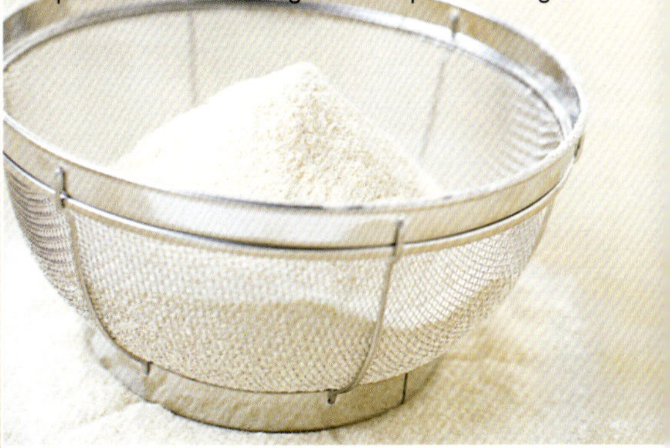

LA FARINE

Dans le pain, les gâteaux, les biscuits et les pâtes, la farine est une bonne source de glucides. La farine complète s'obtient à partir de céréales complètes, tandis que la farine blanche est moulue après qu'on ait retiré l'enveloppe des céréales. Même si elle est nourrissante, la farine blanche contient moins de fibres, de vitamines et de sels minéraux. La farine biologique contient plus de sodium que la farine blanche.

SOJA Savoureuse, dépourvue de gluten et plus riche en protéines que bien d'autres farines, la farine de soja peut être combinée à d'autres farines pour faire des pâtes à beignets et du pain.

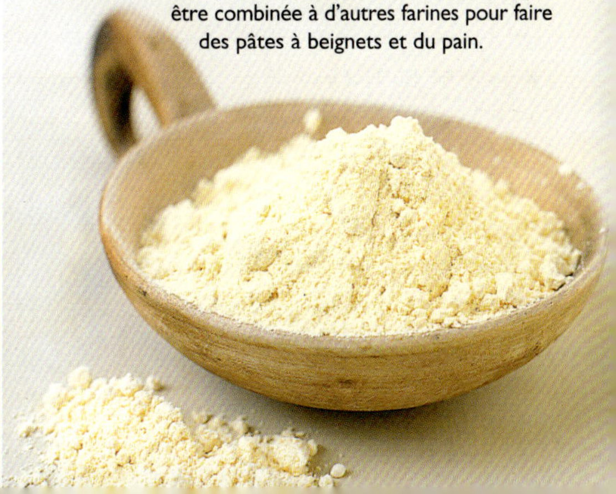

Nom	Glucides	Lipides	Fibres	Cal	kJ
haricots verts en bocal, Carrefour, 100 g	2,9	0,1		18	75
haricots verts en conserve, D'Aucy, 100 g	2,9	0,1		18	75
haricots verts, extra-fins, surgelés, Carrefour, 100 g	8,5	0,1		43	180
haricots verts, frais, 100 g	4,6	0,2	2	30	126
HERBES (ciboulette, estragon)					
séchées, 1 cuillerée à soupe	Tr	0	N	19	80
fraîches et coupées très fin, 1 cuillerée à soupe	Tr	0	N	17	70
HOUMOUS, ration moyenne, 100 g	11,6	12,6	2,4	187	781
HUILE					
huile de foie de morue, 1 cuillerée à soupe	0	20	0	176	740
huile d'olive, 1 cuillerée à soupe	0	19	0	167	703
huile d'arachide, Lesieur	0	100		900	3767
huile de raisin,	0	100		900	3767
huile de tournesol	0	100		900	3767
huile Isio 4, Lesieur	0	100		900	3767
JAMBON					
jambon cru, 100 g	3,3	30,5		365	1528
jambon cuit à l'étouffé avec couenne, Carrefour, 100 g	1,0	4,0		124	519
jambon cuit à l'étouffé sans couenne,					
dégraissé, Carrefour, 100 g	1,0	4,0		124	519
jambon cuit à l'étouffé sans couenne,					
sans polyphosphates , Carrefour, 100 g	2,0	3,0		115	481
JUS (voir fruits)					
JUS DE FRUITS DU COMMERCE					
jus d'ananas Joker 100%, 100 ml	10	0		42	176
jus de raisin Carrefour 100 %, 100 ml	16,4	0		66	282
12 fruits Tropicana pur premium 100 %, 100 ml	10,5	0		52	223
joker ad vitam fibres 97 %, 100 ml	13,3	0,1	2,4	60	250
joker ad vitam tonus, 100 ml	7,7	0,1	0,1	37	156
nectar d'abricot Carrefour 40 %, 100 ml	13,5	0		55,4	232
danaé pèche, abricot (rayon frais), 100 ml	11,5	0,1		49	209
acti fruits coktails, orange framboise, pasteurisé	13,6	0		57	243
JUS DE LÉGUMES, 250 ml	11	0,5	0	51	215
JUS DE FRUITS DU COMMERCE					
citron, préparé, 1 verre, 250 ml	N	0	0	69	275
non dilué, 1 cuillerée à soupe	9	0	0	34	145
KIWI, frais, épluché, de petite taille, 75 g	7,5	0	1,5	36	150

FRUITS Très riches en vitamines et en fibres, les fruits sont également pauvres en lipides et en calories. Selon les directives sur la santé, nous devrions tous essayer de consommer fruits ou légumes au moins cinq fois par jour. Choisissez parmi un éventail de fruits frais, en boîte (dans leur jus plutôt qu'au sirop) et surgelés. Les fruits sont riches en antioxydants (voir terminologie alimentaire).

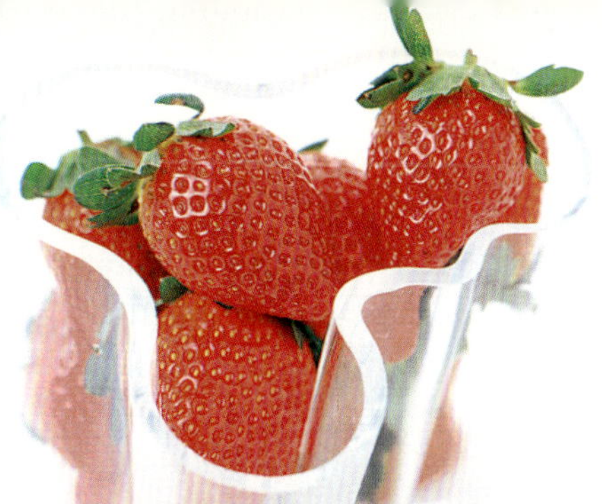

LES BAIES ET FRUITS ROUGES Une grande source de vitamine C ; toutes les baies contiennent des antioxydants et sont peu caloriques.

POMME Excellente source de vitamine C et de fibres, les pommes constituent un en-cas pratique, bon marché et sain.

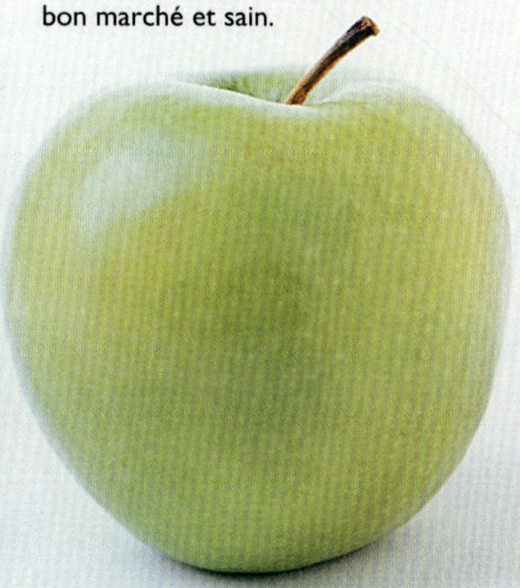

PAPAYE La moitié d'une papaye de taille normale contient beaucoup de bêta-carotène (antioxydant) et deux fois la dose quotidienne de vitamine C nécessaire.

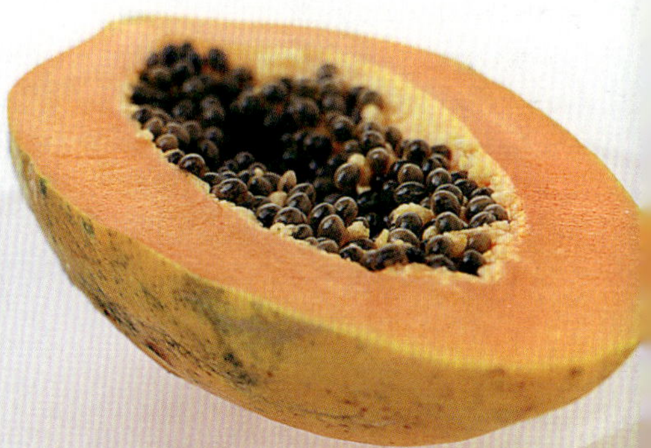

FRUITS SECS Source riche de fibres alimentaires, de potassium et aussi de fer ; les fruits secs contiennent cependant peu de vitamines C. Ils sont parfois riches en fructose naturel qui favorise les caries dentaires au même titre que le sucre.

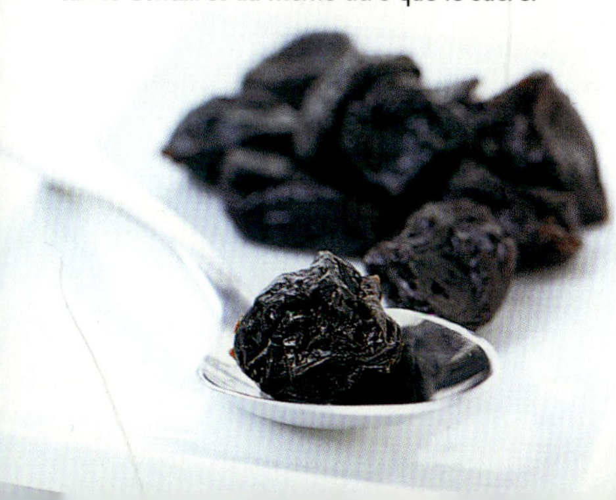

RECETTE Posez quelques fruits secs dans une poêle, recouvrez de jus de pomme ou de jus d'orange et portez à ébullition. Laissez reposer 15 minutes jusqu'à ce que les fruits soient ramollis et servez ensuite accompagné de yaourt allégé.

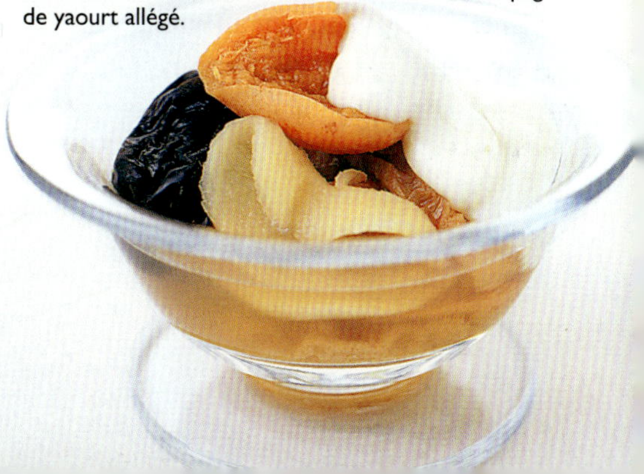

Nom	Glucides	Lipides	Fibres	Cal	kJ
LAIT					
lait demi-écrémé, Candia	5,0	1,6		47	197
lait demi-écrémé, enrichi en vitamines, Candia	4,8	1,5		46	193
lait demi-écrémé, Label AB, Vie Claire	5,0	1,6		47	197
lait écrémé, Candia	4,5	0,2		32	134
lait écrémé, garanti en vitamines, Candia	4,9	tr		33	138
lait entier, Candia	4,9	3,6		64	268
lait entier, enrichi en vitamines, Candia	4,7	3,5		63	264
lait entier, label AB, Candia	5,0	3,8		47	197
lait entier, pasteurisé, Candia	4,5	3,5		61	255
lait entier, stérilisé, Candia	4,5	3,5		61	255
lait frais pasteurisé, 1/2 écrémé, Candia	5,0	1,6		47	197
aromatisé à la framboise, 250 ml	23	9	0	201	845
aromatisé au chocolat, 250 ml	23	9,5	0	204	855
aromatisé au chocolat,					
allégé en matière grasse, 1 tasse, 250 ml	21,5	4,5	0	156	655
lait au chocolat, Candia	10,4	1,0		60	251
concentré sucré, 1 boîte, 250 ml	180	30	0	1060	4455
concentré sucré, écrémé, 1 boîte, 250 ml	199	1	0	901	3785
de brebis, 1 tasse, 250 ml	9,5	6,5	0	127	535
lait demi-écrémé en poudre, Regilait	44,7	14,2		430	1800
en poudre écrémé, 1 cuillerée à soupe	4	0	0	29	120
en poudre, entier, 1 cuillerée à soupe	3	2	0	39	165
enrichi en calcium, 1 verre, 250 ml	12,5	2,5	0	119	500
lait 8 vit. & minéraux en poudre, Regilait Vitalité	51,2	0,8		340	1423
lait concentré sucré, 9% MG, Candia	55,8	9,1		325	1360
lait concentré sucré, pour desserts, Nestlé	54,2	9,0		331	1385
lait concentré, entier, 7,5% MG, Candia	9,4	7,5		128	536
milk-shake allégé, 300 ml	60	10	0	355	1490
milk-shake, 275 ml	47	12	0	349	1465
lait de soja allégé en matières grasses, 250 ml	12	1,8	N	91	382
lait de soja bio, 250 ml	18,5	7	+	158	665
lait de soja goût chocolat-noisettes, 250 ml	18,5	7	5	158	665
LAITAGES					
fromage blanc allégé, 20 g	0	0,5	0	15	65
fromage blanc battu, nature, 20% de MG,					
Carrefour, 100 g	3,0	3,5		72	301
fromage blanc battu, nature, 40% de MG,					

FINES HERBES En ajoutant des fines herbes à vos plats vous découvrirez une manière de souligner leur saveur sans pour autant ajouter de lipide ou du sel. Beaucoup de personnes pensent également que les herbes ont des vertus médicinales d'autant que nombre de médicaments modernes sont à base d'extraits de plantes. Si vous êtes intéressés par les plantes médicinales, consommez des tisanes que l'on trouve maintenant très facilement.

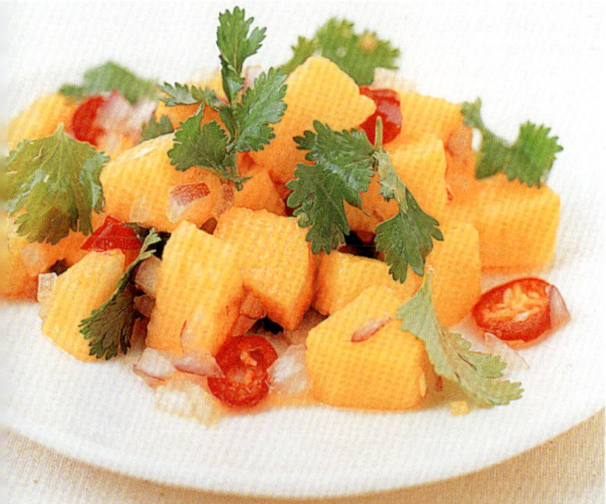

RECETTE Réalisez une savoureuse sauce diététique à partir d'un peu de gingembre, de papaye, de chili, d'oignon rouge et de feuilles de coriandre. Servez avec du poulet ou du poisson.

PERSIL Riche en vitamines A et C, le persil est délicieux avec des œufs et des fruits de mer. De plus, le persil peut, sans ajout de sucre, vous rafraîchir l'haleine !

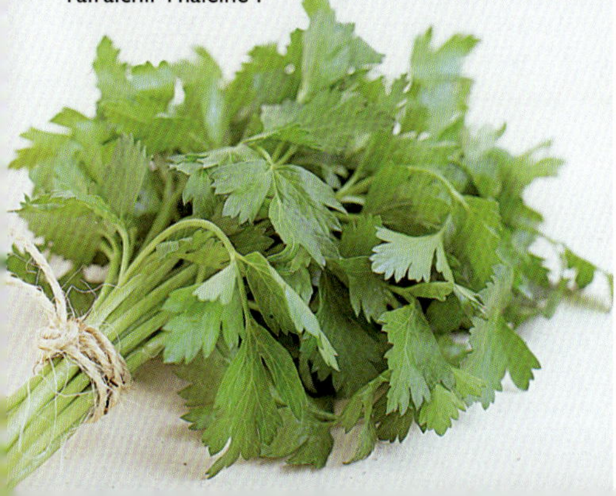

BASILIC Délicieux avec les plats à la tomate, ingrédient principal de la soupe au pistou, le basilic est réputé pour ses vertus calmantes et digestives. Prenez du thé au basilic après un repas copieux ou encore pour calmer une nausée.

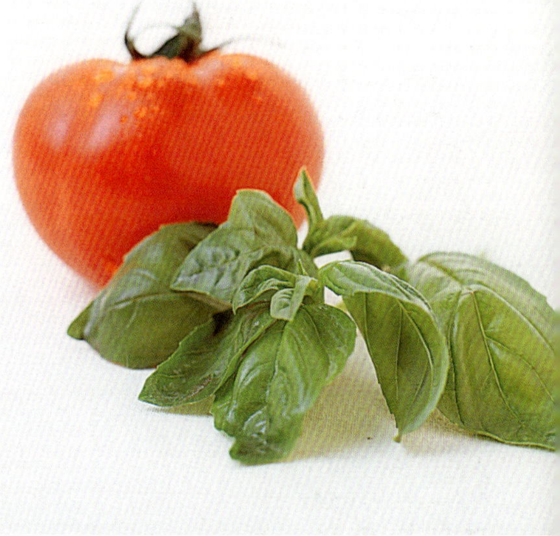

ROMARIN Il peut aider à soulager les problèmes de digestion. Pour donner un subtil parfum de romarin à de la viande grillée, attachez quelques branches de romarin ensemble et utilisez le bouquet pour arroser la viande.

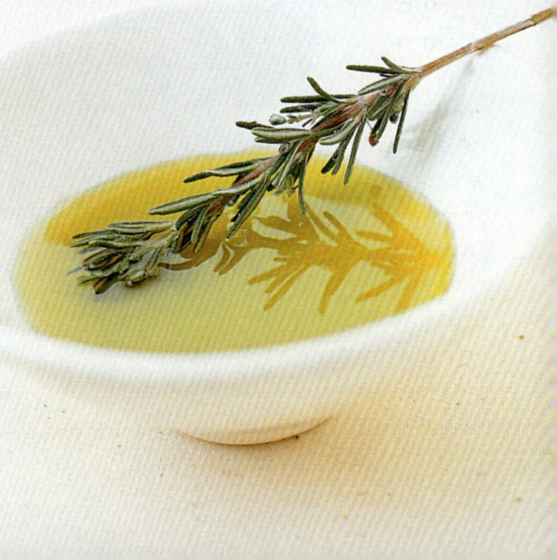

Nom	Glucides	Lipides	Fibres	Cal	kJ
Carrefour, 100 g	2,7	7,9		111	465
fromage blanc crémeux, 1 cuillerée à soupe	0,5	1	0	24	100
fromage blanc crémeux, allégé, 1 cuillerée à soupe	1	0,5	0	19	80
fromage blanc épais, 20 g	0	2,5	0	26	110
fromage blanc, 1 cuillerée à soupe	0	2	0	29	120
petit-suisse, 30% de MG, Gervais	3,7	6,1		104	435
petit-suisse, 40% de MG, Gervais	3,5	9,5		135	565
sveltesse mousse de fruits 0 %	7	tr		47	200
sveltesse mousse nature 0 %	7,1	tr		52	219
taillefine 0 % fibres et céréales	10,9	0,4		65	275
taillefine brassé à la pulpe de fruits, Danone	6,9	0,19		47	201
velouté aux fruits, Danone	19,1	2		87	366
weight watchers fruits gourmands 0 %	13,4	0,1		71	301
LAPIN, cuit, 100 g	0	5,5	0	169	710
LASAGNES					
plat préparé, 400 g	62,8	24	2,8	572	2412
en bolognaise, 400 g	67,5	11,5	+	481	2020
LÉGUME					
cardon	2,3	0,1	2	13	54
courgettes	3,0	0,1	0,6	15	63
endives en bocal, Carrefour	2,7	0,1		18	75
endives	2,4	0,1	2,2	15	63
épinards en branche en bocal, Carrefour	1,8	0,4	3	10	42
épinards en branche, surgelés, Bonduelle	2,0	0,5	3	27	113
épinards hachés, surgelés, Bonduelle	2,5	0,7		27	113
épinards	3,0	0,3	4	25	105
maïs doux, frais	18,0	1,2	4	95	398
maïs en grain, sans OGM en conserve, Bonduelle	12,3	1,3		72	301
maïs en grain, sans OGM en conserve, Géant Vert	13,3	0,7		70	293
maïs en grains secs	69,0	4,4	2,2	350	1465
oseille	2,6	0,5	3	25	105
poireau	4,0	0,3	3,5	27	113
poivron	3,5	0,3	2	20	84
salsifis	12,0	0,9	2,3	70	293
LENTILLES					
lentilles vertes du Puy, Vivi en Paille	52,0	1,0		321	1343
lentilles vertes, Carrefour Bio	48,2	1,6	12,9	302	1264

LES DESSERTS AUX FRUITS PAUVRES EN LIPIDES Ils contiennent parfois moins de 2 g de lipides par portion, ces desserts sont par conséquent très diététiques et existent dans une grande variété de parfums.

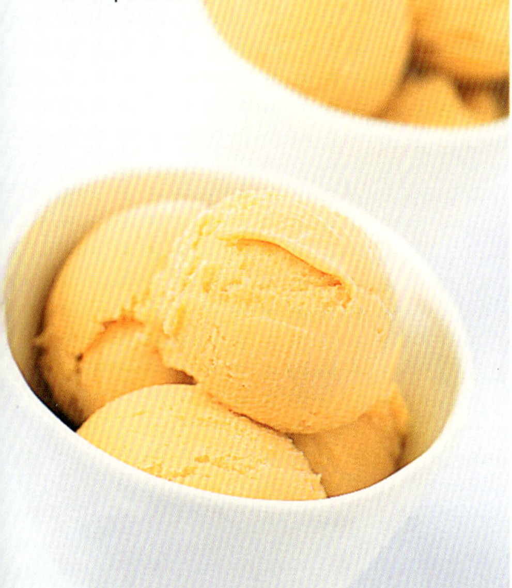

CRÈMES GLACÉES Elles sont souvent plus riches en lipides que les glaces ordinaires, mais les ingrédients qui les constituent sont de meilleure qualité et contiennent parfois de vrais fruits.

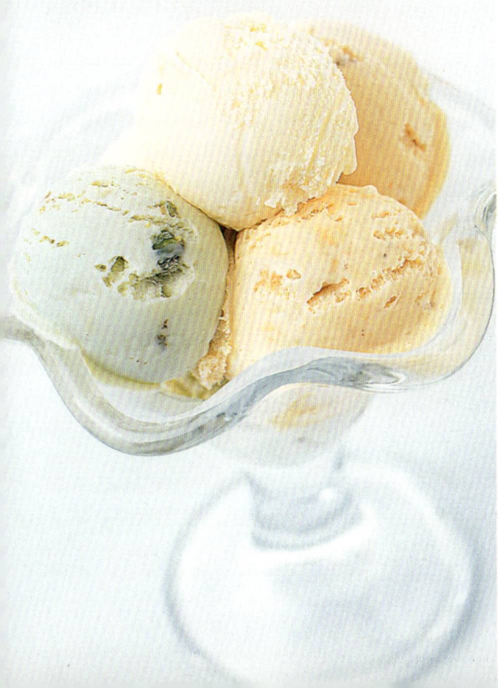

SORBET Dépourvu de lipides, le sorbet constitue une alternative rafraîchissante mais sucrée à la crème glacée. Les sorbets sont généralement à base de fruits et sont donc riches en vitamines C.

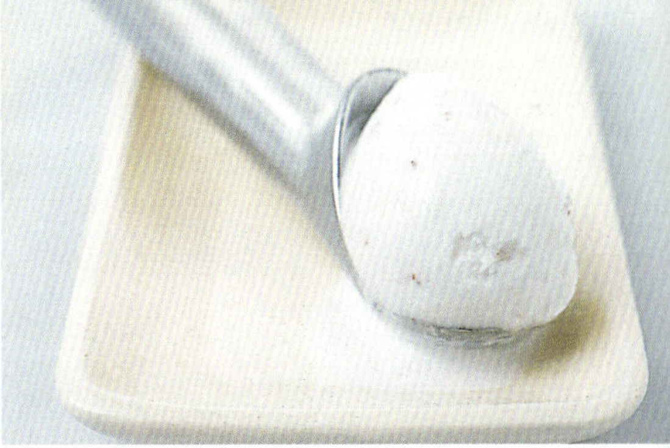

LA CRÈME GLACÉE

De manière générale, plus une crème glacée est crémeuse, plus elle est riche en lipides. La glace est une bonne source de vitamines et de calcium mais le lait ou la crème apportent des graisses saturées. Il existe maintenant de nombreuses alternatives à la crème glacée dans les supermarchés, y compris les fruits surgelés, le tofu ou les desserts à base de yaourt. Recherchez toujours les variantes allégées.

RECETTE Pour un dessert savoureux et rapide, intercalez de la banane en tranches entre des boules de sorbet aux fruits de la passion, ajoutez une cuillerée de yaourt allégé à la vanille, saupoudrez de quelques noix ou noisettes concassées.

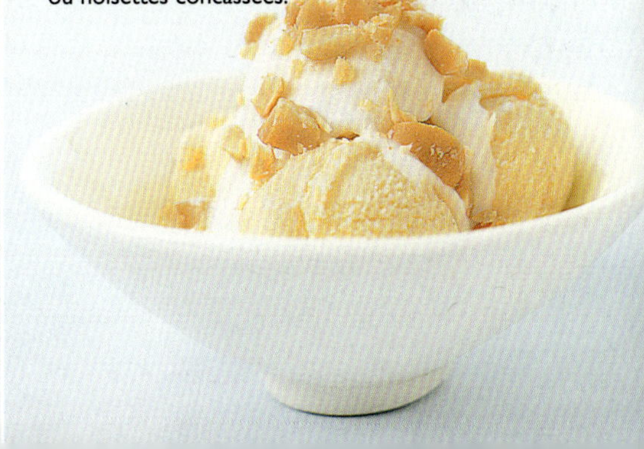

Nom	Glucides	Lipides	Fibres	Cal	kJ
séchées, cuites, 200 g	35	0,8	3,8	200	848
lentilles préparées en conserve, Le Cabanon	13,3	0,5		116	485
LEVURE					
de bière en sachet, 7 g	0,5	0,5	N	19	80
de boulanger, déshydratée en sachet, 7 g	0,5	0	N	8	35
LITCHIS					
au sirop, égouttés, 100 g	17,7	0	0,5	68	290
frais, épluchés, 100 g	14,3	0,1	0,7	58	248
MACARONIS					
au fromage, faits maison, 1 ration, 150 g	20,4	16,2	0,8	267	1115
cuits, 1 ration, 100 g	18,5	0,5	0,9	86	365
MAÏS					
maïs doux, frais	18,0	1,2	4	95	398
maïs en grain, sans OGM en conserve, Bonduelle	12,3	1,3		72	301
maïs en grain, sans OGM en conserve, Géant Vert	13,3	0,7		70	293
maïs en grains secs	69,0	4,4	2,2	350	1465
au fromage, 40 g	25,5	9,5	2	193	810
épi, 1 grand, 100 g	11,6	1,4	1,3	66	280
farine de maïs, sèche, 40 g	30	0,5	1	145	610
grains de maïs, en boîte, 30 g	8	0,4	0,4	37	156
grillés, 40 g	21,7	12,8	0,4	208	867
mini épis, en boîte, 6, 100 g	2	0,4	1,5	23	96
MANDARINE					
en quartiers au sirop, égouttées, 1 ration, 100 g	7,7	0	0,3	32	135
épluchée, entière, 60 g	5	0	1	24	100
MANGUE					
fraîche, entière, 150 g	21,2	0,3	3,9	86	368
au sirop , 200 g	40,6	0	1,4	144	660
chutney, 1 cuillerée à soupe	8,5	0	0,5	34	145
verte, 150 g	25	0	3	58	245
MANIOC épluché, bouilli, 100 g	30,5	0,5	1,6	131	550
MARGARINE					
à l'huile d'olive, 1 cuillerée à soupe	0	4	0	33	140
allégée, 11 g	0,1	9	0	81	334
au tournesol à tartiner, 11 g	0,1	7,3	0	67	274
pâte à tartiner au tournesol, allégée en matières grasses, 5 g	0	2,5	0	21	90

AGNEAU

Même si l'agneau a longtemps été considéré comme une viande très grasse, les progrès de l'élevage et des techniques appropriées ont permis d'obtenir une viande beaucoup plus maigre maintenant largement disponible. L'agneau moyen bien dégraissé contient parfois moins de 8 % de lipides, ce qui n'est pas plus gras que bien des morceaux de bœuf ou de porc. Cela vaut également la peine d'essayer des préparations culinaires plus saines, comme par exemple de griller la viande au lieu de la faire simplement rôtir.

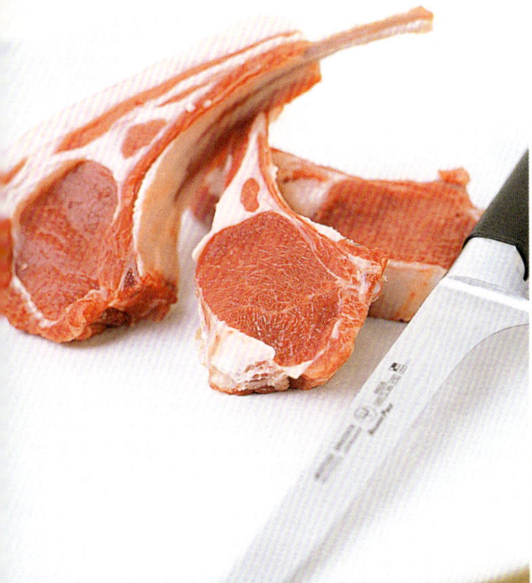

DÉGRAISSER L'AGNEAU Lorsque vous achetez un morceau d'agneau, vérifiez la quantité de graisse visible et cherchez à l'éliminer. Une côtelette d'agneau qui a été dégraissée contiendra bien moins de graisses saturées. Les parties les plus maigres sont le gigot et le jarret, l'épaule comptant parmi les morceaux les plus gras.

AGNEAU EN TRANCHES Pour un morceau d'agneau très maigre, prenez par exemple de la longe. Evitez de trop faire cuire étant donné que les morceaux maigres risquent de se dessécher. Ajoutez à une poêlée sautée ou faites cuire rapidement sur le gril.

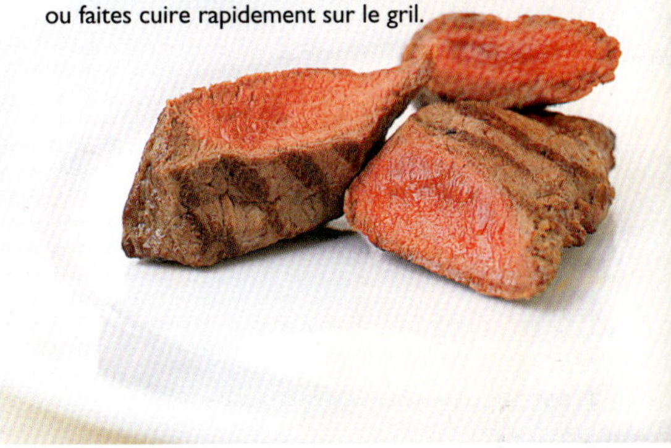

AGNEAU À MITONNER Pour vous assurer que vos dés d'agneau sont bien maigres, achetez des morceaux maigres tels que le filet ou la longe et découpez vous-même la viande en dés.

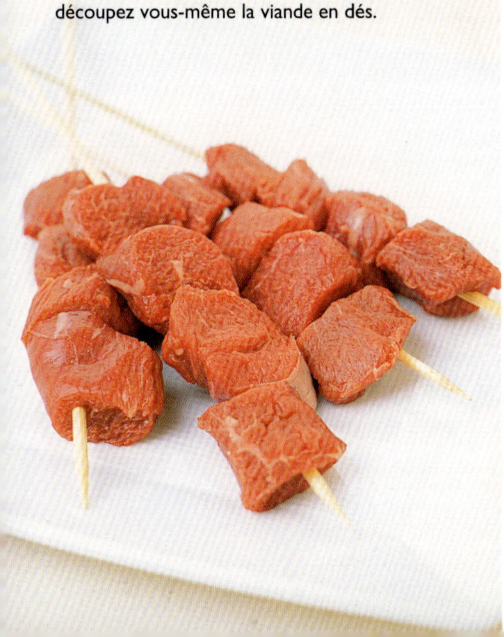

RECETTE Pour un plat d'agneau simple et pauvre en lipides, faites mariner des côtelettes d'agneau dégraissées dans de la pâte tandoori, du jus de citron et du yaourt nature allégé pendant toute une nuit. Faites griller.

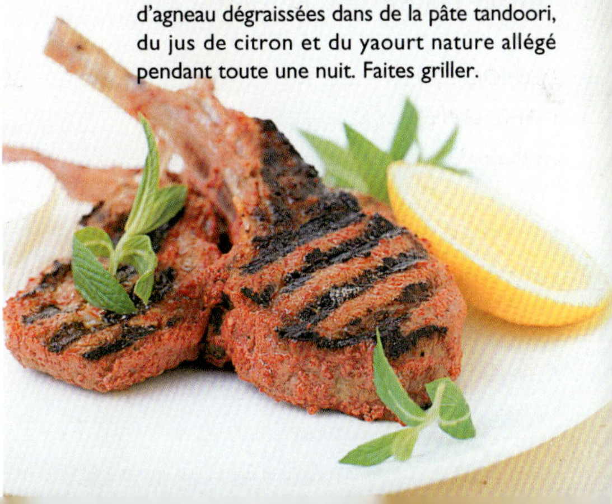

Nom	Glucides	Lipides	Fibres	Cal	kJ
MAYONNAISE					
mayonnaise au tournesol, Lesieur	1,2	79,0		720	3013
mayonnaise au tournesol Carrefour, 100 g	0,35	81		735	3022
mayonnaise relevée de ketchup, 1 cuillerée à soupe	3,5	7	0	76	320
mayonnaise relevée de ketchup, allégée,					
1 cuillerée à soupe	3,5	4	0	51	215
3 % MG, 1 cuillerée à soupe sans cholestérol	9	20	0	45	190
MÉLANGE DE LÉGUMES					
surgelé et cuit à l'eau, 1 ration, 100 g	6,6	0,5	+	42	180
MÉLASSE, 1 cuillerée à soupe	14	0	0	54	225
MELON	11	0,1	1	50	209
MERINGUE, 25 g	22,5	0	0	92	385
MIEL, 100 g	70,0	0,1		310	1297
miel, 1 cuillerée à soupe	22	0	0	84	355
MILLET					
cuit, 174 g	41	1,5	+	206	865
MISO, 1 cuillerée à soupe	6	1	+	40	170
MOUTARDE					
de Dijon, 1 cuillerée à soupe	1	0	0	15	65
MUESLI (voir CÉRÉALES)					
MUFFIN					
1 de taille moyenne, 60 g	29	8	1,5	169	710
1 gros, 100 g	48	13	2	279	1170
myrtille, 1, 150 g	56	13	+	352	1480
aux fruits, 1, 60 g	27	1,5	+	151	635
pépites de chocolat, 1, 60 g	32	7	N	213	895
MÛRES					
fraîches, 100 g	12,5	0,5	3,1	52	220
en boîte, au sirop, 100 g	23	0	+	92	385
congelées, 100 g	15,5	0,5	+	64	270
MYRTILLES					
fraîches, 100 g	14	0,5	1,8	56	235
en boîte au sirop, égouttées, 100 g	17	0	+	69	290
congelées, 100 g	12	0,5	+	51	215
NAVET, épluché et cuit à l'eau, 240 g	4,8	0	4,5	29	121
NECTARINE					
fraîche et non épluchée, 1, 75 g	6,75	0	1	30	126

LE LAIT Le lait, même le lait de vache entier qui contient environ 4 % de lipides, serait classé, d'après les directives gouvernementales, comme produit pauvre en lipides. Le lait est une excellente source de calcium et de protéines et il contient également vitamines et sels minéraux. Il représente une part essentielle de l'alimentation de nombreuses personnes et il est particulièrement important pour les jeunes enfants et les nouveau-nés.

LAIT ENTIER Relativement riche en graisses saturées, le lait entier a une plus forte teneur en vitamines A et D que les laits écrémés.

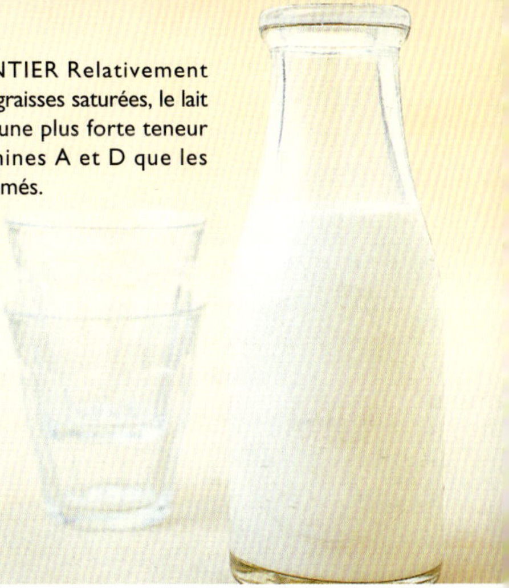

CALCIUM On recommande que les adultes consomment 700 mg de calcium chaque jour afin que leurs os restent en bonne santé. Cette quantité correspond à peu près à la teneur en calcium d'un demi-litre de lait (de n'importe quelle catégorie).

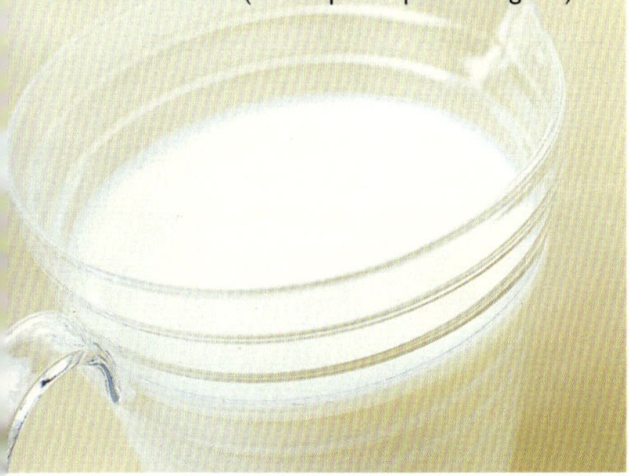

RECETTE Pour obtenir un substitut au lait délicieux, sans lactose, mixez dans un robot des amandes jusqu'à obtenir une crème. Ajoutez de l'eau bouillante ou froide ainsi qu'une datte dénoyautée et mixez de nouveau. Saupoudrez de croquants de noisettes.

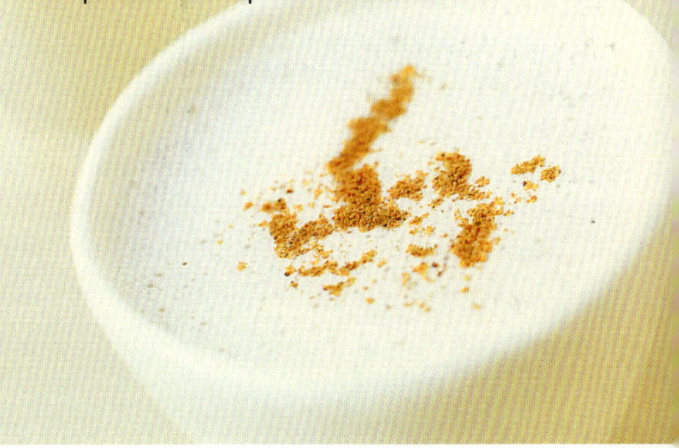

LAIT ÉCRÉMÉ Bien que ne contenant pas de vitamines A et D solubles dans les lipides, le lait écrémé a la même teneur en calcium que les autres variétés.

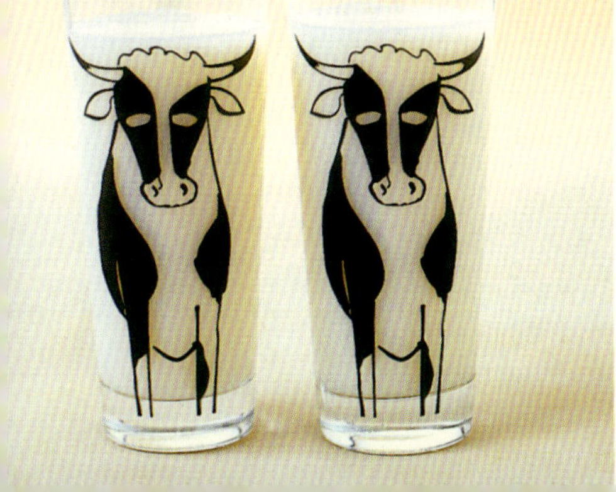

LAIT DEMI-ÉCRÉMÉ Il contient 50 à 60 % de lipides en moins que le lait entier et constitue un excellent moyen de réduire la teneur en lipides sans diminuer l'apport de calcium.

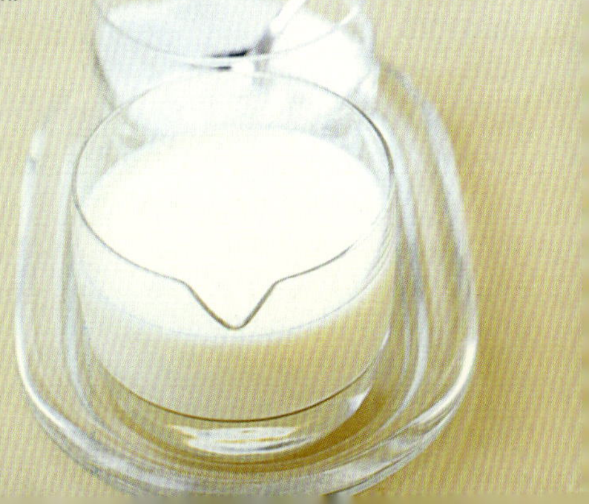

Nom	Glucides	Lipides	Fibres	Cal	kJ
NOIX (NOISETTES ET AMANDES)					
amandes blanchies, 85 g	5,8	47,5	6,3	520	2185
amandes enrobées de sucre, 30 g	N	12	N	130	545
amandes fraîches et non épluchées, 85 g	2	17,5	2,3	195	817
amandes fumées, 30 g	1,5	15	N	194	815
cacahuètes grillées, 78 g	8	38,8	5	459	1930
cacahuètes, fraîches, 78 g	9,75	35,9	4,8	440	1848
cerneaux de noix, Carrefour	25,0	60,0		700	2930
châtaignes, 100 g	38,0	2,0	5	180	753
noisettes, fraîches, 70 g	4,2	44,4	4,5	455	1911
noisettes décortiquées, Carrefour	19,0	60,0	6	664	2779
noisettes sèches, 100 g	15,0	60,0		656	2745
noisettes, 100 g	7,0	36,0	6,5	385	1611
noix de cajou grillées, 75 g	14	38	2,4	458	1925
noix de cajou, fraîches, 75 g	13,6	36	2,4	430	1805
noix de macadamia, salée, 73 g	3,5	56,6	3,8	546	2293
noix fraîches, 100 g	5,0	51,5	5,5	525	2197
noix sèches	15,0	60,0		660	2762
pistaches, fraîches, 63 g	5	35	3,8	379	1590
poudre de noix fraîches, 55 g	1,8	38	2	378	1589
NOIX DE COCO					
noix de coco	5,9	35,1	9,5	353	1477
noix et pulpe de coco	tr	34,0	8	467	1954
crème, pâte, 100 g	7	68,8	+	669	276
séchée, 25 g	1,6	15,5	3,4	151	623
huile, 1 cuillerée à soupe	0	20	0	176	740
NOUILLES					
aux œufs cuites à l'eau, 1 ration, 100 g	13	0,5	0,6	62	264
cuisson instantanée à l'eau, 1 ration, 100 g	N	5	+	367	1540
de riz cuites à l'eau, 1 ration, 100 g	21,5	0,5	0,5	99	415
vermicelles de riz, 1 ration, 30 g	N	0,5	+	110	460
ŒUFS					
1 gros, 60 g	0	6	0	84	355
1 moyen, 55 g	0	5,5	0	77	325
1 petit, 45 g	0	4,5	0	64	270
blanc d'œuf 1, 31 g	0	0	0	14	60
cuit à l'eau, 1, 53 g	0	5,5	0	80	335
jaune d'œuf uniquement, 1	0	5	0	54	225

BABEURRE Le babeurre est une alternative au lait pauvre en lipides. Il a un goût légèrement acidulé et peut, en cuisine, remplacer le lait entier.

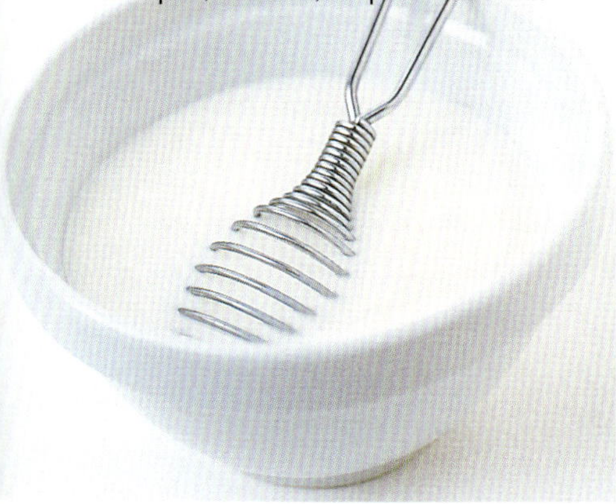

LAIT DE SOJA Ne s'agissant pas d'une source de calcium, ce lait fait souvent l'objet d'une adjonction de calcium. Les préparations à base de lait de soja étant, la plupart du temps, sucrées, n'en abusez pas.

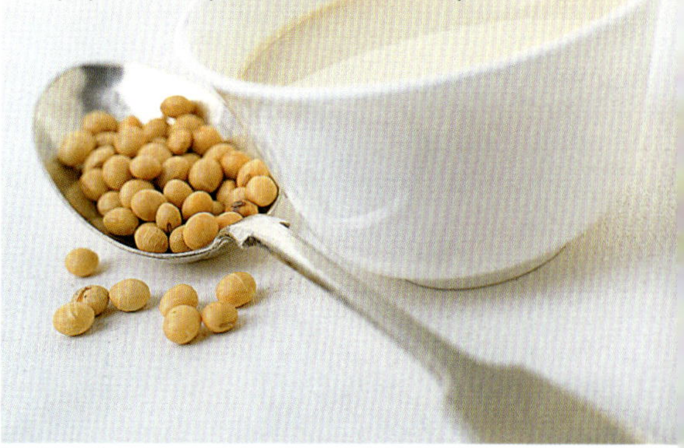

LAIT CONCENTRÉ Il s'agit de lait dont l'eau s'est en plus grande partie évaporée. Il rentre dans la gamme des produits allégés qui peuvent remplacer la crème en cuisine.

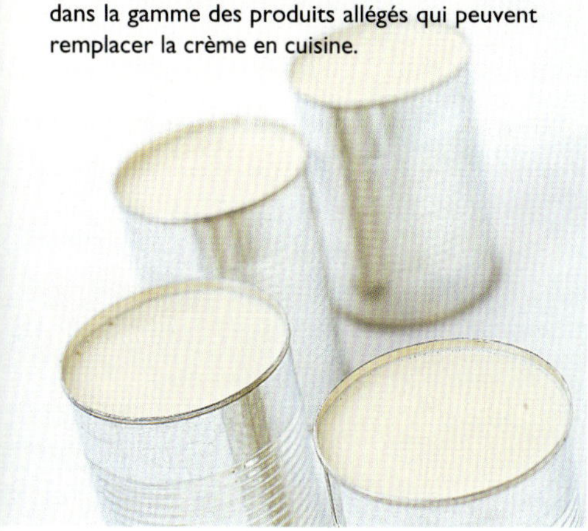

LE LAIT

Même si les produits laitiers entrent pour une part importante dans un régime alimentaire équilibré, ils sont également relativement riches en graisses saturées et doivent donc être consommés avec modération. Cependant, si vous vous contentez de diminuer votre consommation de produits laitiers, vous risquez d'abaisser votre ingestion de calcium. Essayez donc plutôt de recourir aux produits écrémés ou allégés, ce qui n'affectera pas votre consommation de calcium.

LAIT DE RIZ Boisson riche en glucides, le lait de riz est un bon choix pour ceux et celles qui ne tolèrent pas le lactose. Il est plus sucré que le lait de soja.

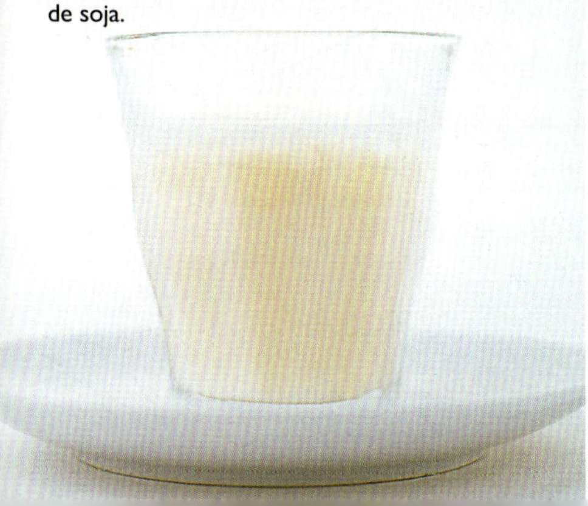

LAIT EN POUDRE Sa valeur nutritionnelle est presque identique à celle du lait ordinaire.

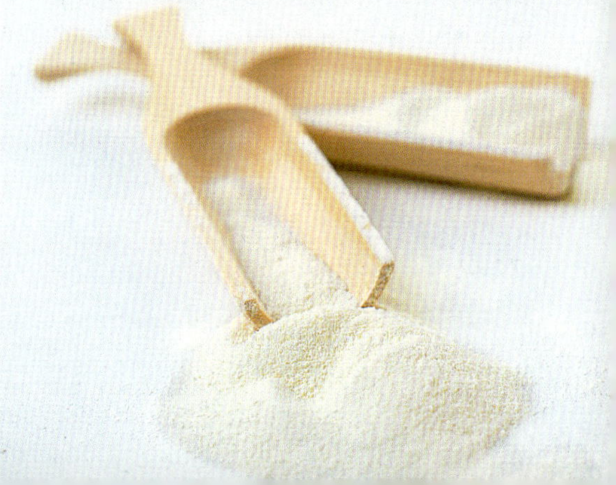

Nom	Glucides	Lipides	Fibres	Cal	kJ
œuf de caille, cru, 1, 10 g	0	1	0	15	65
œuf de canard cuit à l'eau, 1, 65 g	Tr	9	0	114	480
œuf frit, 1, 60 g	0	8	0	98	410
œufs brouillés, 2 x 60 g	Tr	16	0	195	820
œufs frits, 2 x 60 g, avec une tranche de bacon maigre	Tr	19	0	251	1055
omelette, nature ou aux herbes, 2 œufs de 60 g	0	17	0	214	900
poché, 1, 60 g	0	6	0	76	320
pochés, 2 x 60 g, avec une tranche de bacon maigre	Tr	16	0	236	990
succédané, 1 cuillerée à café	1,5	1	0	31	130
OIE, dégraissée, rôtie, 100 g	0	23	0	315	1325
OIGNON					
oignon rouge cru, 100 g	4,5	0	1,4	25	105
petit oignon frais, 1, 14 g	0,5	0	0,2	3	14
oignon blanc cru, 100 g	4,5	0	1,4	26	110
oignon jaune, cru, 100 g	4;5	0	1,4	24	100
OKRAS (GOMBO)					
cuits à l'eau, 6, 65 g	1	0	2,3	13	55
OLIVES					
noires, 6 de taille moyenne, 40 g	N	7	N	39	165
vertes, 6 de taille moyenne, 50 g	Tr	1,5	1,5	18	75
ORANGE, 100 g	9,0	0,2	1,8	45	188
toutes variétés confondues, fraîches et épluchées, 120 g	10,2	0	2	44	186
jus fraîchement pressé, 100 ml	8,1	0	0,1	33	140
orange en jus concentré, Carrefour	10,5	0,2		46	193
orange en jus concentré, Joker	9,0	0,0		39	163
orange en jus concentré, Minute Maid	10,5	0,0		48	201
orange en nectar à base de concentré de jus, Réa	10,3	0,1		43	180
orange en pur jus avec pulpe, pasteurisé, Carrefour	11,0	tr		47	196
orange en pur jus de Floride, Tropicana	9,0	0,2		43	180
orange en pur jus, 40 mg vit.C, Carrefour Bio	9,0	tr		38	159
ORGE					
complet, cru, 100 g	64	2	15	301	1282
cuit, 1 portion, 180 g	38	1,5	+	190	800
perlé, cuit, 100 g	27,7	1	+	120	510
son, cru, 40 g	30	1	+	131	550
PAIN					
baguette, farine complète, 1, 50 g	21	1,5	+	119	500
baguette, pain blanc, 1, 50 g	22,5	1,5	0,7	128	540

LES BARRES DE CÉRÉALES ENROBÉES AU CHOCOLAT Si vous cherchez une alternative à celles au chocolat, les barres enrobées de caroube ne contiennent pas de caféine.

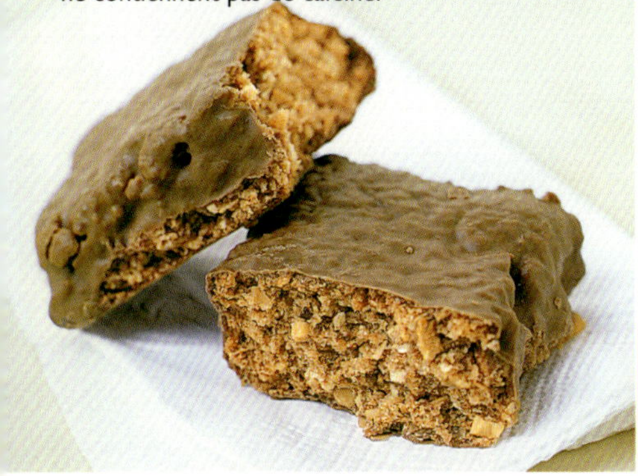

BARRES DE MUESLI ET DE CÉRÉALES

Souvent consommées comme en-cas rapide, les barres de céréales peuvent être une bonne source de fibres alimentaires et sont certainement meilleures pour la santé qu'un paquet de chips ou une barre chocolatée. Cependant, elles ne sont pas toujours aussi saines qu'elles en ont l'air et peuvent contenir jusqu'à 17 g de lipides et beaucoup de sucres. Lisez attentivement les étiquettes.

GÂTEAUX AUX CÉRÉALES Idéalement pratiques pour un pique-nique ou le goûter, elles contiennent parfois de vrais morceaux de fruits. Vérifiez, en lisant l'étiquette, la teneur en lipides.

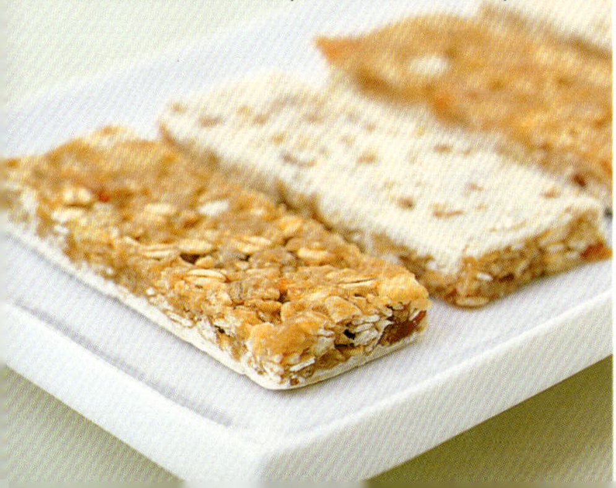

BARRES DE CÉRÉALES Un bon petit déjeuner est important pour bien commencer la journée. Si vous manquez de temps, les barres de céréales sont une bonne alternative au müesli matinal.

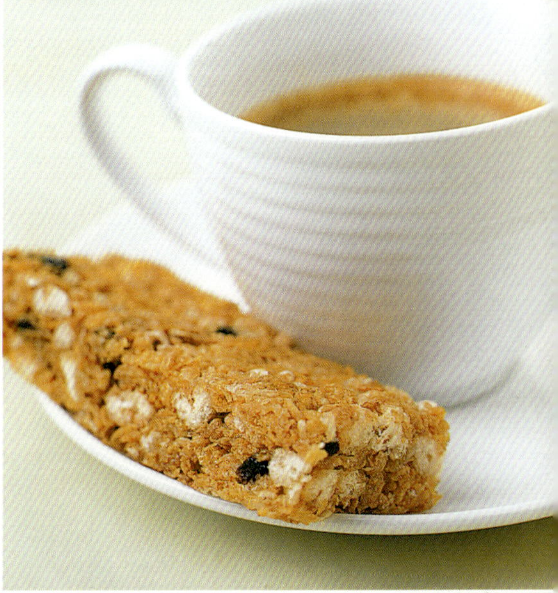

BARRES DE MUESLI Certaines d'entre elles sont très riches en sucres et donnent un grand coup de fouet avant ou après l'effort. Si vous n'êtes pas très actif, elles risquent de vous apporter plus d'énergie que nécessaire.

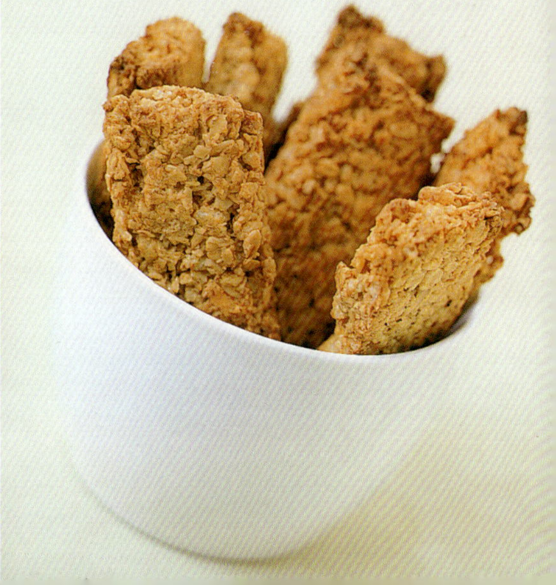

Nom	Glucides	Lipides	Fibres	Cal	kJ
pain blanc, moyen, 35 g	17,3	0,7	0,5	82	357
pain blanc, tranche moyenne, campagne, 36 g	16,8	0,5	0,5	78	333
pain complet	50,0	1,2	7	230	963
aux céréales, 1 tranche, 38 g	17,6	1	1,6	89	380
chapelure faite maison, 100 g	77,5	1,9	2,2	354	1508
chapelure industrielle, 100 g	78,5	2,1	N	354	1505
fougasse, 1, 50 g	30	1,5	2	139	585
fougasse, herbes & ail, 1, 70 g	32	1,5	2	170	715
naan (pain indien), 1, 60 g	310	8	1,5		850
pain complet, moyen, 38 g	15,8	0,9	2,2	82	347
pain au raisins, 1 tranche, 25 g	12,7	1,9	+	72	305
pain aux germes de blé, 1 tranche, 25 g	10,9	0,8	0,8	57	244
pain bis, moyen, 38 g	16,8	0,8	1,3	83	352
pain de maïs, 90 g	20	7	+	178	750
pain de mie tranché, Carrefour Bio	56,0	4,0		292	1222
pain de mie, Carrefour	54,0	5,6		298	1247
pain de mie, pur beurre, Carrefour	50,0	4,5		271	1134
pain de seigle, 25 g	11,4	0,4	1,1	55	233
pain de son	55,0	1,0	10		0
pain d'épices, Prosper	76,0	1,5		330	1381
petit pain complet, 1 grand, 105 g	46	2,5	6	250	1050
pitta (pain oriental), blanche, 1, 95 g	55	1,1	2,1	252	1071
toast, ordinaire, 45 g	19,5	0,5	1	93	390
pain & beurre, 100 g	N	10	0,3	299	1255
PAIN SCANDINAVE					
riche en fibres, 1, 5 g	4	0	1	17	70
son & malt, 1	3,5	0	0,5	19	80
ordinaire, 1	4,5	1	0,5	27	115
seigle, 1, 10 g	7,1	0,2	1,2	32	137
sans matière grasse, 1	7	0	+	34	145
original, teneur réduite en lipides, 1	5	1	+	32	135
soufflé, 1	4	0	N	19	80
farine complète, 1	5	1	+	29	120
type suisse, 1	16	0,5	1,2	79	330
- avec sésame seigle complet, 1	15	1	1,2	81	340
- multigrain, 1	9	1,5	1,2	60	250
- farine complète, 1	9	1	1	58	245
type germe de blé, original, 1	4	0,5	1	23	95

LES HUILES

Toutes les huiles ont à peu près la même teneur en lipides, mais l'élément décisif, c'est le type de corps gras. Les huiles de palme ou de coco, souvent employées comme huiles de friture, sont riches en graisses saturées et devraient être évitées. Les autres huiles, en revanche, contiennent plus de graisses mono-insaturées et poly-insaturées qui ont toutes deux des incidences favorables sur la santé.

RECETTE Pour faire votre propre huile au basilic, faites simplement chauffer un peu d'huile d'olive vierge extra 1ère pression à froid avant d'ajouter des herbes fraîches et de laisser refroidir. Mixez puis passez immédiatement avant de servir.

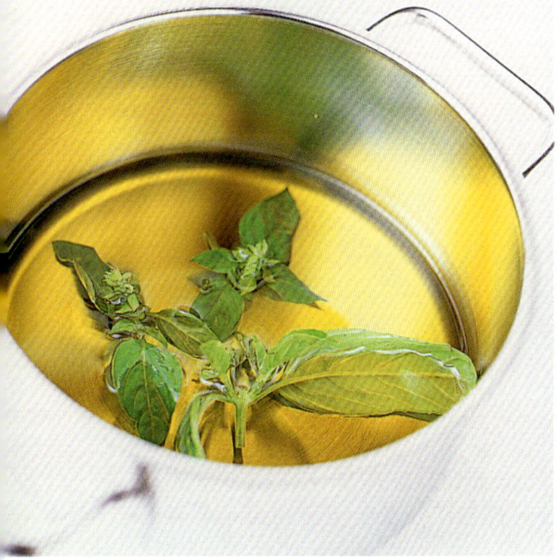

HUILES MONO-INSATURÉES On considère que ces huiles, telles que l'huile d'olive, de canola ou d'arachide contribuent toutes à abaisser les taux de cholestérol sanguin si elles remplacent les graisses saturées dans l'alimentation.

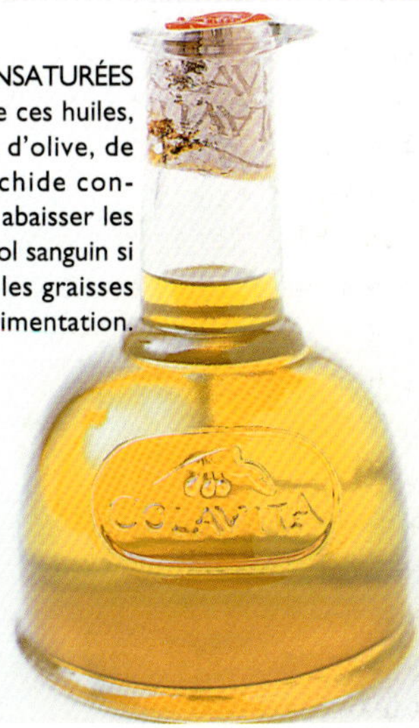

HUILES POLY-INSATURÉES Ces huiles, telles que l'huile de tournesol ou de maïs, contiennent des acides gras essentiels que le corps n'est pas à même de produire lui-même. Elles sont également susceptibles de réduire les taux de cholestérol sanguin si elles remplacent les graisses saturées.

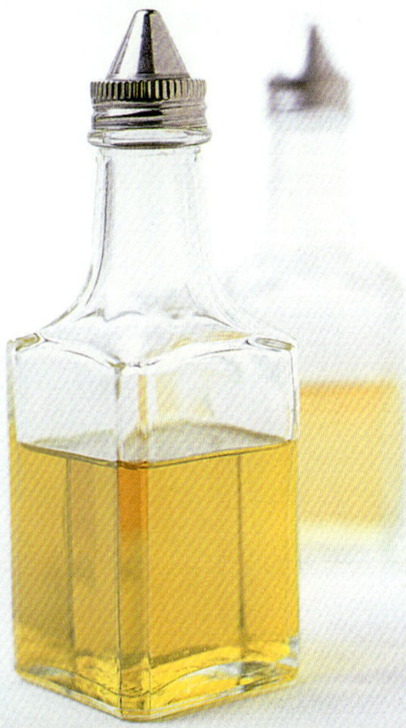

COMBIEN D'HUILE ? Les huiles contiennent 1 g de lipides par ml, il faut donc les consommer avec modération. Utilisez un huilier pour mieux doser votre consommation.

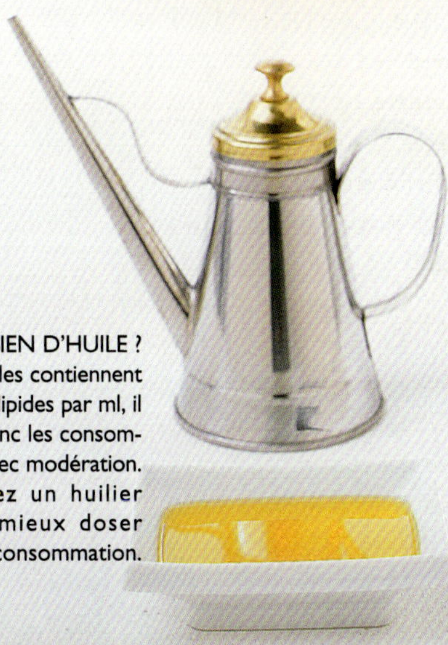

Nom	Glucides	Lipides	Fibres	Cal	kJ
PAMPLEMOUSSE					
1 demi-pamplemousse frais, 110 g	5	0	1	27	115
pamplemousse rose, 100 g	9,5	0,1	1,5	42	176
jus en bouteille, 125 g	19	0	0,5	78	330
jus sucré, 1 verre, 200 ml	19	0	0	87	365
jus non sucré, 1 verre, 200 ml	16	0	0	71	300
PANAIS, frais, épluché et cuit à l'eau, 100 g	12,9	1,2	4,7	66	278
PANCAKE					
fait maison, 1, 16 cm, 50 g	14	1	0,5	75	315
PAPAYE, entière et fraîche, 100 g	7	0	2	30	125
PÂTE D'AMANDES, 20 g	11	3,5	0,6	80	335
PÂTES (voir aussi LASAGNES et SPAGHETTIS)					
ordinaires de toutes les formes, cuisinées, 1 portion, 180 g	44,5	0,5	1,8	213	895
aux œufs, cuisinées, 1 portion, 200 g	51	1	2	261	1095
complètes, cuisinées, 1 portion, 180 g	42	1,6	6,3	203	854
coquillettes, aux œufs frais, Lustucru	70,0	3,5		366	1532
coquillettes, Carrefour	72,0	1,8		352	1473
fettucine à la tomate et aux herbes, cuisinées, 200 g	39	1,5	+	186	780
macaronis, aux œufs frais, Lustucru	70,0	3,5		366	1532
pâtes aux épinards, cuisinées, 1 portion, 200 g	54,5	1	+	258	1085
raviolis à la viande, cuisinés, 1 portion, 265 g	82,5	17,5	+	602	2530
raviolis en Conserve, Panzani	12,7	2,8		91	381
raviolis, ricotta épinards, cuisinés, 1 portion 265 g	88	16,5	+	640	2690
spaghettis, aux œufs frais, Lustucru	70,0	3,5		366	1532
spaghettis, demi-complets, Carrefour Bio	75,0	2,0		362	1515
tortellinis à la viande, 1 portion	N	5	N	379	1590
tortellinis, ricotta épinards, cuisinés, 1 portion, 265 g	88	16,5	+	640	2690
PÂTES À TARTE					
pâte brisée, Marie	46,0	20,0		391	1636
pâte feuilletée, Marie	42,0	21,0		385	1611
pâte brisée cuite, 100 g	54,2	32,3	2,2	521	2174
pâte sablée, Carrefour	53,0	1,5		420	1758
pâte à choux, 30 g	9	7	0,4	108	454
pâte à strudel, 50 g	23	20	N	267	1120
PÂTES À TARTINER					
pâte à tartiner aux noisettes, Carrefour	61,0	31,0		541	2264
nutella, 100 g	57	31		533	2231

PÂTES & SAUCES

PÂTES & SAUCES Riches en féculents et pauvres en lipides, les plats de pâtes sont une manière diététique de se rassasier. Les sauces en revanche peuvent apporter beaucoup de calories et de lipides. Arrangez-vous toujours pour servir une grande quantité de pâtes avec relativement peu de garniture et préférez les sauces tomate faites maison aux trop riches sauces à la crème ou au fromage.

RECETTE Réalisez rapidement une sauce diététique : faites revenir un oignon et une gousse d'ail hachés dans une poêle antiadhésive jusqu'à ce que l'oignon soit transparent. Ajoutez un peu de vin rouge ou de vin blanc et quelques tomates fraîches tranchées. Remuez jusqu'à ce que les tomates soient bien chaudes. Jetez dessus de fines lamelles de parmesan.

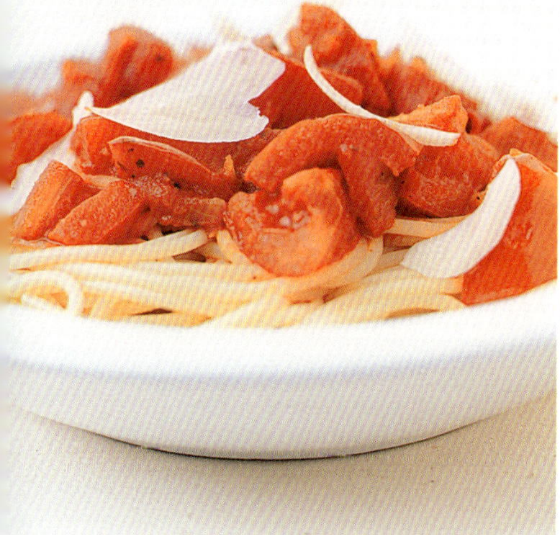

SAUCES À LA CRÈME Vous pouvez réaliser de délicieuses sauces à la crème allégée. Par exemple, pour une sauce carbonara, utilisez du lait écrémé en conserve avec un peu de Maïzena pour épaissir.

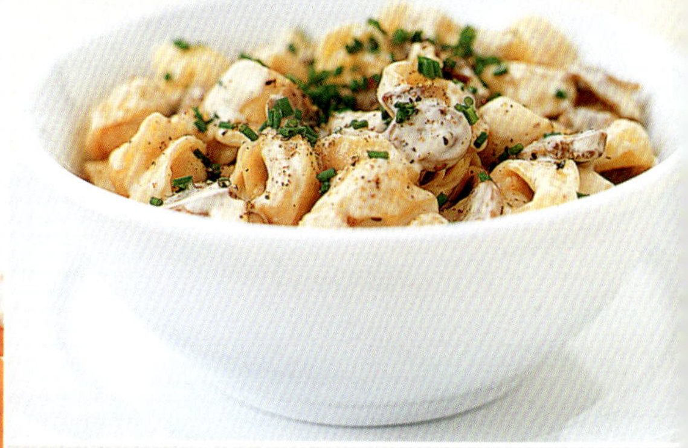

PÂTES À LA FARINE COMPLÈTE Ces pâtes contiennent deux fois plus de fibres que les pâtes ordinaires. La farine complète est particulièrement recommandée dans les gratins de pâtes et les salades.

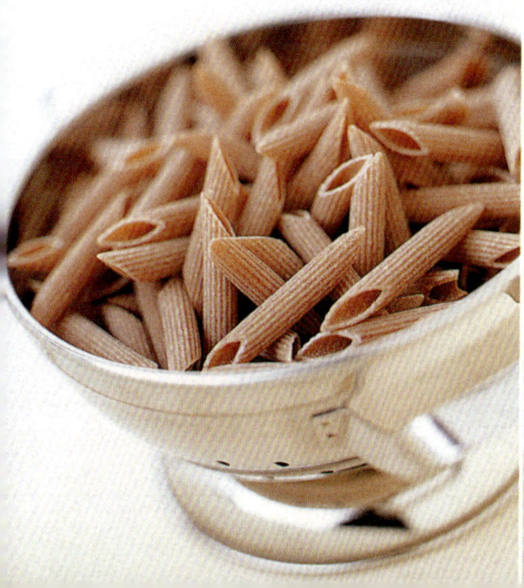

PÂTES ORDINAIRES Bien que le son et les germes de blé aient été retirés, les pâtes ordinaires restent riches en fibres et en amidon.

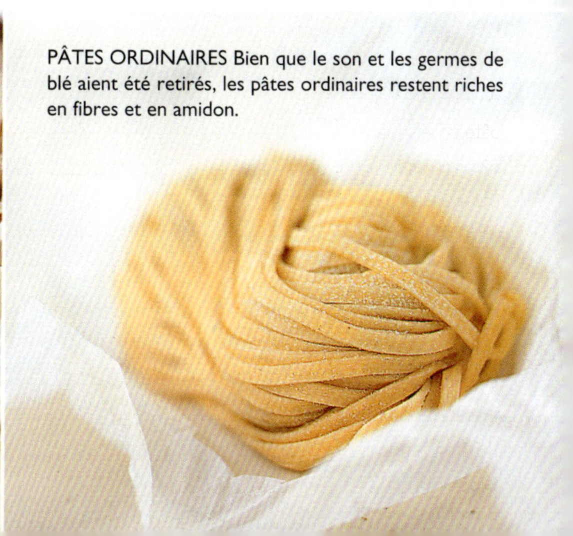

Nom	Glucides	Lipides	Fibres	Cal	kJ
PÊCHES					
cuites en compote non sucrée, 100 g	21,5	0,5	3	92	385
cuites en compote sucrée, 100 g	25,5	0,5	2,9	106	445
en conserve au sirop, 250 g	14	0	2,2	61	255
en conserve, égouttées, 140 g	12,5	0	1,2	56	235
en fruit sec, 25 g	13	0	1,8	61	255
fraîche, 140 g	9	0	2	44	185
PERSIL	1,4	0,5	6	28	117
PETIT POIS					
petits pois, cuits, 1 portion, 165 g	10,5	0,5	7,4	80	335
petits pois frais, 100 g	13	0,1	6	80	335
petits pois en bocal, Carrefour	12	0,1		63	263
petits pois en conserve, D'Aucy	9,2	0,2		55	232
petits pois, surgelés, Carrefour	8	0,4		52	218
petits pois, cuits, 1 portion, 165 g	10,5	0,5	7,4	80	335
pois et carottes en bocal, Carrefour	8,0	0,3		43	180
pois et carottes en conserve, Bonduelle	12,5	0,6		73	306
pois et carottes, surgelés, Carrefour	8,4	0,4		49	205
PIMENTS					
en poudre, 1 cuillerée à soupe, 5 g	Tr	0	Tr	N	N
verts, crus, à l'unité, 20 g	1	0	N	4	15
rouges, crus, à l'unité, 20 g	1	0	0,3	6	25
PISTACHES	19,0	54,0		646	2704
salées, grillées, Carrefour	19,0	54,0		646	2704
PIZZA (voir FAST FOOD)					
PLATS CUISINÉS					
blanquette de veau à la crème, Marie	19,2	6,5		171	717
cassoulet en conserve, William Saurin	7,3	5,5		111	465
choucroute, cuisinée au vin blanc en conserve, William Saurin	2,3	6,8		86	360
choucroute de la mer, le Nôtre	4	8,4		116	483
couscous en conserve, Garbit	19,7	3,9		151	632
couscous, Weight Watchers	12,5	2,8		105	439
escalope de poulet gratinée, Père Dodu,	11,6	13,3		231	966
gratin dauphinois en conserve, William Saurin	10,0	3,0		73	306
hachis parmentier, Fleury Michon	9,7	11,2		167	695
navarin d'agneau, Fleury Michon	4,9	3,5		80,7	389

LE PORC

Le porc étant considéré comme une viande grasse, l'élevage de porc vise maintenant à obtenir une viande plus maigre. Effectivement, les morceaux de porc maigre sont souvent moins gras que le bœuf, l'agneau ou le poulet. Néanmoins, les autres produits dérivés du porc tels que saucisson, rillettes, pâtés, saucisses et côtelettes dans l'échine ont une teneur relativement élevée en lipides et en graisses saturées.

RECETTE Pour cuisiner du porc maigre, faites frire des tranches maigres dans une poêle antiadhésive jusqu'à ce qu'elles soient dorées et tendres. Retirez du feu et jetez dans la poêle quelques fines tranches de pomme, de la moutarde à l'ancienne et du cidre. Faites frémir jusqu'à ce que les pommes ramollissent, ajoutez les tranches de porc et faites-les réchauffer.

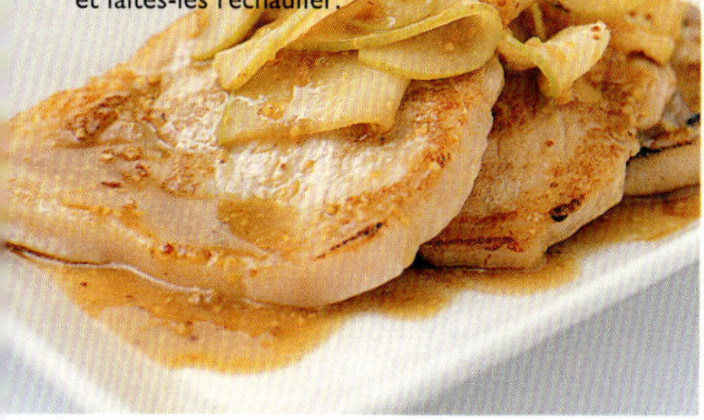

GRILLADES MAIGRES Les tranches de porc maigre se préparent très bien en grillades avec très peu ou pas de graisse. Otez toujours la couenne avant de faire cuire.

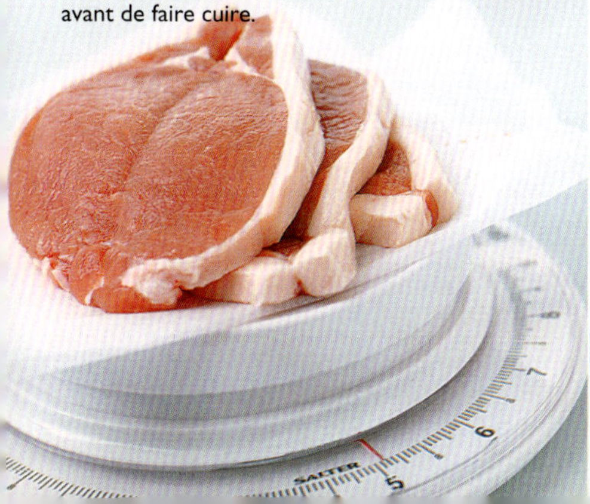

JAMBON Le jambon blanc est riche en protéines. Pour l'alléger de moitié, n'hésitez pas à retirer tout le gras et la couenne.

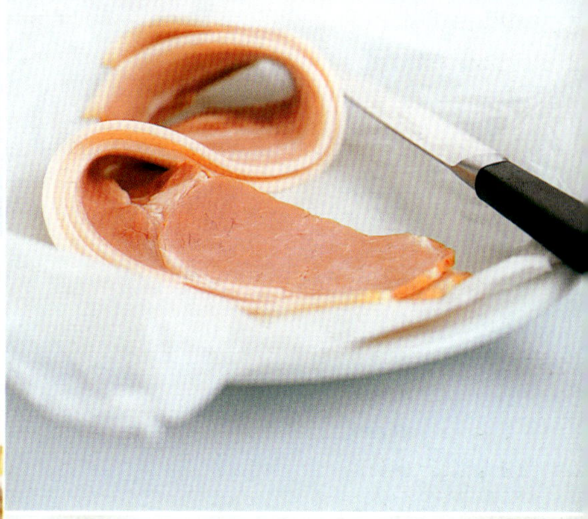

FILET Il s'agit du morceau le plus maigre du porc, il remplace à merveille le bœuf ou l'agneau dans les plats sautés. Vous pouvez aussi couper le filet en tranches et le faire cuire au barbecue.

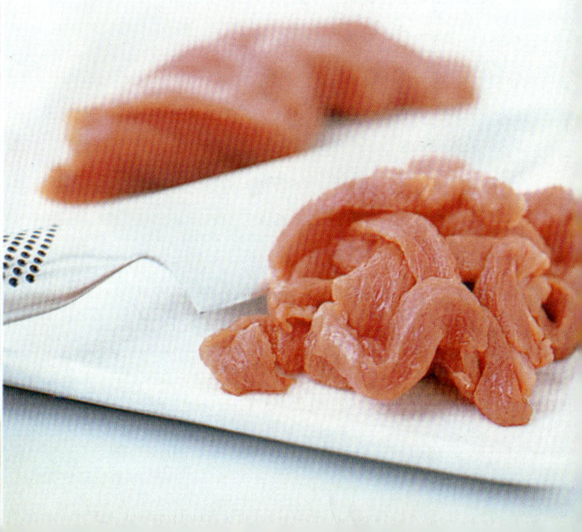

Nom	Glucides	Lipides	Fibres	Cal	kJ
pavé de cabillaud à l'oseille et tagliatelles, Marie	11	4,1		115	485
petit salé et lentilles en conserve, Carrefour	9,4	3,7		107	447
saucisses lentilles en conserve, Carrefour	11,3	5,7		118	494
saumon à l'oseille, Fleury Michon	5,1	9,2		122	509
PLATS SURGELÉS					
bâtonnets de poissons panés, 375 g	15	7,5	0,5	155	650
bœuf aux carottes, Charral	4	5	89		372
brandade de morue, Tipiak	14	11,2		186	776
cordon bleu de veau, allégé, 320 g	47	29	N	515	2165
crevettes au curry, 350 g	53	4,6	N	299	1255
gratin d'aubergines, Maggi	9,4	13		171	711
pâtes à la carbonara, 375 g	49	30,8	N	552	2320
pâtes à la provençales, allégé, 400 g	58	11	N	395	1660
poêlée méridionale, Bonduelle	1,1	6,6	6,6	70	293
poêlée romaine, Bonduelle	6,8	4,4		74	309
poêlée parisienne, Bonduelle	9,6	6,1		102	426
poissons et crevettes à la crème avec pâtes, Marie	98	2,6		88	363
poulet et pâtes à la carbonara, allégé, 400 g	76	11,5	N	424	1780
poulet forestière, allégé, 310 g	34	3,5	+	251	1055
poulet tikka, allégé, 400 g	56	11	N	390	1640
printanière de légumes, surgelée, Carrefour	10,0	0,2		51	213
purée de brocolis, Bonduelle	3,4	3,4		51	212
purée de carotte, Bonduelle	4,2	4,9		39	161
purée de céleri, Bonduelle	3	1,9		34	143
saumon et poissons à l'estragon, Marie	11,3	3,8		97,5	409
POIRE					
en conserve dans du jus naturel, égouttées, 250 g	25,5	0	3,5	106	445
en sirop léger, en conserve, Carrefour	14,0	0,1		58	243
en conserve dans du sirop, égouttées, 250 g	37	0	2,75	148	620
en fruits secs, 87 g	60,5	0,5	7,2	227	955
jus de poire, en bouteille, 200 ml	27,5	0	0	112	470
fraîche et épluchée, 185 g	18,5	0	4	74	311
fraîche et non épluchée, 1, 130 g	9,2	0	2	38	158
poires en compote en conserve, Andros	21,0	0,3		88	368
POIREAU, cuit à l'eau, 45 g	1,2	0,3	0,8	9	39
cuit à la vapeur, lunor	6,8	03		35,9	150,1

LES POMMES DE TERRE Riches en glucides et en vitamine C, les pommes de terre sont un grand aliment de base. Seuls le mode de cuisson et l'ajout de beurre et de sel peuvent diminuer leur intérêt diététique. La cuisson au four leur convient bien, tout comme la cuisson à l'eau. Les pommes de terre bouillies sont pauvres en lipides, mais une partie de la vitamine C se perd dans l'eau de cuisson.

FRITES À L'ANCIENNE Une alternative diététique aux frites ordinaires, ce sont des morceaux de pommes de terre aspergés d'huile et passés au four à 200 °C (thermostat 6) pendant 40 minutes jusqu'à prendre une couleur dorée.

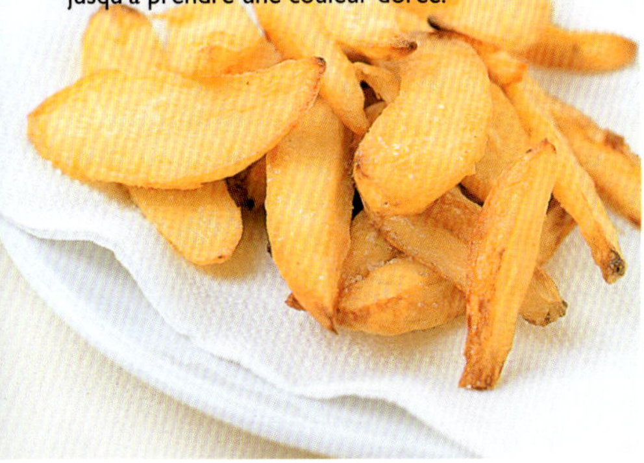

PURÉE Vous pouvez préparer une délicieuse purée de pommes de terre sans nécessairement ajouter beaucoup de beurre. Prenez du lait écrémé ou concentré ou bien ajoutez un peu d'huile d'olive au lieu de la noix de beurre.

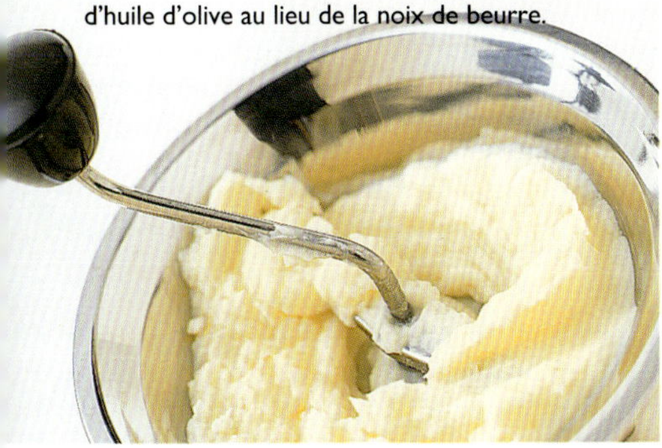

POMMES DE TERRE NOUVELLES Il existe maintenant de nombreuses variétés de pommes de terre différentes. Confectionnez une délicieuse salade avec des pommes de terre nouvelles et des herbes.

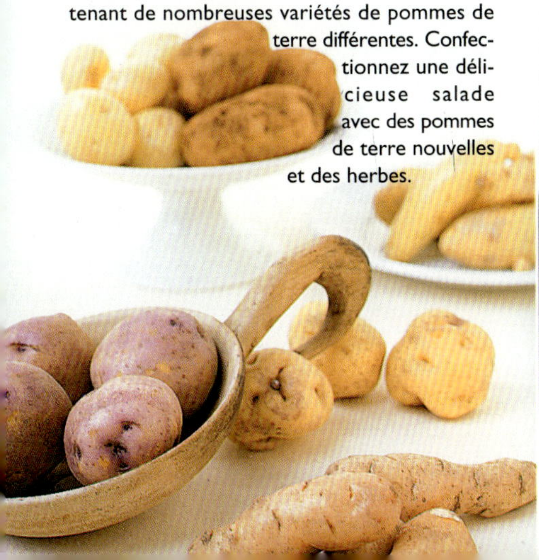

POMMES VAPEUR Un mode de cuisson idéal puisqu'il retient mieux la vitamine C. Ajoutez des herbes plutôt qu'une trop grande quantité de beurre et de sel.

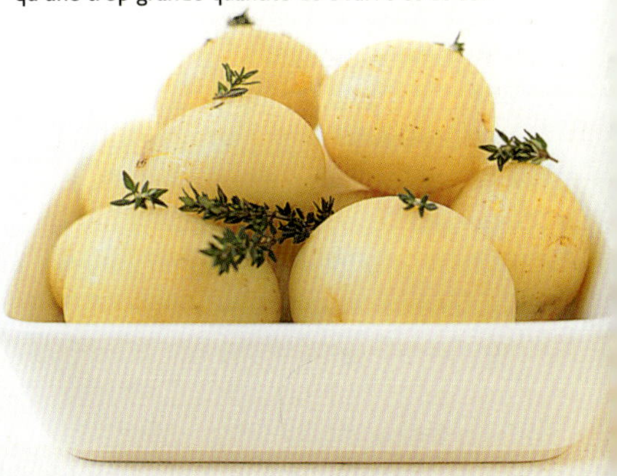

FRITES Les pommes de terre frites sont toujours grasses, mais plus la frite est épaisse et moins elle absorbera de graisse durant la cuisson. Si vous aimez les frites, choisissez les frites à l'ancienne présentées ci-dessus.

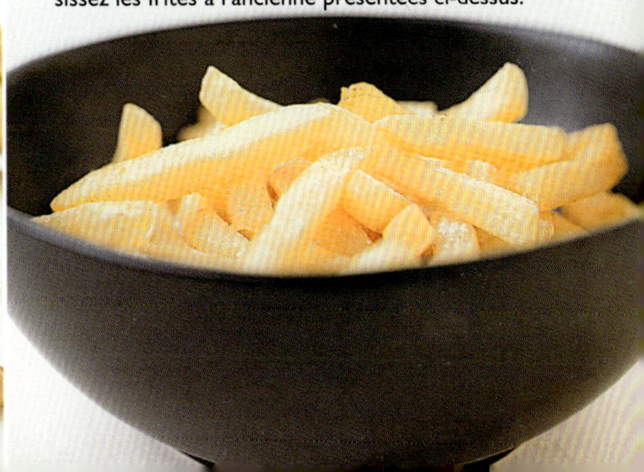

Nom	Glucides	Lipides	Fibres	Cal	kJ
POIS					
pois cassé	63,0	1,5	5,3	350	1465
pois gourmand	8,0			45	188
pois sec	58,0	1,7	5,4	330	1381
POIS CHICHE					
pois chiche en boîte, égouttés, 186 g	29,9	5,4	7,6	214	906
pois chiche secs, bouillis, 180 g	32,8	3,8	7,7	218	922
houmous, ration moyenne, 100 g	11,6	12,6	2,4	187	781
POISSON					
anchois en conserve	0,6	10,0		160	670
anchois à l'huile, en boîte, égouttés, 5, 18 g	0	1,5	0	33	140
colin	0,0	1,0		96	402
brochet	0,0	0,8		87	364
anguille	0,0	20,0		260	1088
daurade	0,1	2,0		77	322
bâtonnets de colin, surgelés, Igloo	18,0	8,0		192	804
truites	tr	7,0		152	636
harengs	0,1	18,0		263	1101
maquereau, 100 g	0	16	0	221	930
maquereaux, filets à la moutarde en conserve, Saupiquet	0,7	13,6		174	728
maquereaux, filets aux 9 aromates en conserve, Saupiquet	0,3	14,0		167	699
maquereaux, filets aux citron/olives en conserve, Saupiquet	2,0	17,7		221	925
anguille, 85 g	0	12,5	0	190	800
cabillaud au court-bouillon, 100 g	0	2	0	95	400
cabillaud grillé, 100 g	0	2	0	95	400
calamars frits, 100 g	12	17,5	N	276	1160
merlan, 100 g	0	1	0	93	390
morue, 1 filet, 195 g	0	1,5	0	89	375
mulet à la vapeur, 1 filet, 74 g	0	3,5	0	99	415
perche, 1 filet, 120 g	0	2,5	0	112	470
poulpe, 100 g	0	1	0	69	290
rouget, 100 g	0	2	0	93	390
sardines à l'huile, égouttées, 100 g	0	15,5	0	226	950
sardines à la tomate en conserve, 100 g	1	13	Tr	190	800
sardines fraîches, 100 g	0	2	0	67	280

LE RIZ C'est l'aliment de base de la moitié de l'humanité et une excellente source d'énergie. Le riz est la garniture idéale de n'importe quel plat, puisqu'il rassasie sans ajouter de lipides. Mélangé à des légumes, le riz est une protéine complète, ce qui est particulièrement important pour les végétariens. De plus, à la différence du pain, il ne contient pas de gluten.

RECETTE La prochaine fois que vous préparerez une soupe, ajoutez-y un peu de riz. Cela la fera épaissir et augmentera le taux de glucides.

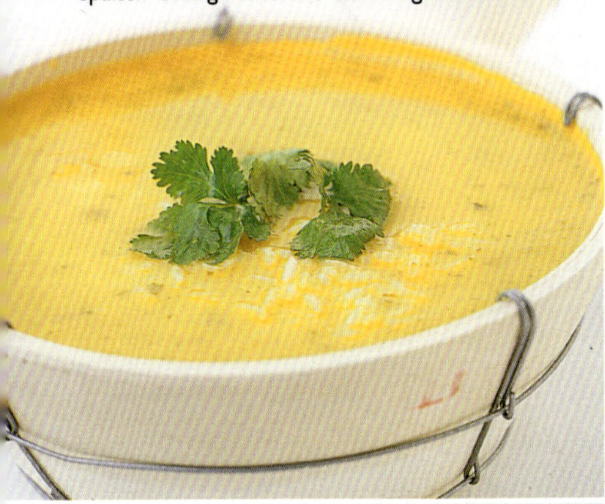

LES VARIÉTÉS DE RIZ Même si les variétés de riz blanc contiennent moins de fibres que les riz complets, ces riz restent nourrissants et beaucoup préfèrent leur goût plus neutre.

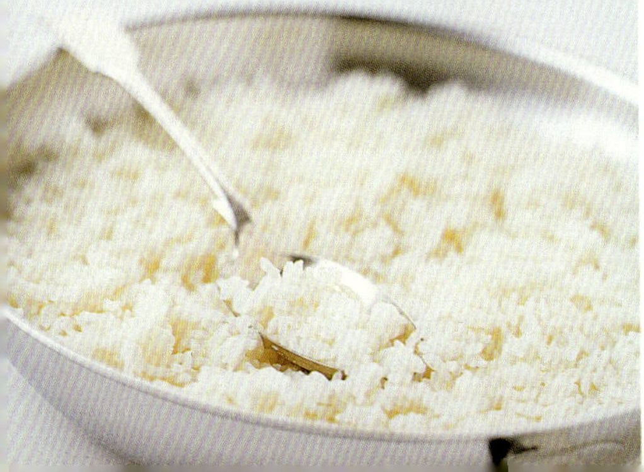

RIZ BLANC L'enveloppe du grain est retirée au cours du traitement, de sorte que le riz blanc contient moins de thiamine que le riz complet.

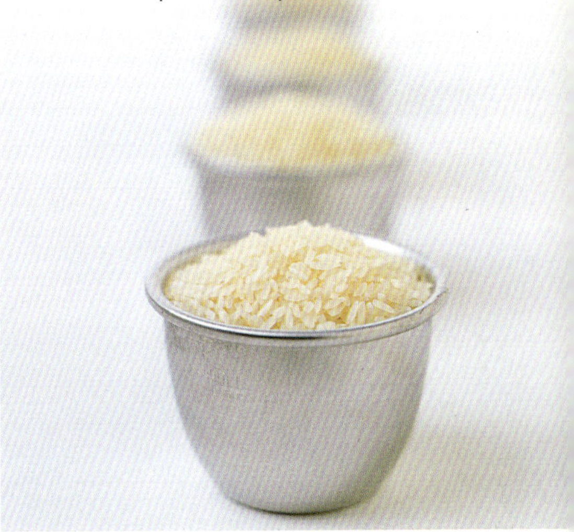

RIZ SAUVAGE Il ne s'agit pas véritablement de riz, mais plutôt d'une herbe sauvage d'Amérique du Nord. On peut le mélanger au riz brun ou blanc pour apporter un goût de noisette assez subtil.

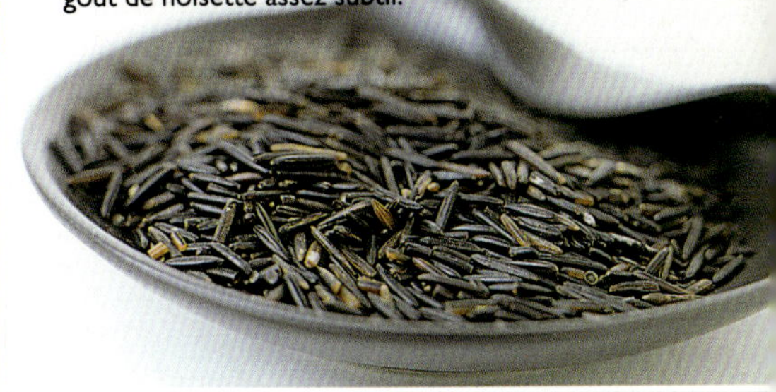

RIZ COMPLET Il est plus riche en fibres que le riz blanc. Son temps de cuisson peut être supérieur mais il possède un parfum délicat.

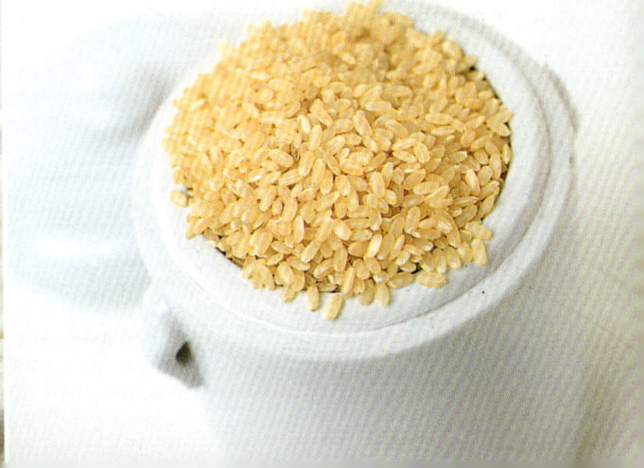

Nom	Glucides	Lipides	Fibres	Cal	kJ
saumon fumé, 50 g	0	2,5	0	67	280
saumon, frais, 100 g	0	12	0	181	760
sole, 100 g	0	1	0	79	330
thon	0,0	13,0		225	942
thon à la vapeur,100 g	0	3	0	119	500
thon en boîte à l'huile, égoutté, 250 g	0	28	0	450	1890
thon en boîte, au naturel, égoutté, 190 g	0	5	0	234	985
thon, saladière californienne en conserve, Saupiquet	8,2	4,0		97	406
thon, saladière méridionale en conserve, Saupiquet	8,1	3,5		86	360
thon en boîte à la tomate, 225 g	2	29	+	430	1805
truite de mer, 100 g	0	1	0	86	360
vivaneaux, cuits à la vapeur, 100 g	0	2,5	0	121	510
truite fumée, 100 g	0	5	0	136	570
œufs de poissons noirs, 20 g	0	1	0	18	75
œufs de poissons rouges, 20 g	0	1,5	0	30	125
caviar noir, 16 g	0,5	3	0	40	170
œufs de saumon, 1 cuillerée à soupe, 10 g	0	1	0	12	50
POISSON : CRUSTACÉS ET FRUITS DE MER					
coques, fraîches, 100 g	0	0	0	48	200
coquilles, cuites à la vapeur, 160 g	1	2,5	0	168	705
crabe en boîte, 145 g	2	1	0	88	370
crabe, 90 g	0	0,5	0	54	230
homard	0,5	1,1		85	356
huîtres fraîches, 10, 60 g	0,5	2,5	0	72	305
langoustes	0,5	1,9		91	381
moules, 100 g	0	2	0	87	365
moules fumées, en conserve, égouttées, 100 g	4,5	10,5	0	193	810
palourdes, 100 g	0	2	N	81	340
POIVRON					
vert, cru, 100 g	2,5	0	1,6	15	65
rouge, cru, 100 g	4	0	1,6	25	105
POLENTA, sans sauce, 60 g	41	1	+	198	830
POMME					
pomme crue, épluchée de taille moyenne, 100 g	11	0	0	45	190
pomme crue, non épluchée de taille moyenne 125 g	13	0	2,2	52,5	224
en compote préparée avec du sucre, 100 g	19	0	1,8	74	314
en compote sans sucre, 100 g	8	0	2	33	138

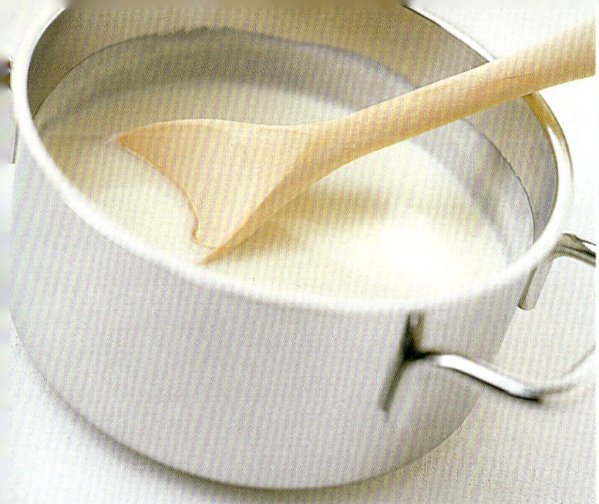

SAUCE BLANCHE Comme alternative allégée à cette sauce crémeuse, prenez du lait écrémé et remplacez le beurre et la farine par de la Maïzena.

SAUCE TOMATE Une sauce riche en sucres et en sodium, mais moins riche en lipides que les sauces à base de mayonnaise.

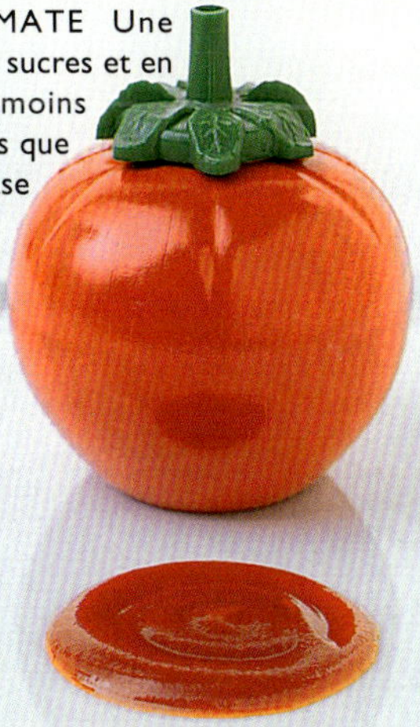

SAUCES Si vous n'utilisez qu'en petite quantité une sauce comme la sauce tomate par exemple, vous n'avez pas à vous inquiéter de sa valeur nutritionnelle. Cependant, certaines sauces, en particulier les sauces au fromage ou à la crème sont parfois riches en lipides. Les sauces toutes prêtes sont parfois très salées.

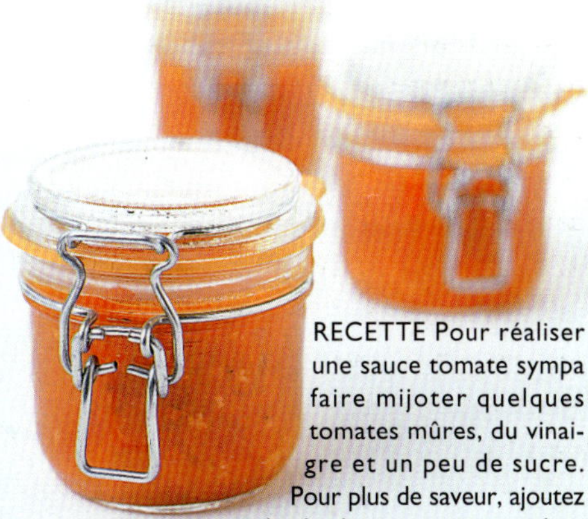

RECETTE Pour réaliser une sauce tomate sympa faire mijoter quelques tomates mûres, du vinaigre et un peu de sucre. Pour plus de saveur, ajoutez des herbes et conservez dans des bocaux stériles.

SAUCES EN SACHET Elles peuvent être riches en lipides et en additifs, lisez donc toujours bien les étiquettes. La prochaine fois que vous préparerez de la sauce tomate, faites-en congeler la moitié de façon à pouvoir en ajouter à tout moment à un plat de viande ou de pâtes.

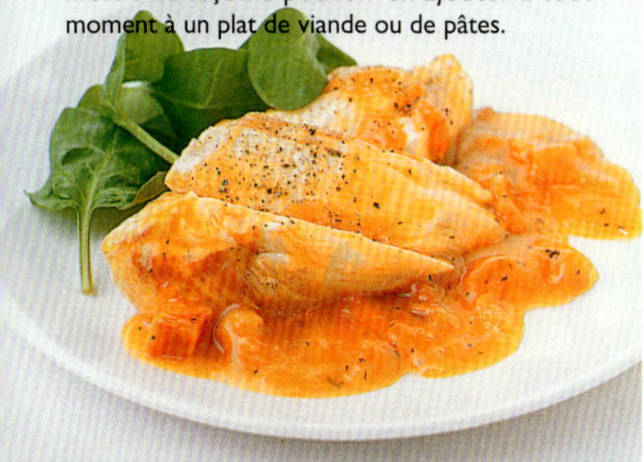

SAUCE À LA MENTHE Faites votre propre sauce faiblement calorique en mélangeant une poignée de feuilles de menthe hachées à une cuillerée à thé de sucre, de l'eau bouillante et 3 à 4 cuillerées à soupe de vinaigre de vin blanc.

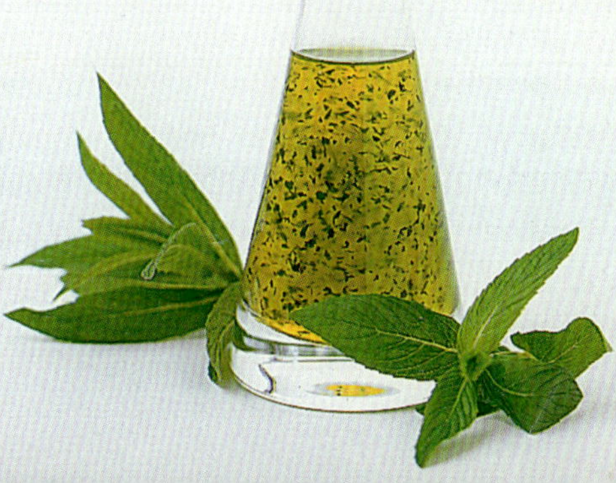

Nom	Glucides	Lipides	Fibres	Cal	kJ
pomme en compote allégée en conserve, Andros	17,0	0,4		73	306
pomme en compote en conserve, Andros	22,0	0,3		92	385
pomme pur jus, Carrefour Bio	11,6	tr		47	197
jus concentré 25 g	14	0	Tr	57	243
jus de pomme non sucré, petit verre, 100 ml	10	0	Tr	38	164
pomme séchée, 25 g	15	0	2,4	60	254
POMME DE TERRE					
cuite à l'eau avec la peau, de taille moyenne, 150 g	20	0	2	98	410
cuite à l'eau épluchée, de taille moyenne, 150 g	19,5	0,5	1,5	96	405
pommes de terre nouvelles, épluchées,					
cuites à l'eau, 3, 165 g	21	0	3	103	435
pommes vapeur, épluchées, 165 g	20	0	3	102	430
patate douce, épluchée et cuite à l'eau, 100 g	20,5	0	2,3	84	358
frites, ordinaires, 117 g	33	20	2,2	327	1375
frites, épaisses, 95 g	25	13	2	233	980
frites fines, 110 g	37,4	17	2,3	308	1291
frites cuites au four, 100 g	29	13	6	245	1030
frites, portion moyenne	43	18	1	338	1420
frites, surgelées, Carrefour	23,0	2,0		117	490
quartiers de pommes croustillants, 100 g	26	6	4,5	165	695
pommes au four avec la peau, 150 g	25	4	2	159	670
pommes au four sans la peau, 150 g	26	4	2,5	159	670
pommes dauphine, surgelées, Findus	23,3	16,0		266	1113
pommes de terre rissolées, surgelées, Carrefour	26,0	5,0		160	670
pommes de terre allumettes, surgelées, Carrefour	22,0	5,0		139	582
pommes de terre en bocal, Carrefour	9,2	0,1		42	176
pommes noisettes, surgelées, Carrefour	25,5	9,0		192	804
purée au lait entier, Mousseline	72,6	3,5		362	1515
purée avec lait écrémé, 120 g	N	0	2,5	71	300
purée avec lait et beurre, 1 portion, 120 g	N	1	2,5	77	325
purée enrichie en vitamines, Vico	83,5	0,4		366	1532
purée, saveur à l'ancienne, Mousseline	71,5	4,5		354	1481
chips trattoria à l'huile d'olive	54	36		560	2340
chips légères, Flodor	63,2	24,8		500	2092
chips croustillantes, Carrefour	53	36		558	2335
salade de pomme de terre, 180g	20,5	47	14	517	1913

THON Poisson gras, le thon est une bonne source de vitamine D et d'acides gras oméga 3. Les sushi et le sashimi sont une manière délicieuse et peu calorique de consommer du poisson très frais.

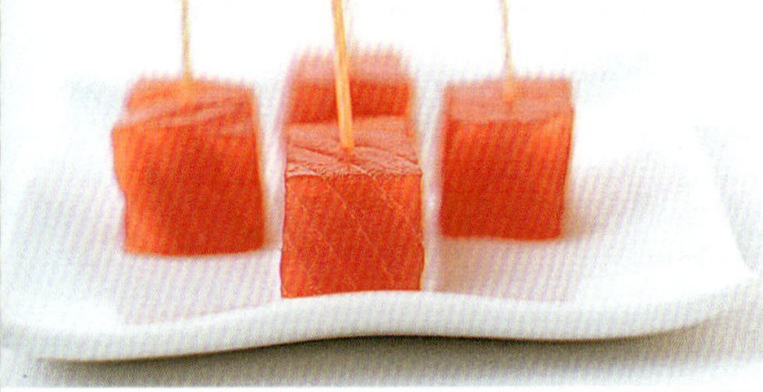

FRUITS DE MER ET POISSON FRAIS

Les nutritionnistes recommandent de manger au moins deux portions de poisson par semaine, dont une fois du poisson gras. Le poisson, peu calorique, est une excellente source de vitamines, de sels minéraux et de protéines. Les poissons gras comme le saumon et le maquereau contiennent également des acides gras oméga 3, qui peuvent aider à combattre le risque d'athérosclérose.

DAURADE Poisson blanc pauvre en lipides et riche en vitamines B. Il a une saveur délicate et se cuit aussi bien à la vapeur, au four ou au gril.

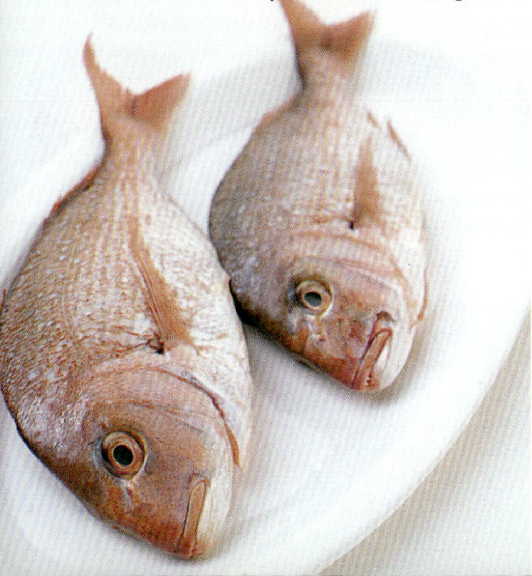

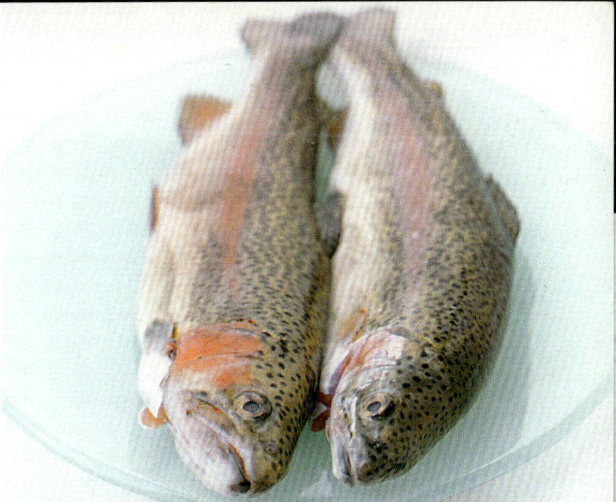

TRUITE Poisson gras qui contient des acides gras oméga-3. Délicieux au four ou au gril.

RECETTE Pour un dîner allégé, faites mariner un steak de thon dans du gingembre, du jus de citron, du miel et un peu de sauce de soja pendant 30 minutes. Faites griller puis servez avec du riz cuit à la vapeur et des légumes sautés.

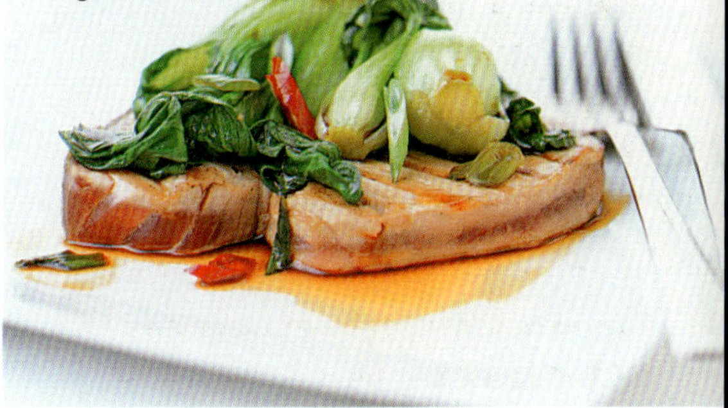

SAUMON Poisson gras riche en acides gras oméga-3 et en protéines. Le saumon est délicieux simplement poché ou cuit au four avec du citron et de l'aneth.

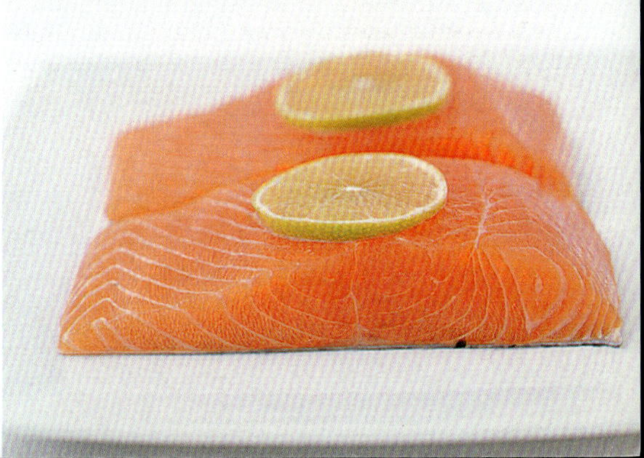

Nom	Glucides	Lipides	Fibres	Cal	kJ
POP-CORN					
enrobé de caramel, 100 g	77,6	20	N	480	2018
ordinaire, du commerce, 16 g	8,5	4	N	75	315
PORC					
bacon, 1 tranche grillée, 34 g	0	1,5	0	48	200
échine, maigre, grillée, 100 g	0	7,5	0	171	720
échine, non dégraissée, grillée, 100 g	0	28,5	0	342	1440
haché, 100 g	0	30	0	313	1315
jambonneau rôti, 2 tranches, 100 g	0	26,5	0	338	1420
jambonneau rôti, maigre, 2 tranches, 95 g	0	4	0	163	685
lard en dés, nature, fumés, Herta	0,5	22,0		266	1113
longe, maigre, grillée, 100 g	0	5,5	0	173	730
longe, non dégraissée, grillée, 100 g	0	30	0	362	1520
médaillon, maigre, grillé, 100 g	0	5,5	0	187	785
médaillon, non dégraissé, grillé, 100 g	0	22,5	0	307	1290
plats de côtes (ribs), 100 g	0	10	0	114	480
poitrine de porc, lard non dégraissé grillé, 100 g	0	22	0	297	1250
POTIRON					
épluché, cuit à l'eau, 85 g	6	0,5	1	36	150
POULET					
ailes avec la peau, cuites, 2	0	12	0	179	750
blanc, avec la peau, grillé, 100 g	0	12,5	0	218	915
blanc, grillé, 100 g	0	5	0	157	660
blanc de poulet , cuit, traité en salaison, Carrefour	0,5	1,5		108	452
blanc de poulet , doré au four, Fleury-Michon	2,0	2,0		110	460
cuisses, sans la peau, cuites, 2	0	8	0	145	610
jambon de poulet, 1 tranche, 38 g	4,5	9,5	N	158	665
nuggets, 1, 20 g	2,5	3,5	0	57	240
pilon avec la peau, au four, 2	0	14,5	0	229	960
pilon, sans peau, au four, 2	0	9	0	179	750
poulet frit (voir FAST FOOD)					
POUSSES DE BAMBOU					
crues, 50 g	3	0	N	14,3	60
en boîte, égouttées, 1 tasse, 140 g	1,5	0	2,2	11	45
PRUNE	12,0	0,1	2,3	52	218
en compote sans sucre, 1 portion, 250 g	17	0	4	85	357
en conserve au sirop, égouttées, 1 portion, 225 g	35	0,3	1,8	132	557
fraîche, 100 g	8,8	0	1,6	36	155

FRUITS DE MER ET CRUSTACÉS

S'ils sont riches en nutriments, les crustacés ont aussi la réputation d'avoir une forte teneur en cholestérol. Cependant, le cholestérol est présent chez tous les animaux et même si certains crustacés peuvent en contenir un taux élevé, leur faible teneur en lipides (moins de 2 % en général) en fait l'une des sources de protéines les plus diététiques.

SÉLÉNIUM Les crustacés contiennent, à l'état de traces, du sélénium, un puissant antioxydant susceptible de protéger contre les maladies et d'avoir des propriétés antivieillissantes.

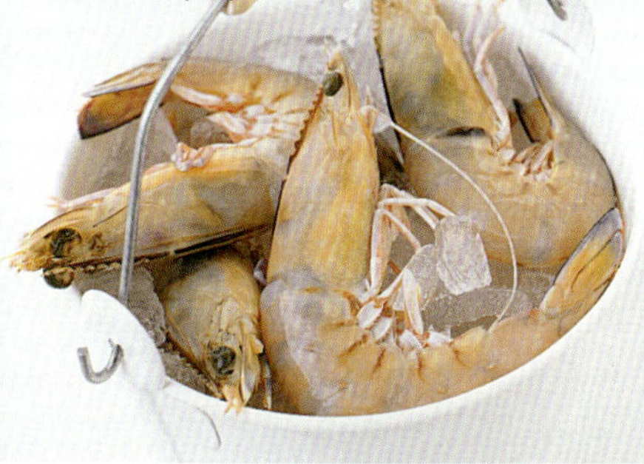

RECETTE Pour un repas pauvre en lipides, faites mariner des crevettes crues dans de l'ail, du jus de citron, de l'huile d'olive et du poivre. Faites griller et servez avec du yaourt allégé et des dés de pastèque.

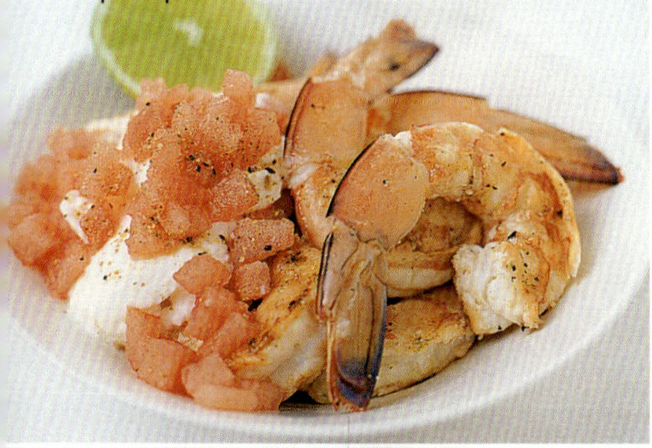

HUÎTRES Leur réputation aphrodisiaque peut être attribuée au fait que les huîtres possèdent, parmi tous les aliments, la plus forte teneur en zinc. Or, ce minéral est nécessaire à la croissance et au développement sexuel.

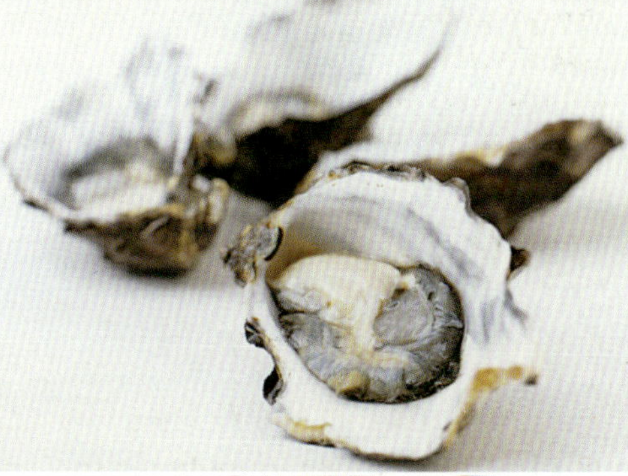

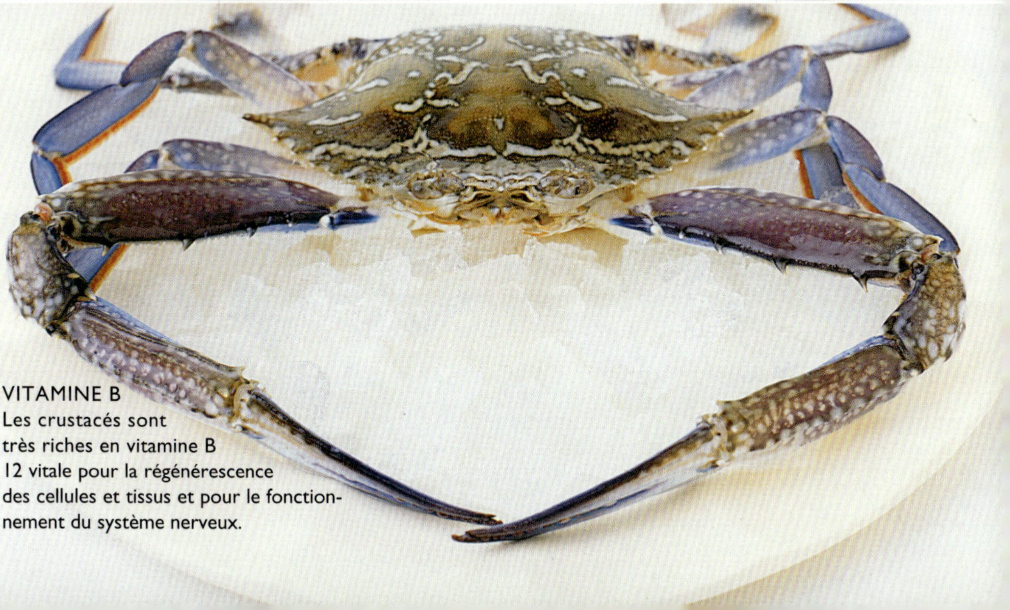

VITAMINE B
Les crustacés sont très riches en vitamine B 12 vitale pour la régénérescence des cellules et tissus et pour le fonctionnement du système nerveux.

Nom	Glucides	Lipides	Fibres	Cal	kJ
PRUNEAUX	68,0	0,4	4,5	290	1214
compote non sucrée, 150 g	18,5	0	4,8	78	330
compote sucrée, 150 g	29,5	0	4,6	119	500
jus, 250 ml	44,5	0	Tr	181	760
pruneaux d'Agen dénoyautés, Carrefour, 100 g	59,0	0,3		246	1030
secs, 5, 38 g	16,5	0	22	70	295
QUICHE					
aux légumes, 100 g	20	18	N	259	1090
faite maison avec fromage et œufs, 1 part, 125 g	21,5	27,5	1	390	1640
lorraine, 100 g	18	22	N	293	1230
quiche lorraine, surgelée, Picard	22,9	16,2		271	1134
tarte parmentière aux lardons, Marie	25	19		295	1247
tarte aux trois fromages, Marie	22,1	8,4		262	1096
tarte saumon oseille, Marie	21,5	18,9		289	1203
RADIS	3,0	0,1	1,5	15	63
blanc, épluché et coupé en morceau, 90 g	2,5	0,5	1,5	15	65
rouge, 3, 45 g	1	0	0,5	0,6	2,5
RAIFORT					
crème, 1 cuillerée à soupe	2,5	2	0,2	32	135
frais, 5 g	0,5	0,5	0,3	8	35
RAISINS	16,0	0,2	0,7	70	293
blanc, 100 g	12,5	0	0,7	56	235
muscat noir, 100 g	19	0	0,7	78	330
noir, 100g	15	0	0,7	63	265
raisins secs de Grèce, Carrefour	77,0	0,5	6,8	325	1360
raisins secs de Smyrne, 1 cuillerée à soupe	13,5	0	0,5	55	230
raisins secs, 100 g	69,3	0,4	2	272	1159
jus de raisin sucré, 1 verre, 200 ml	N	1	0	84	355
jus non sucré, 1 verre, 200 ml	N	1	0	84	355
RHUBARBE	1,4	0,1	3,2	15	63
fraîche, 100 g	0,8	0	1,4	7	32
compote avec sucre, 125 g	14,5	0	1,5	60	252
RILLETTES, 100 g	0,2	41,5		432	1808
RIZ					
basmati, Lustucru	78,0	0,6		346	1448
blanc, cuit, 1 portion, 190 g	53	0,5	0,2	237	995
brun, cuit, 1 portion, 180 g	57	2	1,5	270	1135

BOISSONS FRAÎCHES Elles ont tendance à être très sucrées et pauvres en nutriments ; n'en consommez donc pas trop souvent. Leur forte teneur en sucres signifie également qu'elles peuvent entraîner des caries dentaires. Il est très pratique d'emporter avec soi de petites bouteilles d'eau minérale ou de boissons diététiques, bien que ces dernières contiennent des édulcorants artificiels tels que la saccharine.

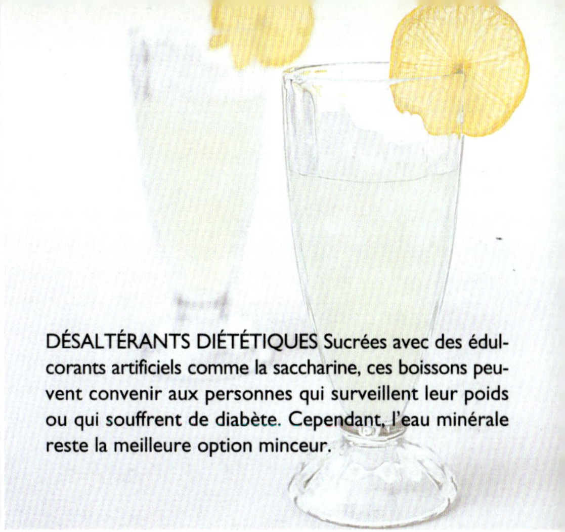

DÉSALTÉRANTS DIÉTÉTIQUES Sucrées avec des édulcorants artificiels comme la saccharine, ces boissons peuvent convenir aux personnes qui surveillent leur poids ou qui souffrent de diabète. Cependant, l'eau minérale reste la meilleure option minceur.

SODAS Avec 8 à 10 cuillerées à café de sucre par cannette, ces boissons sont riches en calories. Le Coca-Cola contient des quantités significatives de caféine.

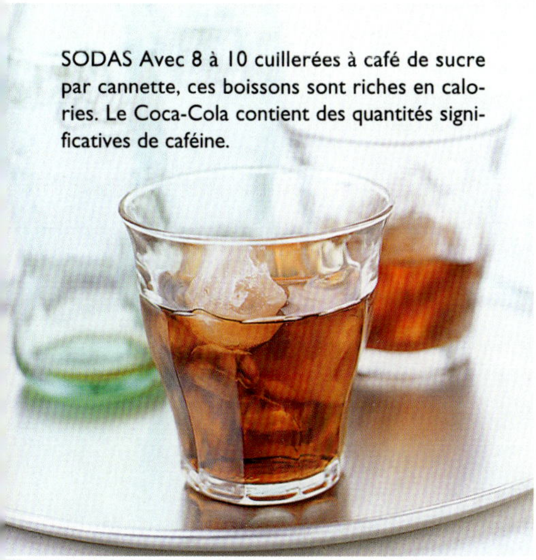

EAUX MINÉRALES PARFUMÉES En général, du jus de fruits a été ajouté à ces eaux. Elles peuvent avoir une teneur en sucres comparable à un verre de soda, lisez les étiquettes avec attention.

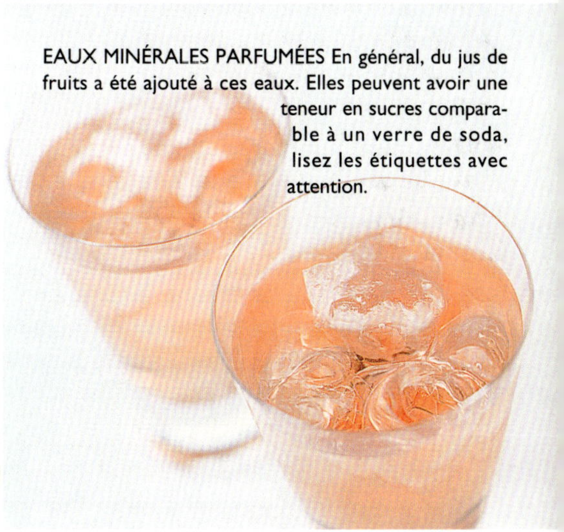

EAU MINÉRALE Ces bouteilles sont une alternative pratique au soda pour étancher votre soif. Les eaux minérales ne contiennent pas de calories.

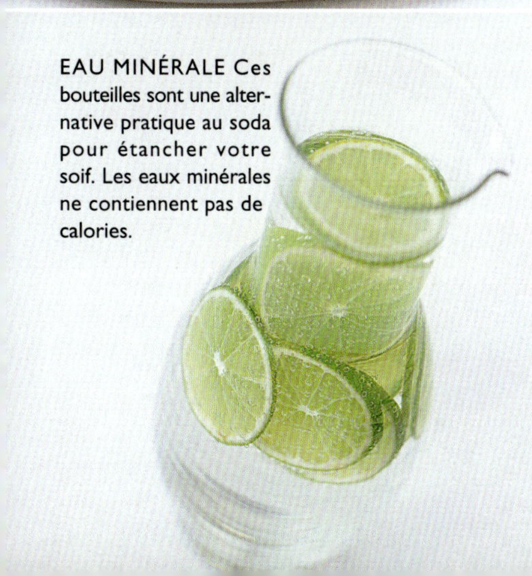

RECETTE Mélangez jus d'ananas, thé frais à la camomille et soda pour faire une délicieuse boisson fraîche à base de fruit.

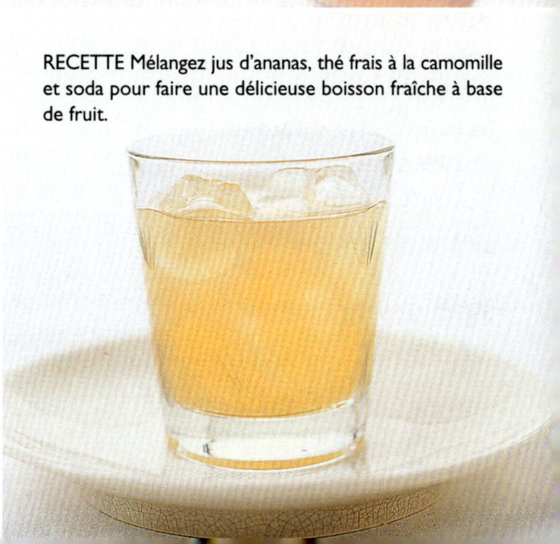

Nom	Glucides	Lipides	Fibres	Cal	kJ
grains extra-long, cuits, 70 g	54,5	0,5	0,5	232	973
long complet, label AB, Bjorg	84,0	2,8	3	397	1661
long de Camargue, semi-complet, Carrefour Bio	77,4	1,9		367	1536
long grain, Uncle Bens	76,0	0,4	1,8	337	1410
sauvage, cuit, 1 portion, 164 g	35	N	+	165	695
RUTABAGA					
épluché et cuit à l'eau, 150 g	3	0	1	16	69
SAFRAN, 1 cuillerée à soupe	1,5	0	0	6	25
SALADES					
salade de chou cru, 200 g	8,4	52,8	2,8	516	1872
salade de cresson	2,0	0,3	2	17	71
salade de laitue	2,5	0,2	0,5	18	75
salade de laitue, cœurs en sachet fraîcheur, Carrefour	2,7	0,2		17	71
salade de mâche	2,0	0,3	1,7	19	80
salade de pissenlit	5,7	0,7	3,5	40	167
salade de pommes de terre, 180 g	20,5	47	14	517	1913
salade de fruits au sirop, 125 g	15	0	1,5	59	250
salades frisée, cœurs en sachet fraîcheur, Carrefour	7,5	0,3		19	80
SANGUINE, fraîche et épluchée, 100 g	8	0	1,3	35	147
SARDINES, 100 g	0	5,2		134	561
sardines, filets à l'huile d'olive en conserve, Saupiquet	29,0	16,4		328	1373
SAUCES (voir aussi MAYONNAISE)					
béchamel, Candia	6,5	10,6		136	569
citron, poivre, à teneur réduite en lipides, 1 cuillerée à soupe	5	2	0	37	155
italienne allégée, 1 cuillerée à soupe	2	3,5	0	40	170
mayonnaise au tournesol, Lesieur	1,2	79,0		720	3013
mayonnaise relevée de ketchup, 1 cuillerée à soupe	3,5	7	0	76	320
mayonnaise relevée de ketchup, allégée, 1 cuillerée à soupe	3,5	4	0	51	215
sauce armoricaine, ERC	5,9	4,3		67	280
sauce basquaise en bocal, Uncle Bens	6,8	2,9		60	251
sauce béarnaise en bocal, ERC	3,5	14,2		148	619
sauce bolognaise en conserve, Panzani	7,9	5,8		104	435
sauce napolitaine en bocal, Buitoni	7,1	7,1		100	419
sauce tomate, label AB en bocal, Bjorg	6,5	0,0		33	138

ÉPICES Tout comme les herbes, les épices s'utilisent en si petites quantités qu'elles n'apportent qu'une faible valeur nutritionnelle à votre alimentation. Cependant, si vous ajoutez à vos mets des épices parfumées et savoureuses, vous pourrez vous permettre d'utiliser moins de sel et d'huile. De plus, les épices sont connues depuis des siècles pour leurs vertus médicinales.

LE GINGEMBRE Il peut faciliter la digestion, et si vous le mâchez ou l'ajoutez à du thé, il peut vous sortir de votre torpeur matinale.

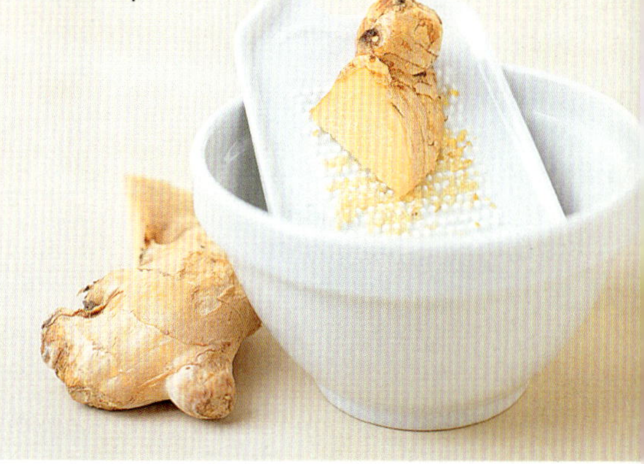

PIMENTS Un plat épicé peut faire pleurer les yeux et couler le nez, voilà un bon moyen de dégager les narines en cas de rhume.

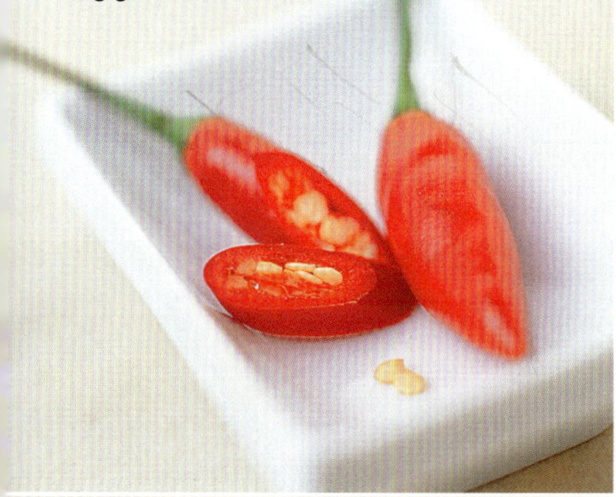

L'AIL L'ail contient une substance dont on considère qu'elle contribue à abaisser les taux de cholestérol sanguin. Son goût et son odeur prononcés en font un grand condiment à ajouter aux plats allégés.

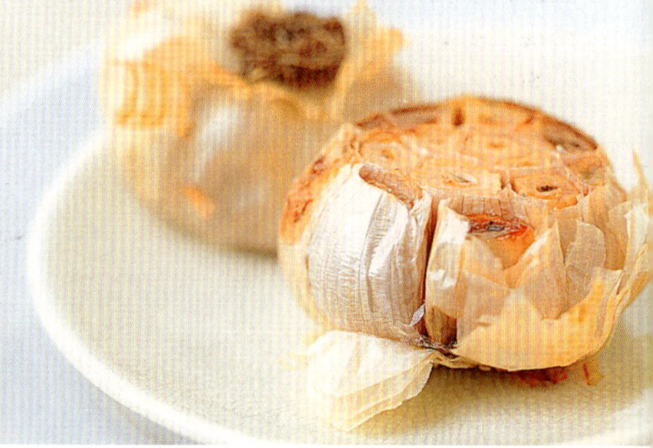

ÉPICES DOUCES La cannelle, l'anis étoilé (la badiane) et la cardamome peuvent être employés pour parfumer des plats sucrés. Faites-en infuser dans du lait ou dans un sirop pour faire pocher un fruit.

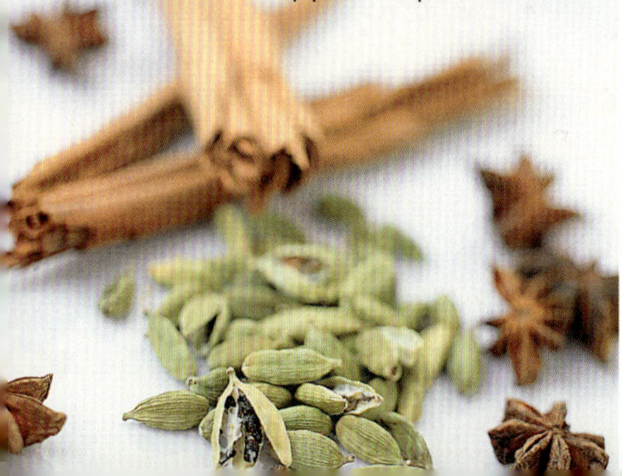

RECETTE Pour des crevettes allégées et épicées, faites mariner des crevettes décortiquées et nettoyées dans du gingembre râpé, de l'ail écrasé, un piment rouge finement haché et du jus de citron. Piquez sur des brochettes et faites cuire au barbecue ou au gril.

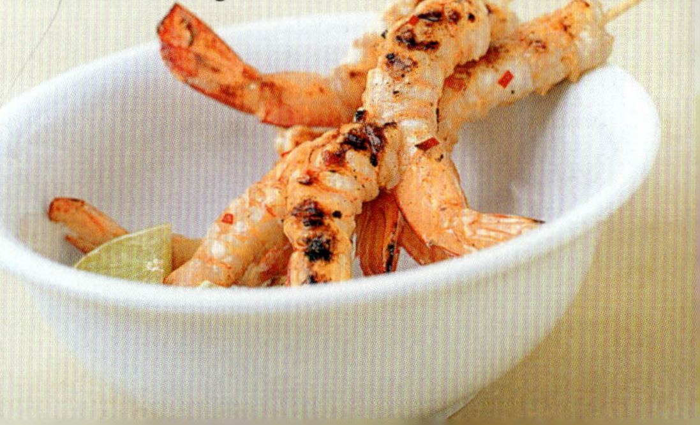

Nom	Glucides	Lipides	Fibres	Cal	kJ
SAUCES DE SALADE					
vinaigrette à teneur réduite en lipides, 1 cuillerée à soupe	3,5	0	0	14	60
vinaigrette, 1 cuillerée à soupe	2,5	4,5	0	49	205
vinaigrette, huile d'olive, 1 cuillerée à soupe	3	3,5	0	43	180
césar, 1 cuillerée à soupe	3	7	0	76	320
ciboulette & oignons, 1 cuillerée à soupe	1	6,5	0	65	275
herbes et ail, 1 cuillerée à soupe	2	4	+	45	190
piquante & épicée, 1 cuillerée à soupe	2	3,5	0	44	185
fromage blanc et moutarde, Amora	8	16,7		190,6	787,6
fromage blanc et fines herbes, Amora	7,3	21,3		231,3	954,4
SAUCES SUCRÉES					
au caramel, 1 cuillerée à soupe	11	0	0	45	190
au chocolat, 1 cuillerée à soupe	12,5	0	0	54	225
SAUCISSES					
chipolatas, 2, 25 g	0	5	0	55	230
saucisses de Francfort	1,2	26		287	1201
saucisses de Strasbourg	1,2	27		296	1239
saucisses de Toulouse	0,6	24		254	1063
saucisse au foie, 60 g	0,5	17,5	+	198	830
SAUCISSON					
chorizo, 4 tranches, 20 g	0,5	7	0	80	335
salami danois, 4 tranches, 20 g	0,5	8	N	88	370
saucisson à l'ail, 100 g	1,8	42,0		465	1946
saucisson rosette	0,7	31,0		384	1607
saucisson sec	1,1	35,0		424	1774
SIROPS					
menthe verte, Teisseire, 20 cl (1/7 de sirop)	19,3	0,1		77	327
grenadine, Teisseire, 20 cl (1/7 de sirop)	21,8	0,1		87	370
fraise, Teisseire, 20 cl (1/7 de sirop)	21,3	0,1		85	361
SNACK					
beignets de crevettes, 5, 30 g	N	2	0	45	190
kinder délice	40	33		480	2020
kinder country, 100 g	50,6	34,6		549	2289
sundy, barre céréales-chocolat, Nestlé	22,4	8,8		175	732
SODAS					
coca-cola, 375 ml	39	0	0	150	630
coca-cola light, 375 ml	1	0	0	1	5
schweppes light, 100 ml	0,01	0,01		0,18	0,75

ISOTONIQUE Ce terme s'applique à une boisson dont la teneur en glucides est la même que celle du sang ; ainsi les glucides sont facilement absorbés et le taux de sucre dans le sang peut être rétabli.

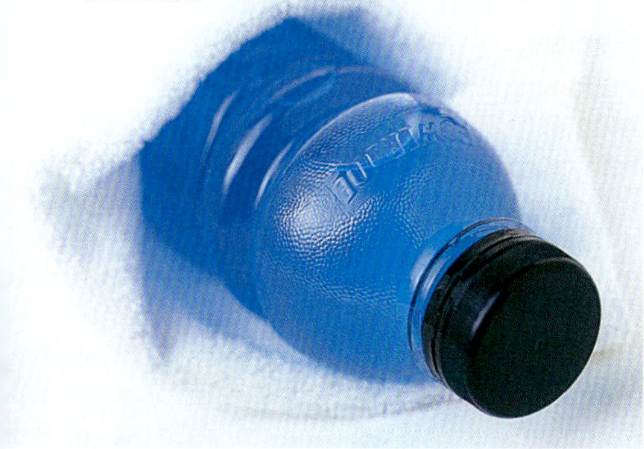

BOISSONS DE L'EFFORT

Beaucoup de gens pensent que les boissons pour sportifs sont plus diététiques que d'autres boissons fraîches, pourtant elles contiennent beaucoup de sucres comme le sirop de dextrose et de glucose qui sont très caloriques. Ces boissons apportent des sels minéraux qui sont perdus du fait de la sudation, et seuls les athlètes de haut niveau peuvent avoir besoin de cette source complémentaire de sels minéraux.

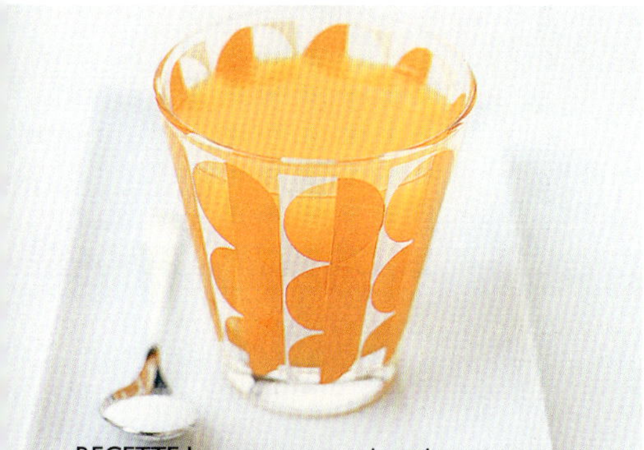

RECETTE Les personnes qui pratiquent un sport de manière intensive peuvent, comme alternative diététique, mélanger du jus d'orange, de l'eau et une petite quantité de sel et de sucre.

SUCRE Les boissons pour sportifs ne sont généralement pas moins sucrées que les autres boissons fraîches. Elles sont au contraire souvent riches en calories et en sucres.

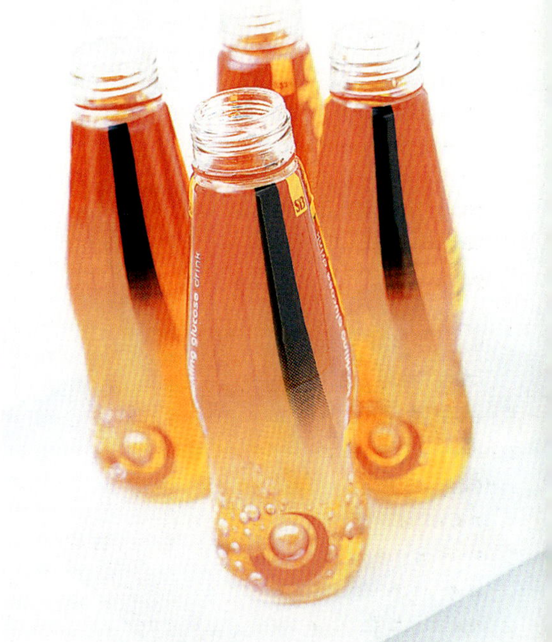

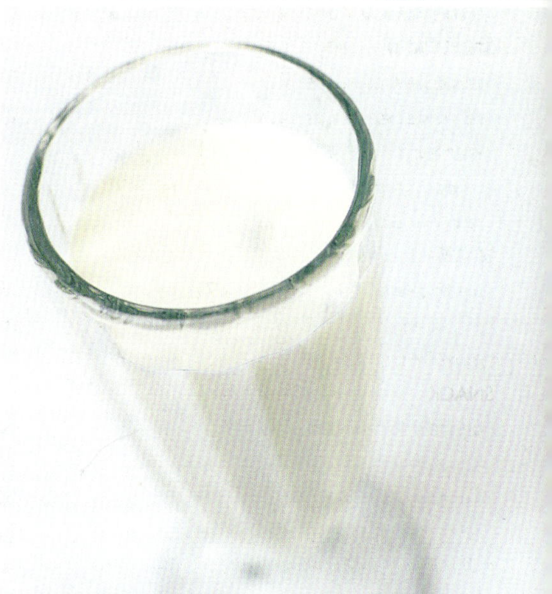

SODIUM Les boissons sportives contiennent un complément de sodium pour accélérer l'absorption du liquide. Le sel qui s'échappe par la transpiration peut être remplacé lors des repas normaux ou même en buvant un verre de lait.

Nom	Glucides	Lipides	Fibres	Cal	kJ
thé glacé citron Carrefour	7,5	0		29,7	124,5
ice tea menthe, Lipton	7,5	0,05		30	130
thé framboise-mûre, Oasis	7,8	0,05		36	153
oasis pomme-cassis-framboise	10,1	0,02		41	171
oasis vitaminé, 100 ml	0,99	0,1		40	168
limonade allégée, 375 ml	1	0	0	4	15
limonade, 375 ml	40	0	0	4	15
SOJA					
en grain sec	35,0	20,0		422	1766
pousses de soja, frais, 100 g	9,5	6,5	+	121	510
fromage de soja, 30 g	0	8	0	93	390
soja, en boîte, égoutté	5,1	7,3	6,1	141	590
soja, sec, cuits, 100 g	1,5	7,3	6,1	141	590
soja germé	4,5	1,4		53	222
lait de soja allégé en matières grasses, 250 ml	12	1,8	N	91	382
lait de soja bio, 250 ml	18,5	7	+	158	665
lait de soja goût chocolat-noisettes, 250 ml	18,5	7	5	158	665
dorés de soja bio savoyard	5	16	1,5	224	932
dorés de soja bio provençal	3	14	3,2	196	814
SORBET					
citron, 86 ml	18,5	6	0	137	575
fruits des bois, 86 ml	20	6	0	142	595
mangue, 100 ml	21	8	0	168	705
framboise, Carrefour	31,4	0		129	549
cassis, Carrefour	31,4	0		128	547
ananas, Carte d'or	25,7	0		104	440
orange givrée, Pilpa	20,4	0		82	349
SOUPES					
soupe de légumes en poudre, Royco	77,0	5,7		372	1557
soupe de légumes, label AB, Vie Claire	3,4	0,2		18	75
soupe de poireaux, label AB en bocal, Vie Claire	2,5	0,4		16	67
soupe de poireaux/pommes de terre en poudre, Royco	75,9	4,0		354	1481
soupe de poule au pot en poudre, Maggi	62,7	3,7		342	1431
potage bio carotte, Ferme d'Auchin	4	0,1		18,03	77,13
potage bio poireau, Ferme d'Auchin	3,7	0,09		18,33	78,4
soupe fraîche aux cinq légumes, Idéal Soupe	5,2	0,4		27	111
soupe au cresson, Idéal Soupe	4,9	0,1		23	98

SUCRE On se focalise tellement sur ce qui est gras, qu'on en oublierait presque qu'il faut aussi se méfier du sucre. Sa consommation donne immédiatement de l'énergie, le taux de glycémie du sang augmente brusquement et redescend aussi vite. Cette variation rapide de la glycémie provoque la sensation de faim et de fatigue.

SUCRE CACHÉ La plus grande partie du sucre dans notre alimentation vient de tout ce qu'on achète déjà préparé, comme les gâteaux, les sauces ou les plats surgelés, et non du petit morceau de sucre ajouté au café. Vérifiez donc les étiquettes.

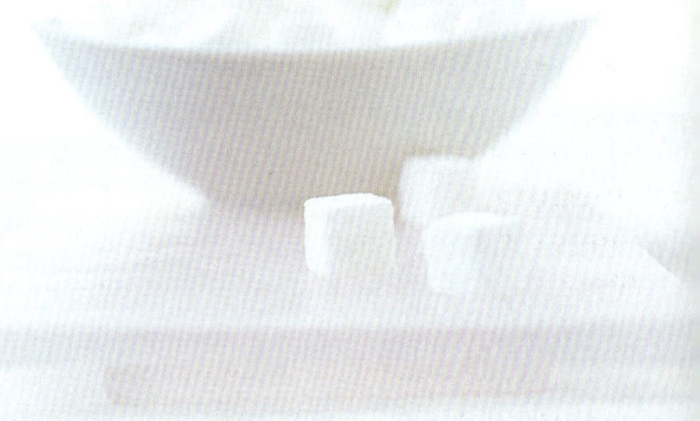

LE MIEL Bien que le miel et le sucre blanc aient à peu près la même quantité de calories, le miel est un bon substitut car son goût très fort permet d'en consommer moins.

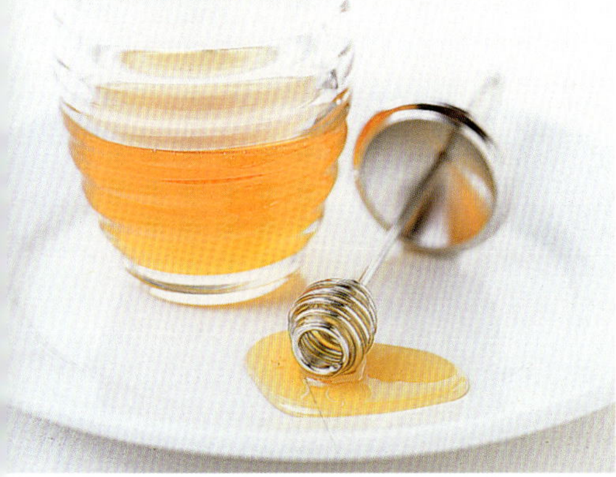

SUCRE BRUN C'est le sucre à son état le plus naturel, il n'a pas été raffiné et il contient encore des minéraux.

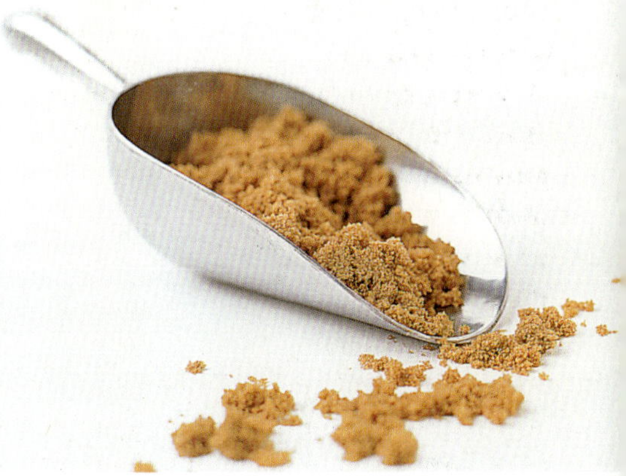

LES ÉDULCORANTS Ils ne contiennent pas de calories et sont un bon moyen de sucrer pour les personnes n'ayant pas droit au sucre.

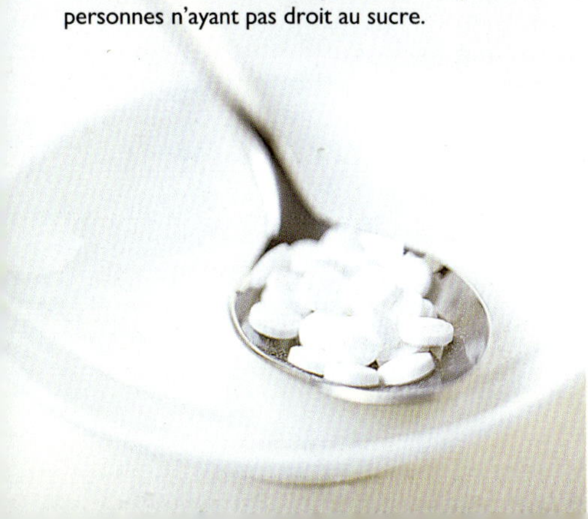

SIROP D'ÉRABLE Comme le miel, il est un bon substitut au sucre ayant le même nombre de calories.

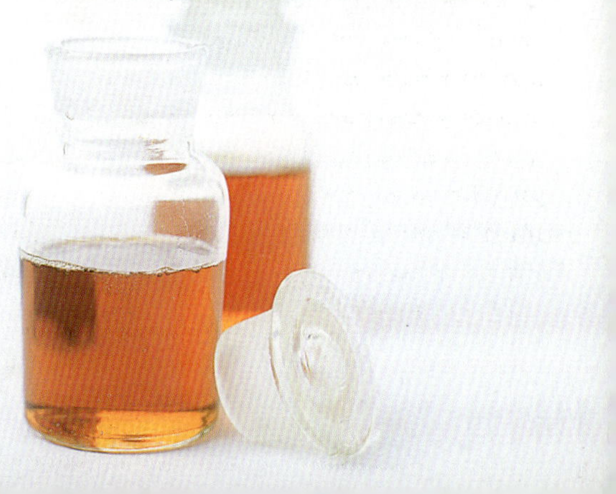

Nom	Glucides	Lipides	Fibres	Cal	kJ
SPAGHETTIS					
en boîte, sauce bolognaise, 130 g	12,5	0,5	1,3	68	285
en boîte sauce tomate, 130 g	16,5	1,3	1	87	365
SUCRE					
1 cuillerée à soupe	5	0	0	19	80
glace, 1 cuillerée à soupe	20	0	0	76	320
sucre blanc en poudre, allégé, Beghin Say	99,7	0,0		400	1674
sucre roux en morceaux, allégé, Beghin Say	99,7	0,0		400	1674
SUSHI					
sushi, 30 g	N	0,5	N	30	125
rouleau californien, 5 pièces	N	2	N	139	585
TABOULÉ					
taboulé en bocal, Bjorg	21,7	5,3	6,1	123	515
taboulé en conserve, Garbit	20,3	3,6		128	536
taboulé, Maggi	20,0	3,8		127	531
TACOS					
servis avec une sauce à la viande et des haricots, 180 g	N	14	+	231	970
TAPIOCA					
tapioca en poudre	87,0	0,0		350	1465
tapioca, cuit , 1 bol, 265 g	18,5	0	0,3	75	315
THÉ					
avec du lait écrémé, 1 tasse, 250 ml	1,5	0	0	13	55
avec du lait entier, 1 tasse, 250 ml	1	1	0	18	75
thé fort sans sucre, 1 tasse, 250 ml	Tr	0	0	Tr	Tr
une cuillère à café de sucre dans le thé	5	0	0	19	80
TOFU					
en bloc frais, 100 g	0,7	4,2	N	73	304
frit, 100 g	2	17,7	N	261	1086
pané au tofu, 100 g	N	9,5	N	174	730
TOMATE	2,8	0,1	1,2	15	63
fraîche, 100 g	3,1	0	1	17	73
cerise, 100 g	3	0,4	1	18	76
en boîte, 250 g	7,5	0,2	1,7	40	172
jus, 250 g	7,5	0	1,5	35	155
purée, 1 cuillerée à soupe	2	0	0,6	13	55
séchée, 5, 10 g	5,5	0,5	+	26	110
séchées et conservées dans de l'huile, 3, 10 g	2,5	1,5	+	21	90
tomate en jus, Carrefour	5,0	0,0		23	96

TOFU Il est fabriqué à base de graines de soja naturellement pauvres en lipides et riches en calcium qui sont une excellente source de protéines pour les végétariens. Tous les produits à base de soja contiennent des phytœstrogènes qui sont des substances de type hormonal dans les plantes. Celles-ci sont controversées mais certaines études suggèrent qu'elles contribueraient à prévenir le cancer du sein et les symptômes de la ménopause chez les femmes.

TOFU FERME Il conserve très bien sa forme une fois cuit. On peut le faire mariner puis frire ou griller, ou encore le découper en morceaux et l'ajouter à des curries. Conservez-le au frais, recouvert d'eau.

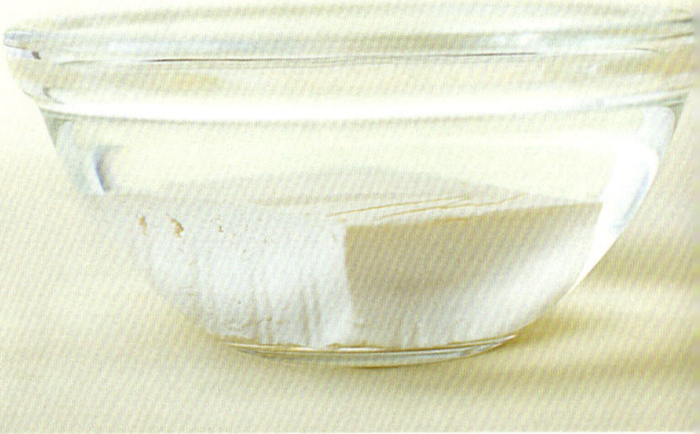

TOFU DOUX Ce tofu peut être mixé et utilisé à la place des produits laitiers dans des sauces, des crèmes glacées ou des gâteaux au fromage. Accompagné de bananes et de sirop d'érable, le tofu est aussi un merveilleux dessert très simple.

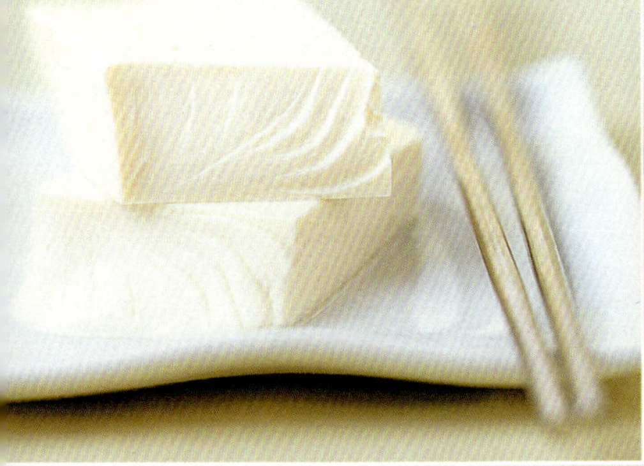

TEMPEH Ce gâteau de graines de soja fermentées a un petit goût de noisette et peut être finement tranché et grillé, ou encore intégré à des mets sautés.

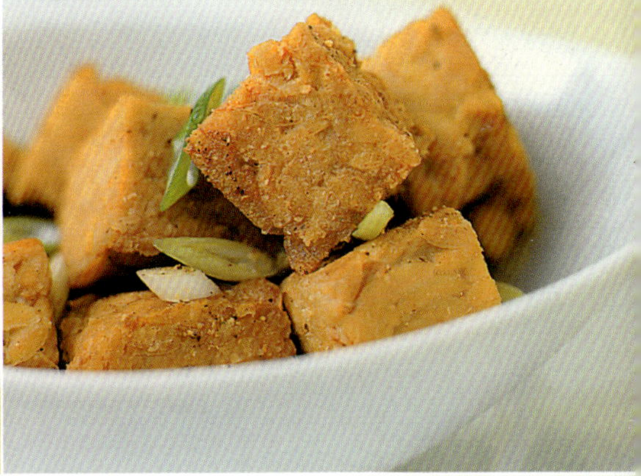

RECETTE Faites mariner des tranches épaisses de tofu ferme pendant plusieurs heures dans un mélange de gingembre râpé et de sauce de soja. Faites frire ou griller, ou ajoutez à des mets sautés.

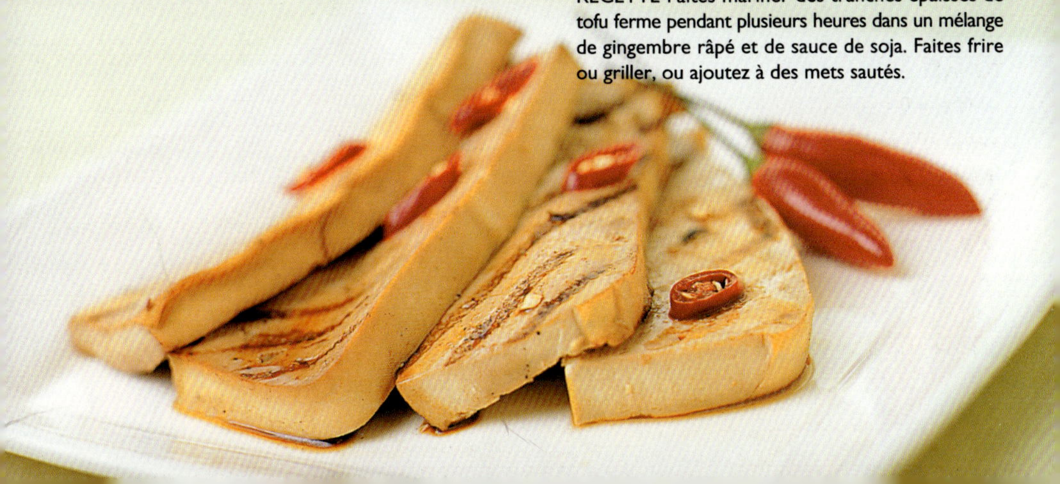

Nom	Glucides	Lipides	Fibres	Cal	kJ
TOPINAMBOUR	4,5	0,4	7,6	31	130
TORTILLA					
au blé, 1, 50 g	30	0,5	1,2	131	557
au maïs, 1, 50 g	24,5	4,5	N	152	640
TRUFFES	7,0	TR	6	55	230
VEAU					
côtelette passée à la poêle, 1	0	5	0	174	730
escalope, 190 g	0	5	0	282	1185
foie de veau, grillé, 85 g	1,5	7	0	159	670
jarret de veau maigre, mijoté, 1, 80 g	0	2	0	117	490
jarret, non dégraissé, 1, 90 g	0	6	0	160	670
longe de veau maigre, grillée, 50 g	0,	1,5	0	73	305
longe de veau non dégraissée, grillée, 55 g	0	2,5	0	88	370
rognons de veau, grillés, 100 g	0	5,51	0	167	700
VIENNOISERIE					
croissant, 60 g	23	12,2	1	216	903
croissants, Pasquier	48,5	24,0	1,5	442	1850
pain au chocolat, Pasquier	50,0	24,0		450	1883
pain au lait, pur beurre, aux œufs extra-frais, Carrefour	53,0	16,0		392	1641
pain au lait, pur beurre, aux œufs extra-frais, Pasquier	54,0	12,5		360	1516
brioche de poche avec pépites de chocolat, Pasquier	54,5	16		398	1672
brioche de poche fourrée à la fraise, Pasquier	58	7,5		323	1365
brioche Harrys chocolat-caramel, Doo way	52	13		357	1501
VINAIGRE					
au cidre, 100 ml	6	0	0	14	60
ordinaire, 100 ml	15,5	0	0	21	90
blanc, 1 cuillerée à soupe	0	0	0	4	15
YAOURT					
crème de yaourt, Danone	13,4	4,5		111	468
yaourt au lait entier, La Laitière, Nestlé	4,5	3,3		66	277
yaourt à la vanillle, La Laitière , Nestlé	13,4	3		96	404
yaourt à la grecque au miel	16,4	7,2		198	622
yaourt Actimel, Danone	15,1	1,7		88	371
yaourt au Bifidus actif, Danone	4,9	3,5		65	272
yaourt Bio framboise, Danone	12,8	2,8		90	380
yaourt Bio vanille, Danone	13,2	3,1		95	401
yaourt au lait entier naturel, Bifidus, B.A.	4,1	3,3		60	251

LÉGUMES Essayez de manger au moins 5 portions de fruits ou de légumes par jour. Les légumes sont riches en fibres et très riches en vitamines et en sels minéraux. Choisissez vos légumes frais, surgelés, crus ou en conserve, mais n'oubliez pas que les légumes perdent de la vitamine C s'ils sont conservés trop longtemps ou s'ils subissent une cuisson prolongée dans une grande quantité d'eau.

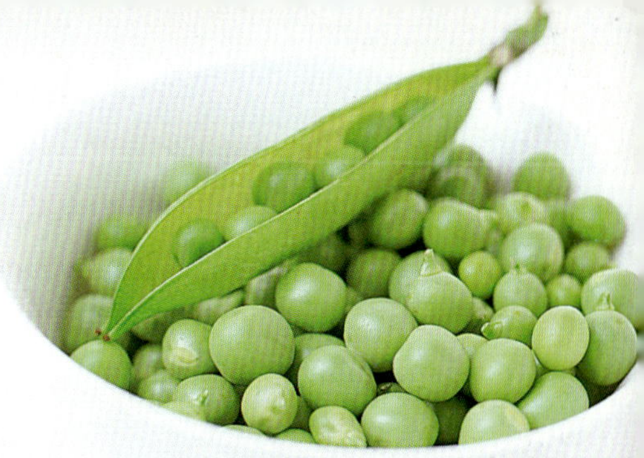

PETITS POIS Les petits pois frais sont un délice, mais on n'en trouve pas en toute saison. Les petits pois surgelés sont pratiques et constituent une bonne source de vitamines et de fibres.

BROCOLI Riche source de vitamine C et d'acide folique, les brocolis ont aussi des propriétés antioxydantes.

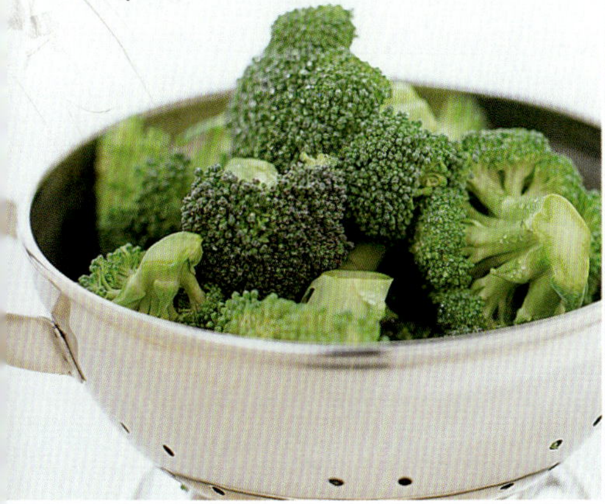

MAÏS Excellente source de vitamines C, le maïs est riche en fibres. Il contient aussi un peu de thiamine et de niacine.

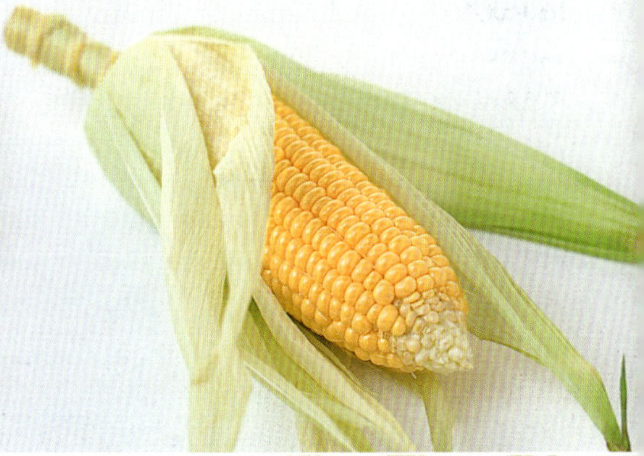

RECETTE Pour préparer des légumes sans adjonction de lipides, faites cuire à la vapeur, aspergez de jus de citron et saupoudrez de poivre noir.

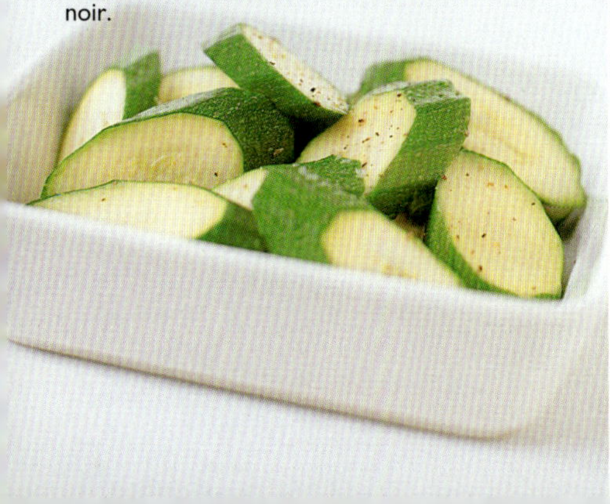

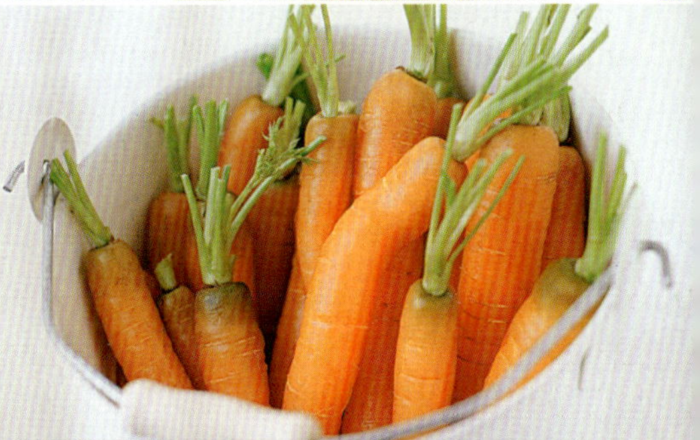

CAROTTES Les carottes sont riches en bêta-carotène, un antioxydant qui peut prévenir des maladies chroniques telles que les maladies cardiaques. Il n'est pas prouvé que les compléments vitaminés de bêta-carotène soient plus efficaces que les carottes.

Nom	Glucides	Lipides	Fibres	Cal	kJ
yaourt B.A. aux fruits	7	tr		37	158
yaourt nature, Danone	5,9	1,2		51	213
yaourt nature, brassé, 0% MG, Weight Watchers	5,4	0,1		43	180
yaourt nature, Lactus, Carrefour	4,3	3,5		64	268
yaourt nature, velouté, Danone	6,1	3,5		73	306
yaourt Taillefine 0% de MG, Danone	6,5	0,1		46	193
yaourt gourmand au chocolat, Mamie Nova	16,3	8,1		153	638
yaourt à la cerise, recette crémeuse, Danone	15,7	3,3		108	456
yaourt aux fruits, panier de Yoplait	16	4		115	483
yaourt danone et fruits	15,6	1,7		91	384
yaourt sveltesse brassé nature 0 %, Nestlé	5,4	tr		44	188
YAOURT À BOIRE					
gervais à boire, fruits	15,6	1,7		90	380
smac taille fine, Danone	4,4	0,05		31	134
smac bio, Danone	7,2	3,2		70	293
danette à boire	21,9	3,6		135	570
fromage frais sucré aux fruits, Gervais	15	6,1		138	577
fruitos yop zap, pulpe de fruits	19	2,2		114	483
yop petits filous énergie, pommes-céréales	15,7	4,7		132	555
yop petits filous chocolat	24	6,6		175	734
yop petits filous fruits	14,4	4,7		126	531
petits muclés, Danone	15,3	2,9		116	489

Les valeurs nutritionnelles données pour chaque aliment sont approximatives et peuvent varier en fonction de la saison ou des conditions de conservation. Les informations nutritionnelles des aliments de grande consommation sont fournies par les fabricants eux-mêmes.

YAOURT La teneur en fruits du yaourt dépend largement du fait qu'il a été obtenu à partir de lait entier ou écrémé. Le yaourt est toujours une excellente source de calcium et de vitamines B. Même si les versions allégées en font de bons desserts, elles risquent de contenir tout de même beaucoup de calories, du fait des sucres qui y ont été ajoutés.

YAOURT GREC Le yaourt grec traditionnel, à base de lait de vache ou de brebis, ne contient ni arômes artificiels ni colorants. Il s'agit simplement de lait auquel a été ajouté un ferment. Choisissez un produit allégé.

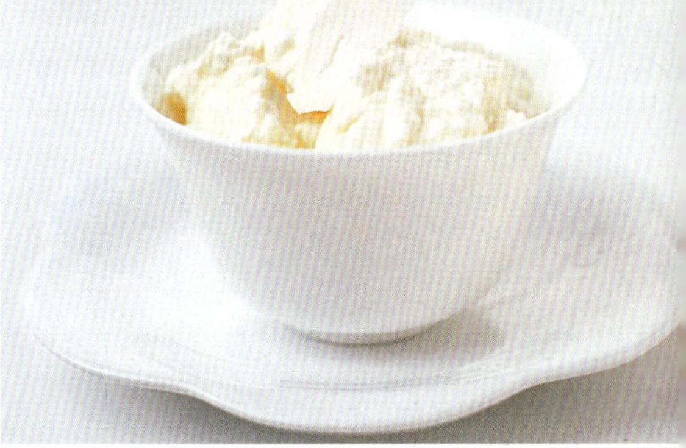

YAOURT AUX FRUITS Le yaourt aux fruits doit contenir au moins 5 % de fruits. Les fabricants ajoutent parfois aussi des arômes artificiels, des colorants, du sucre et des épaississants. Un yaourt aromatisé ne contient que très rarement de vrais fruits.

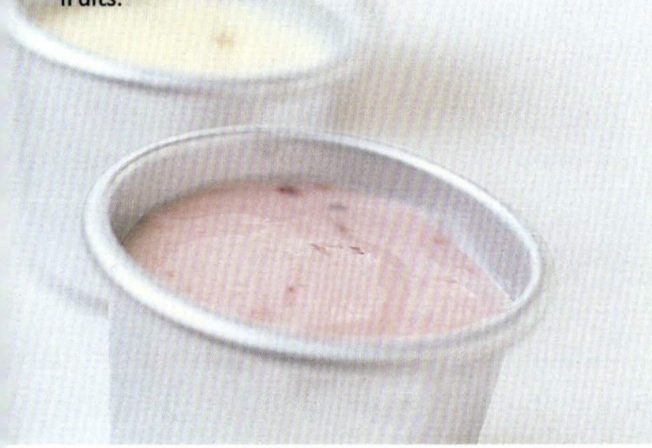

YAOURT ALLÉGÉ Généralement fabriqués avec du yaourt allégé contenant des édulcorants artificiels, ces yaourts sont pauvres en sucres. Ce sont sans doute les moins caloriques de tous les yaourts.

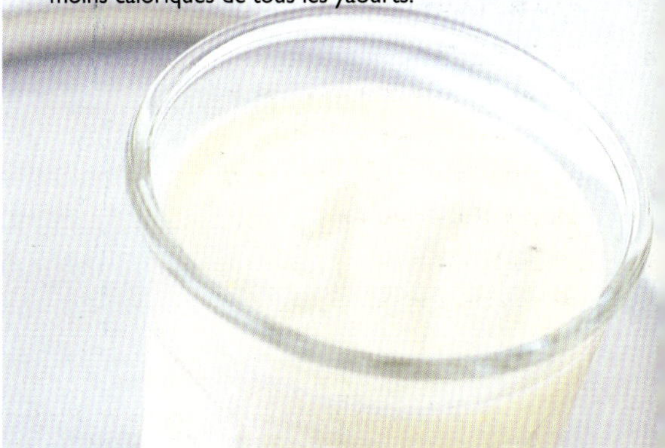

RECETTE Faites votre propre yaourt aromatisé en ajoutant à un yaourt allégé du miel, de l'extrait de vanille, des fruits en purée ou des fruits rouges.

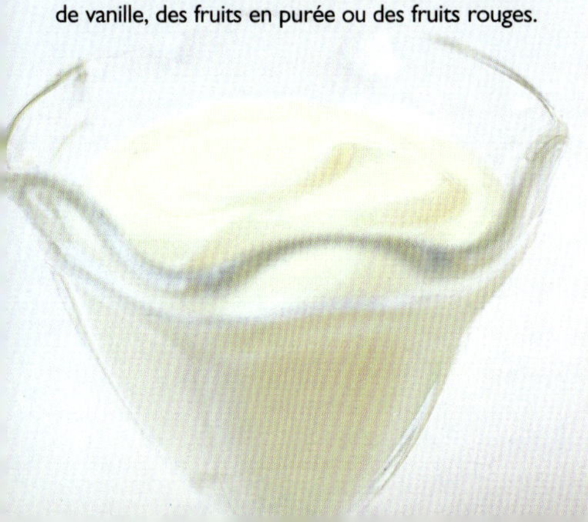

L'ACIDOPHILUS Une culture vivante qui peut être ajoutée au yaourt. On sait que l'acidophilus est susceptible de restorer la flore intestinale après une infection ou à la suite de prise d'antibiotiques.

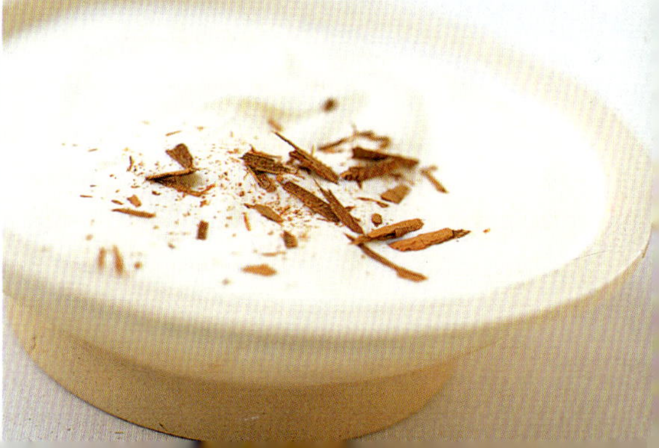

Imprimé en Italie par Milanostampa S.p.A.
Février 2001